医学量表的编制与评价
——理论、方法与实例操作

主　编　王媛媛

U0197142

北京大学医学出版社

YIXUE LIANGBIAO DE BIANZHI YU PINGJIA——LILUN FANGFA
YU SHILI CAOZUO

图书在版编目（CIP）数据

医学量表的编制与评价：理论、方法与实例操作 /
王媛媛主编 . —北京：北京大学医学出版社，2020. 11
ISBN 978-7-5659-2284-8

Ⅰ . ①医… Ⅱ . ①王… Ⅲ . ①医学－评定量表－编制
－评价 Ⅳ . ① R1

中国版本图书馆 CIP 数据核字（2020）第 202673 号

医学量表的编制与评价——理论、方法与实例操作

主　　编：王媛媛
出版发行：北京大学医学出版社
地　　址：（100083）北京市海淀区学院路 38 号　北京大学医学部院内
电　　话：发行部 010-82802230；图书邮购 010-82802495
网　　址：http：//www.pumpress.com.cn
E-mail：booksale@bjmu.edu.cn
印　　刷：北京溢漾印刷有限公司
经　　销：新华书店
责任编辑：靳 奕　　**责任校对**：靳新强　　**责任印制**：李　啸
开　　本：710 mm×1000 mm　1/16　印张：16.25　字数：334 千字
版　　次：2020 年 11 月第 1 版　2020 年 11 月第 1 次印刷
书　　号：ISBN 978-7-2659-2284-8
定　　价：68.00 元

前　言

在任何一个研究领域中，测量都是一项基础性的科学活动。量表作为一种理论测量的工具，由于其在理论性、标准化、可操作性等方面的优势，被广泛地应用于社会科学及相关学科领域，尤其适用于对抽象概念的测量，如心理特征、认知能力、感知态度、生活质量、组织文化等。因此，在社会科学及相关学科领域，如医学、心理学、教育学、社会学、管理学、经济学等，量表研究已成为热点和重点。近年来，随着心理测量学的发展，以及定性研究、数学模型参数估计及检验等现代研究理论和方法的逐渐完善，量表编制与评价的相关理论和方法也在不断地发展和完善。

本书内容主要源于我博士期间的研究项目"妇幼保健机构患者安全文化量表的编制与评价"及后续研究成果。编写本书主要有3个目的：一是希望通过本书将与量表研究相关的较为零散、割裂的理论、方法、技术及最新进展进行系统性的整理和归纳。二是以"妇幼保健机构患者安全文化量表的编制与评价"为研究实例，展示出一个完整的量表研究的全过程，以帮助读者在真实的研究情景中理解和掌握具体的操作程序和技术。三是鉴于在量表研究过程中往往需要在不同阶段综合性地运用多种不同的研究理论和方法，而各阶段或方法之间的研究结果可能存在不同程度的矛盾，希望能通过本书与读者分享和探讨如何看待和处理这些矛盾。

全书共十二章。第一章和第二章主要介绍了量表的一些基本概念、理论知识以及医学量表的整体研究设计思路和框架，以帮助读者对量表研究形成初步的整体性印象。第三章和第四章主要介绍了如何通过文献研究和扎根理论研究构建出量表的理论框架和测量结构及指标，为下一步的量表编制提供理论基础和资料素材。第五章至第十一章主要介绍了量表条目的编制、条目评价与筛选方法、量表性能评价、模型修正、量表的应用及多水平分析，以帮助读者全面地掌握量表编制、修订、评价和应用的具体操作步骤和研究方法。第十二章主要分享了研究者在量表研究过程中的思考。附录列出了补充性材料，以帮助读者对量表研究有更深入的体会和认识。

另外，第一章至第十一章的最后一节，均以"妇幼保健机构患者安全文化量表的编制与评价"为例，展示了各章介绍的基础理论和方法在研究实践中的具体应用和操作，贯穿全书以描绘出一个完整的量表研究过程，可帮助读者对量表研究有更为具象和整体的认识。

本书的构思及撰写得到了北京大学公共卫生学院的王燕教授、澳大利亚拉筹伯大学心理与公共卫生学院的刘朝杰教授给予的悉心指导，感谢他们使我能够顺利完成博士学位论文及后续研究成果；特别感谢北京大学公共卫生学院的詹思延教授、孙昕霙教授以及北京大学教育学院的陈向明教授给予的启发和指导；还要感谢北京大学生育健康研究所、中国疾病预防控制中心妇幼保健中心等。

由于作者水平有限，本书难免有错误和不足之处，在此恳请阅读此书的专家、同仁和广大读者批评指教，以期进一步改正和完善。

最后，感谢北京市科学技术委员会为本书的撰写及出版提供基金支持（基金号：Z191100006619086）。

王媛媛

2020 年 6 月

目　录

第一章 绪 论

第一节 量表的本质与概念

在任何一种科学研究领域中，测量（measure）都是一项基础的科学活动。根据研究变量的不同性质，测量分为客观测量和主观测量两大类。客观测量是指运用客观数据和资料对事物进行描述的一种测量方法，通常被广泛应用于自然科学研究领域中。如身高、体重、血压、空腹血糖、肿瘤大小、突变基因位点等研究变量的测量，可以使用一些特定的测量仪器或设备进行客观测量。主观测量是指依赖于人们的主观经验对事物进行感知、判断和描述的一种测量方法，通常被广泛应用于社会科学研究领域中，如情绪体验、患者满意度、生存质量、医患关系等研究变量的测量，通常采用定性调查（包括个人深入访谈、焦点小组座谈、现场观察等）或定量问卷调查等方法进行数据和资料的收集。

主观测量又可分为理论测量和非理论测量两个亚类别。在社会科学领域中，研究者通常试图通过对现象的深入观察、描述和理解，构建出一个理论模型用以解释和分析更广泛的现象，基于这一理论模型及其所包含的理论模块对现象进行结构性测量的过程称为理论测量[1]。然而，并非所有的主观测量都是具有理论基础的，例如内分泌科的医生通过调查糖尿病患者来了解其饮食偏好时，一开始的调查可能是非理论的，但通过对糖尿病患者饮食偏好的深入观察、描述和理解，可能会逐渐形成关于糖尿病患者的饮食偏好模型（即形成了理论基础），进而将非理论测量发展为理论测量。从这个例子中也可以看出，大多数的理论测量都是从最初的非理论测量中逐渐发展而来的（图 1-1）。

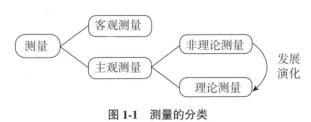

图 1-1 测量的分类

所谓量表（scale），就是一类具有理论基础的主观测量工具，它通常由多个项目构成，目的是形成一个复合分数以揭示不宜用直接方法测量的理论变量的水平，也是将相对抽象的、不可观测的现象转化为相对具体的、可观测的现象的过程[1]。

对于一些高度抽象的概念（如在本书中作为例子的"患者安全文化"这一概念），开发、编制量表是将抽象概念操作化的必由之路。所谓操作化就是将抽象的概念转化为可观察的具体指标的过程。一般来说，概念的操作化过程主要包括两个方面的工作：一是澄清与界定概念，二是发展测评指标[2]。由此可见，开发、编制量表不仅仅是为了测量和评价抽象概念的水平，更重要的是还可以帮助人们理解抽象概念的实质内涵及其实际情景表现。

第二节　量表的基本要素与性能

一、量表的结构

根据测量对象和目的不同，每个量表的结构略有不同，一般包括条目（item）、维度（dimension）和领域（domain）等基本元素和层次。条目是量表的最小构成元素，有时也译作"项目"，即单个的具体问题及备择应答选项；若干条目组成一个维度，维度又称方面（facet）、成分（component）或次领域（sub-domain）；若干维度组成一个领域；若干领域组成一个完整的量表[3]。例如世界卫生组织生命质量量表（World Health Organization's quality of life assessment instrument，WHOQOL-100），分为6个领域（生理、心理、独立性、社会关系、环境、精神/宗教信仰），每个领域又包含1～8个维度（合计24个维度），每个维度又均由4个条目构成。此外，它还包括4个关于总体健康状况和生命质量的条目，总计包含100个条目。

在许多量表中，可能仅包括维度和条目两个层级，如汉密尔顿抑郁量表（Hamilton depression scale，HAMD）-24项版本，被直接分为7个维度（焦虑/躯体化、体重、认知障碍、昼夜变化、阻滞、睡眠障碍、绝望感），每个维度包含1～6个条目，总计包含24个条目。此外，还有一些量表是单维量表，即不再区分维度，直接下设若干条目，如一般自我效能感量表（general self-efficacy scale，GSES），直接包含10个条目。

根据测量要求和情景不同，很多量表还存在不同版本的区别。按照条目个数可分为完整版和简表，如 WHOQOL-100 及其简表（WHOQOL-brief），后者只包含4个维度和28个条目；按照测量对象/场所的不同可分为综合版和专用版，如医院患者安全文化量表（hospital survey on patient safety culture，HSOPSC）及其适用于不同场所（诊所、手术室、护理院、急诊室、ICU、药房等）的若干版本；按照测量国家、地区、语言的不同可分为原始版和引进版，如各类国外开发量表的汉化版本，由于语言和文化的不同，很多情况下需要对原始版量表进行适当的改编和调整。

最后，除了上述介绍的条目、维度和领域等基本元素和层次之外，每个量表中，通常还会包含一些关于调查对象基本情况的若干问题（通常被放置于量表正文的最前或最后部分，如年龄、性别、职业、经济收入情况、受教育程度等）。有时还会设计一些开放性问题（通常被放置于量表正文的最后部分），如除了在量表条目当中提及的问题之外，让调查者填写几句话或一段文字，描述自己对某个事物的其他感想或印象深刻的经历。此外，每个量表通常还包括填写说明和结束语，填写说明通常用于解释该量表的调查目的、调查对象、填写要求、填写一份量表所需的大概时间、填写完成后的回收方式以及对量表中出现的专有名词释义等，通常放在量表正文之前；结束语则用于提醒量表填写结束并表示感谢，通常放在量表正文之后（图 1-2）。

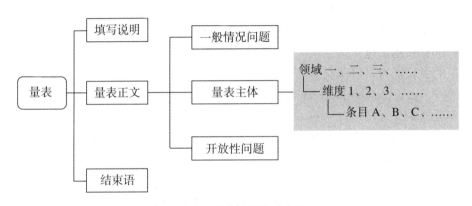

图 1-2　量表的结构示意图

二、量表的评分方法

量表的评分是一个复合分数，通常是由每个条目的赋值分数进行综合计算而得出的（关于条目的尺度及赋值方法将在第五章的第二节进行专门介绍）。一般情况下，量表及其下设的领域、维度的评分方法一致。常用的评分计算方法包括 4 类：一是总分法，即所有条目得分的总和。二是均值法，即所有条目得分的均值。三是加权法，即根据每个条目的权重系数，计算所有条目得分加权后的总和或均值。加权系数通常根据专家咨询法中对每个条目的"重要性"评分结果进行计算。四是正向应答率评分法，即用所有正向应答的条目数 / 所有应答的条目数。前三类评分计算方法都比较容易理解，在此不再赘述。正向应答率评分法是最近几年新出现的一类量表评分方法，最重要的优点是能够避免受到中间选项或极端选项的影响，但由于此类得分的标准差或变异系数通常较大，因此通常会设定一个固定阈值对调查对象的表现进行判断归类，如将数值 < 0.50 判定为"表现较差"，数值为 0.50 ～ 0.75 判定为"表现一般"，数值 > 0.75 判定为"表现较好"。以 Likert 5 级评分法为例，具体计算方法是假设每个条目得分的取值为 –2、–1、0、1、2，条目得分 > 0 被定义为正向应答。若某个维度下共包括 6 个条目，应答条目个数为 5 个（剩余 1 个条目未应答），其中正向应答条目个数为 3 个，则该维度的得分就记作 3/5=0.60，可判断出调查对象在该维度上的表现一般；若整个量表共包括 70 个条目，应答条目个数为

63 个（剩余 7 个条目未应答），其中正向应答条目个数为 21 个，则该量表的得分就记作 21/63=0.33，可判断出调查对象在整个量表上的表现较差。

三、量表的性能评价方法

在量表的性能评价方法上，多采用经典测量理论（classical test theory，CCT）中的频数分析法、变异系数法、高低分组比较法、内部条目相关系数法、条目 - 维度一致性法、条目 - 维度相关系数法、因子分析法、聚类分析法、重测信度法、克龙巴赫 α 系数法等从重要性、确定性、灵敏性、代表性、独立性、区分性等多个角度对量表及条目进行评价与筛选。另外，项目反应理论（item response theory，IRT）在近年来也被越来越多地应用到量表性能评价研究中，即通过模型估算出每一位调查对象的潜在能力，以调查对象的测试结果与其潜在能力之间的函数关系构建项目特征曲线（item characteristic curve，ICC），以区分度、难度参数、猜测参数、项目功能差异（differential item functioning，DIF）等项目参数对条目的适用性进行评价。有关经典测量理论（CCT）和项目反应理论（IRT）的相关理论及评价指标的计算方法详见第七章的第一节和第二节。

第三节　量表研究的问题提出

一、量表与其他测评工具的比较

在医学领域中，常用的测评工具根据调查方法和数据类型的不同可分为两大类：一是定量测评工具，由于具有标准化、可比、方便省时等优点在医学领域被广泛应用，主要包括问卷（questionnaire）、问题模块（module）、量表（scale）3 种形式；二是定性测评工具，也称质性测评工具，如个人或小组访谈提纲 / 矩阵、现场观察提纲 / 矩阵等，然而由于具有主观性、难以普遍应用等缺点，在医学领域中多被视为定量测评工具的补充或辅助调查工具。更进一步地进行比较，在问卷、问题模块、量表这三种常见的定量测评工具中，量表在标准化、测量尺度、可比性等方面要求较高，而且编制量表时必须预设并检验理论依据、概念界定及测评结构等，而问卷或问题模块只需符合调查主题即可。因此可见，对于一些高度抽象的概念而言，量表应该是较为恰当、合理的测评手段。当然，在实际的调查研究中，还需综合考虑时间、经费、人员等成本问题及预期产出，以便选择适宜的测评工具。

二、如何提出一个好的量表研究问题

寻找研究问题是一个不断聚焦的过程，从开始一个比较宽泛的视野，逐步缩小关注的范围，最后集中到研究者认为最重要的一个或数个问题上 [4]。它可能来自对工作实践的思考、对研究前沿的探索、新思想 / 新技术的启发、敢于怀疑传统观点

的质疑精神的激励、丰富的想象力的引导以及导师或同行的启迪等。一个好的研究问题应具备可行性、兴趣性、创新性、伦理性和重要性，此外，研究者还需要反复思考和确认：在解决这个研究问题的过程中，是否能够增加人们对事物的理解或认知？是否能够促进革新政策措施或工作实践？从某种意义上来说，提出一个好的研究问题，往往比解决一个问题更重要。

因此，在计划进行一项量表研究时，对研究者的首要能力要求就是需要懂得如何提出一个好的量表研究问题。在提出一个量表研究问题时，首先需要明确其是否属于量表研究的范畴，那些需要对高度抽象概念进行定量测量和评价的研究项目适合使用量表，如果不属于这一范畴就不适宜于开展一项耗时费力的量表研究；其次，需要明确进行该量表研究有何理论意义和应用价值，它是否能够促进人们对某些重要问题的理解能力或解决能力的提高，是否有相对广泛的应用领域或场景；最后，还需要明确目前相关领域内的理论及应用研究进展，国内外是否已存在类似量表，已有量表有哪些特性及优缺点，既往的量表研究中存在哪些未知或有争议之处，该量表研究的研究边界及测量对象等问题。

第四节 医学量表研究问题提出的实例操作

在本书的各章中，将以本书作者及研究团队2014—2016年开展的一项医学量表研究——"妇幼保健机构患者安全文化量表的编制与评价"为例，进行医学量表研究的实例操作演示。在本节中，作者将介绍这一量表研究问题是如何提出的。

第一步：指出全球患者安全问题日益突出

患者安全问题是指在医疗服务过程中对患者造成的意外伤害。1999年，美国医学研究院（IOM）在其震惊全球的具有里程碑式意义的报告——*To Err is Human：Building a Safety Health System*（《人都会犯错：构建一个更为安全的卫生体系》）中指出，意外伤害在医疗服务中普遍存在，但其中约2/3是可以预防的。自此，患者安全问题在全球范围内引发了广泛的关注和研究。根据美国、澳大利亚、英国、加拿大、新西兰、丹麦和一些发展中国家的众多实证研究报告，世界卫生组织（WHO）预估在发达国家中，每10名住院患者中就有1名可能遭受意外伤害，而这一比例在发展中国家可能更高；全球每年由于意外伤害而导致的追加住院、诉讼赔偿、医院感染、收入损失、致残以及额外医疗费用等造成各国60～290亿美元的损失。

在中国，虽然目前尚缺乏系统、权威的患者安全流行病学调查数据，但根据《2013中国卫生统计年鉴》中发布的最新数据显示，2012年我国各级各类医疗卫生机构的总诊疗人次数高达68 8832.9万人次，总入院人次数高达17 857万人次，且以每年平均6%～10%的速度逐年递增。由于患者基数较大，且我国在患者安全问题上的实践和研究起步较晚，我国的患者安全问题可能更为突出。

第二步：分析患者安全文化对促进患者安全的作用

患者安全问题的发生与医疗卫生服务的特性密切相关。首先，许多用于诊断和治疗的医疗卫生技术（或器械、药品等）本身就具有侵害性，可能会给患者造成伤害。其次，医疗卫生服务是知识与智力密集型产业，高度依赖医务人员的主观判断，然而人类犯错是不可避免的。因此，医疗卫生服务过程本身就充满了高度的安全风险。最后，医疗卫生服务的共生产特性使其离不开医患双方的配合，加之患者及其疾病的高度个性化特征，致使医疗卫生服务难以像生产制造业那样，通过机械化与标准化来保障服务的质量。

目前国际上应用较广的患者安全促进策略大体上可以分为三大类：一是结构性策略，目的是保障服务所需要的人力、物力、技术和知识等基础设施，如医疗机构评审认证、医务人员执业注册、人员培训和教育改革、医疗技术改进等；二是过程性策略，目的是减少服务程序中的漏洞和差错，如临床路径标准化、工作制度和操作流程规范化（如中国年度患者安全目标）、信息系统建设、电子病历等。遗憾的是，由于受到卫生服务固有特性的限制（如疾病的多样化与多变性、医疗判断与行为的主观性、医疗措施影响的双面性等），上述措施的执行效果及其对医疗卫生服务的结局所产生的影响被大打折扣。鉴于此，近年来兴起了第三类患者安全策略——文化性"软"策略，即将患者安全策略的关注点从"控制"医务人员转向"授权"医务人员，试图通过营造良好的医疗文化和行医环境，激发医务人员的积极性和奉献精神，并通过医务人员的参与和创新，取得良好的服务结局。

理性的组织实践本质上是文化性的，文化-认知要素位于组织结构的最深层，文化是组织一切外在形态的根源，所有违反组织文化的规章制度都是不合理的、没有生命力的，这就是组织结构中的"原初事实"。因此，若不从组织文化上进行根本革新，即便采取诸多新技术或策略也不会显著提高患者安全水平。有文献表明，硬措施可能妨碍组织革新；而软措施（营造良好的文化）可能会更好地鼓励革新，有助于取得更好的服务结果。多项实证研究结果也表明，患者安全文化与压疮、跌倒、用药差错、护理质量、手术疗效等多个临床指标之间存在较强的关联度。本研究组的前期研究结果亦显示，如果通过有效的管理措施来鼓励一线医务人员积极参与组织机构事务，他们会更多地关注患者的利益，他们提供的医疗服务质量也可能得到相应的提高。构建一个更为安全的卫生体系时面临最严峻也是最核心的挑战就是改变医院文化，无论是发达国家还是发展中国家，都应该将患者安全文化列为患者安全研究领域的重大优先议题之一。

第三步：分析患者安全文化测评工具的研究意义及研究现状

文化是一个高度抽象的概念，开发制定测评工具是抽象概念操作化的必经之路，是沟通抽象的理论概念与具体的经验事实的一座桥梁，为我们在实际研究中操纵、观察和测评抽象概念提供了关键的手段。患者安全文化测评不仅仅是为了测量和评价医疗卫生机构的患者安全文化水平，更重要的是可以帮助研究者和管理者们理解患者安全文化的实质内涵及情景表现。只有对机构文化有了更深层次的理解，才能制定出更具针对性和成效的患者安全文化促进策略。因此，患者安全文化测评被认为是改变医院患者安全文化的首要步骤，同时也是提高患者安全的核心手段之一。

由于文化具有独特性和边界模糊性，时代差异、地域差异、人群差异、组织差异、视角差异、目的差异等都会影响研究者对患者安全文化可操作性的定义和测评结构的理解和构建。因此，目前国际上针对各类医疗机构的患者安全文化测评工具已有十几种，调查对象大多为医务人员个体，调查方法也多为问卷调查法。其中，安全态度问卷、医院患者安全文化量表、医疗机构患者安全氛围调查表这三种测评工具相对成熟且应用广泛。而且，为了提高测评工具和测评结果的精准性和情境性，针对专门机构（如诊所、手术室、护理院、急诊室、ICU、药房等）的患者安全文化量表日趋增多。

第四步：分析中国妇幼保健机构的特殊性

与一般的医疗机构相比，妇幼保健机构在服务对象、服务内容和机构设置、医务人员构成等方面均具有其独特性，因此其面临的患者安全问题和机构患者安全文化也必然与一般的医疗机构有所不同。

首先，妇幼保健机构的服务对象以妇女（尤其是孕妇）和儿童为主，而这两类人群在健康领域均属于弱势群体，其在患者安全方面的境况也不容乐观。综述文献，发展中国家的死胎发生率是发达国家的 5～10 倍，主要原因是由于营养状况不良、孕期妇科疾病和感染的预防和治疗不佳、孕期或胎儿合并症的处理不恰当；女性孕期使用标准的成人药物剂量导致的潜在风险。30%～40% 的孕产妇死亡是可以预防的。住院儿童的药物不良事件发生率高达 11.1%（约为成人患者的 3 倍），其中 22% 是可以预防的，17.8% 是可以被早期发现的，16.8% 是可以减轻伤害程度的，但仅有 3.7% 被上报。而且，由于受教育程度、社会地位、经济能力、心智发展等因素的影响，妇女和儿童（儿童的主要看护人也通常是其母亲）在保护自身健康权益上的意识和能力相对较弱，从而造成在医患沟通、疾病知情同意、治疗决策参与、疾病自我管理等各方面均处于被动地位，也大大加重了其在健康维护和疾病治疗上的风险程度。此外，妇幼保健机构与其他医疗机构的不同之处在于提供的孕产妇保健、计划生育、分娩、儿童保健等诸多卫生服务项目的利用方多为健康人群，其就医目的并非治疗疾病而是寻求更好的健康保健照顾。因此，人们对服务效果的"期望"也较高，一旦发生意外事件，患者个人和家庭也都难以接受。

其次，与一般性医院不同的是，我国妇幼保健机构几乎均由政府设立，除了提供医疗服务之外，还承担健康教育、预防保健等公共卫生服务，而且上级妇幼保健机构还需承担对下级机构开展技术指导，协助开展技术服务、培训和检查等职责。妇幼保健机构的主要科室包括两类：保健科室和临床科室，各机构可根据实际工作需要增加或细化科室设置。因此，由于功能、职责、服务内容、科室设置的不同，妇幼保健机构的患者安全文化内涵和表现也应与一般性医院有所区别。另外，按照规定来说，妇幼保健机构的公共卫生（公卫）服务内容应该所占比重较大，而医疗服务所占比重相对较小。然而，本课题组根据既往参加的一些针对妇幼保健机构的现场调查了解到，妇幼保健机构的收入大部分都来自于医疗收入。因此，一些妇幼保健机构存在重"医疗"轻"公卫"的现象，导致在人力、资金、物力等资源配置上也以医疗或盈利作为优先考虑对象，甚至个别机构还大力开展非妇幼保健领域的医疗项目以谋求更多盈利等现象。这些都可能会对妇幼保健机构的患者安全水平和患者安全文化造成负面的冲击和影响。

另外，妇幼保健机构的医务人员构成也独具特色。根据《2013中国卫生统计年鉴》中的最新数据显示，2012年，我国妇幼保健院（所、站）共有3 044家（其中公立医院3 038家，非公立医院仅6家），共有各类人员285 180人，其中卫生技术人员235 741人（占82.7%）。与全国卫生技术人员以及在各类医院工作的卫生技术人员相比较，在妇幼保健院（所、站）工作的卫生技术人员中，女性所占比例较大（83.6%），工作年限在10年以上者比例较大（63.1%），受教育程度较低者比例较大（本科及研究生学历占25.9%），拥有高级专业技术资格的人员比例较低者比例较大（6.7%）。很多既往研究（包括本研究组的前期研究）都显示，这些因素都可能对医务人员的身心健康、工作满意度、心理应激状态、管理制度和效率等产生一定程度的影响，进而构成不同形式的组织形态和文化氛围。本研究组的前期研究结果也表明，执业类型（医生、护士、医技等）、年龄、性别、工作年限、工作时间、工作强度、受教育程度、职称等因素都能够影响医务人员在患者安全文化各维度上的感知和行为倾向。另外值得关注的是，妇幼保健服务的利用方以女性居多（儿童的主要看护人也是女性居多），而提供方也以女性医务人员为主。在这样一种非常具有"女性"特色的场域内，女性与女性之间独具特色的人际互动、语言符号、权力张力、利益博弈等都会使得妇幼卫生机构的组织文化不同于一般的医疗机构。因此，作为组织文化中的其中一种模型——患者安全文化也必然有其独特之处。

第五步：阐述中国妇幼保健机构患者安全文化量表研究的必要性和重要性

综述文献可知，患者安全文化测评工具研究的意义不仅在于开发出一个测评工具，还应有助于人们更深入地理解患者安全文化的实质内涵和具体情境。而且，患者安全文化测评工具还被广泛地用于评价医疗机构的患者安全文化水平及存在问题、比较分析不同时期/人群/机构/国家或地区之间的特征和差异、研究患者安全文化的影响因素及其对患者安全和医疗服务质量的促进作用、评价医疗机构组织革新或制度流程改进等干预措施的实施效果等诸多研究领域或管理实践。越来越多的国家或地区也将患者安全文化测评纳入到医疗机构评审指标或规范化管理流程之中，以更好地促进患者安全文化融入到日常的医疗实践和管理措施，将其深植于机构成员的价值观中并增加成员的认同感。由此可见，患者安全文化测评工具不仅具有重大的理论研究意义，而且具有广泛而深远的现实应用价值。

与此同时，为了更深入、细致地理解和评价医疗机构患者安全文化的内涵及现状，针对不同机构开发专门的患者安全文化测评工具已成为一个新兴趋势。然而，目前除了"安全态度问卷"的产房版本之外，尚未检索到其他与妇幼保健机构相关的患者安全文化量表。另外，采用医院患者安全文化量表对国内某个三级甲等妇幼保健机构的调查结果显示，被调查的妇幼保健机构在人员配置、非惩罚性和负性事件上报等方面存在严重的欠缺或不足，其患者安全文化总体水平低于国外拥有同等规模床位数的医院，而且也低于国内三级甲等综合性医院。

如上所述，在我国的医疗卫生体系下，与其他一般性医疗机构相比，妇幼保健机构在服务对象、服务内容和机构设置、医务人员构成等方面均具有明显的不同和独特之处。因此，为了更准确、恰当地描绘和测量妇幼保健机构的患者安全文化的轮廓及水平，编制专门针对妇幼保健机构的患者安全文化量表是十分必要和重要的。

第六步：明确患者安全文化量表的研究边界及测量对象

"文化"是指一个特定人群中成员有别于其他人的思维、感受、行动的方式，可以将其形象地比喻为一款"心灵"软件，一旦人们习得了某种文化，这种文化就会成为软件在人的内部起作用，并指导人们的思维和行为方式。组织文化则是指组织成员共有的一套意义共享的体系，使组织独具特色以区别于其他组织。良好的组织文化可以提高员工的工作满意度和服务绩效。患者安全文化是指将医院文化的所有内涵向以患者安全目的推进的一种组织行为，是指在"一个组织的内部成员中，有关患者安全的共享性价值、信念、准则和行为"，其核心理念可总结如下：①患者安全文化是保障患者安全的基石；②"人都会犯错理念"和"非惩罚性原则"，着重于改进系统而非惩罚个人；③从差错中学习，避免差错的再发生；④授权一线医务人员参与决策；⑤鼓励患者参与患者安全。

另外需要指出的是，在一些研究中也经常使用"患者安全氛围"和"患者安全态度"两词替代"患者安全文化"的称谓，但其实两者却与之均存在一定程度的区别。安全氛围是一种心理表象，常与组织内部的工作环境和安全状态问题紧密相关，表现为个人和组织在特定时间内对安全状态的认知，也可以称为安全文化的即时"快照"，具有不稳定性和变化性，随着环境和状态的变化而变化。患者安全态度更侧重于描述医务人员对患者安全的态度和感知，通常包括团队支持、组织环境、工作压力认知和工作满意度等方面，这些与组织文化还是有很大差异的。因此，在本研究中均采用"患者安全文化"这一标准词汇。

　　此外，综述文献可知，绝大多数患者安全文化量表的调查对象均为医疗机构的医务人员，这也符合患者安全文化的相关定义，即组织内部成员对患者安全的共享性价值、信念、准则和行为。因此，本研究也将妇幼保健机构患者安全文化量表的调查对象设定为妇幼保健机构的各类工作人员，包括医生、护士、预防保健人员、药剂师、助产士、管理人员、医技人员及其他辅助人员等。另外，除了医疗机构的内部因素之外，影响患者安全文化的外部因素还包括政策因素、社会因素、患者参与患者安全的认知与能力、患者的自我保护行为等。本研究将这些组织外部因素视为医疗机构患者安全文化的外部影响因素而非内部构成指标，因此，这些指标将不被纳入患者安全文化的测量维度。

第二章　医学量表研究设计

第一节　量表开发的一般步骤和方法

量表开发的一般步骤和方法通常包括以下 8 个方面（图 2-1）：

1．明确研究对象和目的，确定量表的应用方向（侧重判别还是评价等）。

2．设立研究工作组，应涵盖相关领域的专家、研究对象、利益相关者等各类人员。

3．确定概念的可操作化定义及构成，即定义测量概念及分解，如"患者安全文化"指什么，包括哪些领域和方面，每一领域和方面的含义与内涵等。

4．撰写条目，形成量表条目池，条目编写时应表述清晰、避免歧义、注重情景化。

5．决定量表的量尺，包括线性条目、等级条目、二分类条目、累积条目等。

6．筛选条目，形成初步的量表，包括定性评价和定量评价，定性评价通常采用专家咨询法（Delphi 专家咨询法），定量评价即对量表条目池的各条目进行统计学分析，多采用变异度法、相关系数法、因子分析法、逐步回归法，以保留鉴别力合乎标准的条目、构成初步的量表。

7．预调查，考核量表　预调查样本至少应有 200 例，对量表的可理解性、使用语言的流畅性，以及量表的信度（重测信度、分半信度、克龙巴赫 α 系数、复本信度、评分者信度等）、效度（表面效度、内容效度、标准关联效度、结构效度、判别效度等）及反应度（指量表能够反映出所测定的特质在时间纵向上的变化能力）等进行评价。

8．修改和完善量表，并形成最终量表。

第二节　量表研究的设计思路

除了上述量表开发的一般步骤和方法之外，一个完整的量表研究通常包括量表的理论模型研究、量表的开发研究和量表的应用研究这三个研究阶段。其中，量表的理论模型研究包括了通过文献综述和定性研究等方法进行相关定义的内涵分析、国内外测评工具的比较分析以及本土化理论研究等内容，该阶段的主要目的旨在构建量表的理论基础；量表的开发研究包括了通过定性研究和定量研究等方法进行量表编制、条目筛选及量表优化、信度与效度分析等内容，该阶段的主要目的旨在根

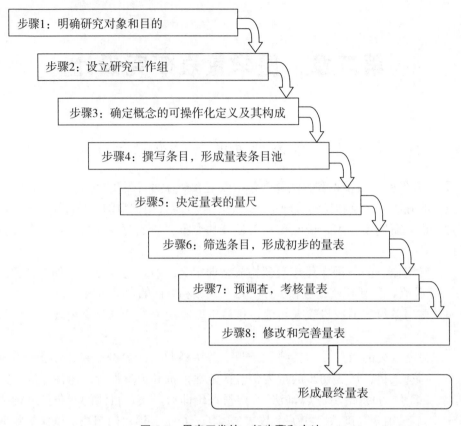

图 2-1　量表开发的一般步骤和方法

据前期的理论基础编制出一个性能良好的量表；量表的应用研究包括了建立常模或基准数据、量表的调查现状及影响因素分析、与量表相关的促进策略分析等内容，该阶段的主要目的旨在利用量表对某一现象（即量表的目标测量概念，如"患者安全文化"）进行测量、描述、评价、比较和问题分析，进而提出相应的促进或干预策略以解决目前存在的主要问题（图 2-2）。

　　从上述描述中也可看出，一个完整的量表研究设计通常需采用文献研究、定性研究、定量研究相结合的"三角互证"式的综合性研究方法（图 2-3），而且在每个大类研究方法之下，还会使用多种不同的细分亚类别的研究方法。其优势在于：一方面，对于任何一个研究问题来说，任何一种研究方法都不是完美、绝对适用的。综合性应用不同研究方法能够取长补短，充分吸收和利用不同研究方法在方法学和实际应用上的优点和特色，相互弥补各自的不足之处。另一方面，在不同研究阶段中，采用不同研究方法得到的研究结果之间，也可以互相验证、完善，以提高整个研究过程及结论的科学性和可靠性。

　　此外，与其他研究设计相类似，一个好的量表研究设计，还必须设立具体的研究目标、明确主要的研究内容、选择适宜的研究方法和关键变量、设计清晰的研究技术路线、列出主要的预期结果及借鉴意义。总之，涵盖量表研究全过程的研究设计，有利于研究的顺利实施，可确保研究效率及研究质量。

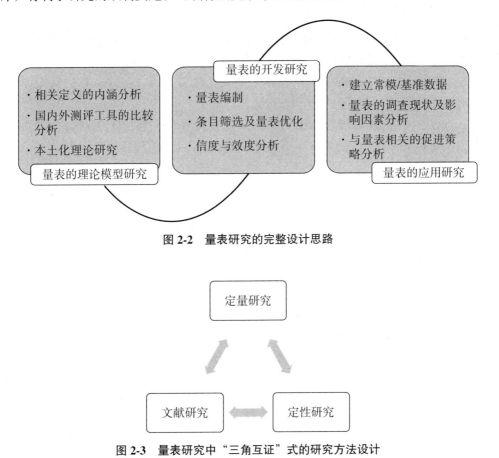

图 2-2　量表研究的完整设计思路

图 2-3　量表研究中"三角互证"式的研究方法设计

第三节　医学量表研究设计的实例操作

本节将简要介绍"妇幼保健机构患者安全文化量表的编制与评价"的研究设计。

一、总体研究设计

本研究在参考国内外医疗机构患者安全文化测评工具及相关理论的基础之上，结合中国文化背景和中国妇幼保健机构的实际情况，采用定量和定性相结合的研究方法，了解中国妇幼保健机构患者安全及患者安全文化的关键节点。以此为基础构建出符合中国妇幼保健机构实际情况的患者安全文化理论模型，编制出专门用于评价中国妇幼保健机构患者安全文化的量表。之后对其进行信度、效度等指标的评价及应用该量表对妇幼保健机构进行调查分析。

二、研究目标

1. 构建符合中国妇幼保健机构实际情况的患者安全文化理论模型，在此基础上编制出专门用于评价中国妇幼保健机构的患者安全文化量表。

2. 通过对中国妇幼保健机构患者安全文化量表及所含测评条目的性能评价，验证前期理论模型的合理性并对其进行优化调整。

3. 应用中国妇幼保健机构患者安全文化量表，了解中国妇幼保健机构的患者安全文化现状及存在的关键问题，并在此基础上提出相应的促进策略。

三、研究内容

围绕研究目标，研究内容逐级递进，主要包括 3 个方面：理论、工具和应用。

1. 中国妇幼保健机构患者安全文化理论模型研究

（1）患者安全文化相关定义的内涵分析：通过对患者安全文化相关定义的综述，界定患者安全文化的内涵和特征。

（2）国内外患者安全文化测评工具的比较分析：通过对国内外患者安全文化测评工具的综述，了解患者安全文化的测评方法、结构和指标。

（3）中国妇幼保健机构患者安全文化的本土化理论研究：通过对中国妇幼保健机构管理者、一线医务人员、患者及家属的个人深入访谈，了解其对患者安全及患者安全文化的态度、观点及经历等；构建中国妇幼保健机构患者安全及患者安全文化的本土化内涵及构成，即中国妇幼保健机构患者安全文化的理论模型。

2. 中国妇幼保健机构患者安全文化量表研究

（1）量表编制：以中国妇幼保健机构患者安全文化的本土化内涵及构成为基础，编制中国妇幼保健机构患者安全文化量表的维度及条目池；并在参考国内外患者安全文化测评工具及方法的基础之上，编制出中国妇幼保健机构患者安全文化量表；还需要确定包括量表结构、条目量尺、除条目外的其他相关问题设计等内容。

（2）条目筛选及量表优化：采取多种条目分析方法及量表评价方法，对条目的重要性、灵敏性、独立性、代表性、确定性、区分度、难度、项目信息量等方面及量表性能进行综合评价，从而进行条目筛选及量表优化。

（3）信度与效度分析：通过对中国妇幼保健机构的现场调查，评价中国妇幼保健机构患者安全文化量表的信度及效度，修正并验证前期构建的中国妇幼保健机构患者安全文化理论模型的可靠性及有效性。

3. 中国妇幼保健机构患者安全文化现况研究

（1）中国妇幼保健机构患者安全文化现状及影响因素分析：通过对中国妇幼保健机构的现场调查，了解中国妇幼保健机构的患者安全文化水平现状及其影响因素，分析不同地区、不同机构、不同特征的医务人员之间的特点与差异。

（2）中国妇幼保健机构患者安全文化的发展策略分析：在前期现状调查及影响因素分析的基础之上，找出中国妇幼保健机构患者安全文化发展中存在的主要问题及关键点，有针对性地制定中国妇幼保健机构患者安全文化发展策略。

四、研究方法

本研究采用文献研究、定性研究、定量研究相结合的方法，主要包括以下 4 个研究阶段：

1. 患者安全文化量表的理论基础研究　本研究阶段采用文献研究的方法，主要包括：

（1）叙述性综述：通过叙述性文献检索及分析的方法，对患者安全文化的相关定义、量表编制的相关理论及方法进行综述，为后续研究提供研究理论及方法学基础。

（2）系统综述：采用系统性文献检索及分析的方法，对国内外患者安全文化测评工具的研究现状及进展进行系统综述，了解国内外患者安全文化测评工具的测评方法、结构和指标。

2. 中国妇幼保健机构患者安全文化的本土化理论研究　本研究阶段采用定性研究的方法，通过对中国妇幼保健机构管理者、一线医务人员、患者及家属的个人深入访谈，了解其对患者安全及患者安全文化的态度、观点及相关经历，并运用扎根理论对个人深入访谈文本数据进行初始编码、聚焦编码及轴心编码，构建中国妇幼保健机构患者安全及患者安全文化的本土化内涵及构成，即中国妇幼保健机构患者安全文化的理论模型。

3. 中国妇幼保健机构患者安全文化量表的编制研究　本研究阶段采用定性研究和定量研究相结合的方法，主要包括：

（1）Delphi 专家咨询：组成多学科专家组，通过函询的方式由专家对量表条目的适用性和重要性进行评价，采用均数、满分比、变异系数、协调系数、权重系数等指标对量表条目进行分析与筛选，并根据专家提出具体的修改意见对量表条目进行删减、增加或修改。

（2）医务人员专题小组讨论：通过对中国妇幼保健机构医务人员进行专题小组讨论的方法，对量表的适用性进行初步评价，并根据医务人员的建议进行适当的调整与修改。

（3）量表的预调查：通过在中国妇幼保健机构进行问卷调查的方式，采用频数分析法、变异系数法、高低分组比较法、相关系数法、因子分析法、聚类分析法、重测信度法、克龙巴赫 α 系数法、项目反应理论（区分度参数、难度参数、项目信息函数）等评价方法对量表条目进行分析与筛选。

4. 中国妇幼保健机构患者安全文化量表应用与评价研究　本研究阶段采用定

量研究的方法，通过问卷调查的方式，对中国妇幼保健机构患者安全文化量表进行信度及效度评价，并对中国妇幼保健机构的患者安全文化现状及其影响因素进行研究分析。

（1）中国妇幼保健机构患者安全文化量表的信度与效度分析：评价中国妇幼保健机构患者安全文化量表的信度及效度，包括重测信度、一致性信度、结构效度等，进一步修正并验证前期构建的中国妇幼保健机构患者安全文化理论模型的可靠性及有效性。

（2）中国妇幼保健机构患者安全文化现况调查研究：了解中国妇幼保健机构的患者安全文化水平现状及其影响因素，分析不同地区、不同机构、不同特征的医务人员之间的特点与差异，找出中国妇幼保健机构患者安全文化发展中存在的主要问题及关键点，有针对性地制定中国妇幼保健机构患者安全文化发展策略。

五、研究技术路线

本研究的研究技术路线如图 2-4 所示。

六、研究意义

综上所述，本研究在参考国内外患者安全文化测评工具及相关理论的基础之上，结合中国文化背景和中国妇幼保健机构的实际情况，采用文献研究、定性研究和定量研究相结合的研究方法，构建中国妇幼保健机构患者安全文化理论模型，并在此基础之上编制出中国妇幼保健机构患者安全文化量表，对其进行应用及评价研究。本研究的意义在于：

（1）提炼出在中国医疗卫生服务体系及社会环境下的患者安全及患者安全文化的本土化内涵及构成。

（2）构建出中国妇幼保健机构患者安全文化的理论模型。

（3）编制出专门针对中国妇幼保健机构的患者安全文化量表。

（4）为妇幼保健领域的研究者、管理者和卫生政策制定者提供有关中国妇幼保健机构患者安全文化的调查工具及参考数据。

（5）为患者安全领域的研究者在编制患者安全文化测评工具方面提供借鉴。

（6）编制出的患者安全文化量表可以纳入妇幼保健机构常规监测体系，作为机构评估和绩效考核的评价指标之一。

（7）通过对患者安全文化的本土化理论研究及测评工具研究，也可为医患关系、患者满意度等研究领域和管理实践提供一种新的人本主义视角和理论基础。

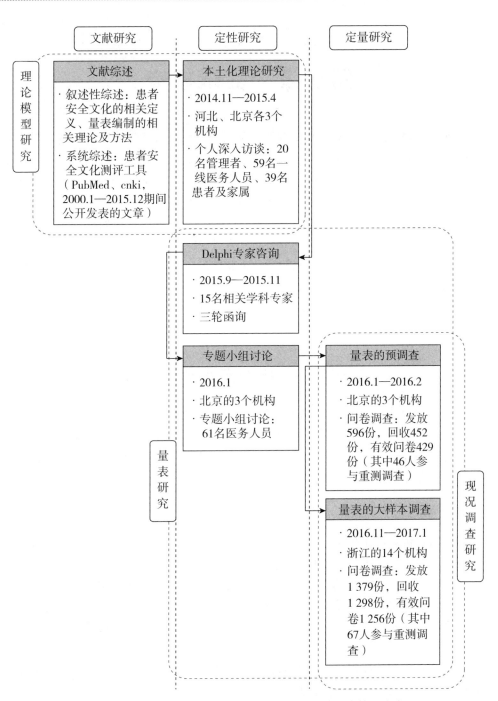

图 2-4 中国妇幼保健机构患者安全文化量表的研究技术路线

第三章　文献研究

文献研究是指检索、鉴别和整理既往的研究文献，并通过对既往研究的综合分析形成对某一研究问题的科学认识的一种研究方法，属于对原始研究文献的二次研究。与原始研究相比，其主要优点是能够超越时间和空间的限制，了解不同地区和年份的相关研究现状，而且省时、省力、高效，是快速获取大量相关知识和信息的一种捷径，可为后续研究提供证据基础和线索信息。因此，文献研究通常被视为研究者在开展一项研究工作时甚至更早之前必不可少的一个关键环节。

在一个量表研究中，文献研究的意义主要体现在：综述相关定义的内涵和实质，了解国内外相关测评工具的研究进展及不足，为量表的理论构建进行初步的理论分析及知识储备，并为后续各阶段的研究内容与方法提供坚实的理论基础及研究依据。

第一节　文献检索及筛选策略

在文献研究中，文献就相当于原始研究中的数据和资料，因此，文献的全面性、代表性和可靠性就决定了文献研究的质量和水平。在高质量的文献研究中，都会针对文献的检索方法、来源、纳入及排除标准以及文献质量评价等方面，制定明确的文献研究计划和操作程序。

一、制定检索策略

制定检索策略即是根据研究问题确定关键词，将关键词根据不同的逻辑关系表达式（如"AND""OR""NOT"">""="".<"等逻辑运算符号）组合形成检索策略，旨在限定文献研究的主题范围。检索策略最好能够在相关领域专家的指导或参与下制定，以提高检索策略的灵敏度和特异度。灵敏度是检索全文献的能力，灵敏度很高时，通常不会漏检文献，但必会包括一些无关文献，增加后续筛选文献的工作量；特异度则反映查准文献的能力，特异度很高时，检索的文献基本符合要求，但会导致文献的漏检率增加 [5]。然而，灵敏度和特异度呈负相关，因此，在制定检索策略时，应加以综合考虑和权衡。

二、文献来源

文献来源的原则是能够多途径、多渠道、最大限度地收集相关文献，通常以检索多种电子资源数据库为主，辅以必要的参考文献追溯、手工检索等。在医学研究领域中，常用的英文电子资源数据库包括 PubMed、Web of Science、MEDLINE@OVID、EMBASE、Cochrane Library、Google Scholar、UpToDate 等。常用的中文电子资源数据库包括中国知网（cnki）资源总库、万方数据知识服务平台、中国生物医学文献服务数据库（SinoMed）、维普中文科技期刊数据库、中国生物医学期刊引文数据库（CMCI）等。可使用 NoteExpress、EndNote 等文献管理软件进行方便、快捷的文献检索，并便于开展后续的文献筛选及管理工作。

三、文献的纳入及排除标准

通过不同文献来源检索到的文献数量庞大、质量不一。因此，必须根据研究目的建立明确的文献入选和排除标准，对文献进行仔细筛选以挑出符合条件的研究文献，如研究主题、文献类型、研究类型、文献质量、期刊等级、语言等特定要求。另外，还需排除重复发表或重复检索到的文献，并将来源于同一研究的发表文献进行归纳整理。

在文献的筛选过程中，可以首先通过题目和摘要信息对文献进行初筛，再通过全文精读排除不符合纳入标准的文献；另外，对信息不全面的文章，应尽可能与作者联系获取相关资料，否则建议排除。为保证文献筛选过程的客观性和可靠性，一般要求至少有 2 名及以上研究者进行独立、平行的文献筛选工作，可根据不同研究者文献筛选结果计算一致率或 *Kappa* 值，来评价文献筛选过程的操作质量，在出现分歧时可由专家小组进行讨论和仲裁（图 3-1）。

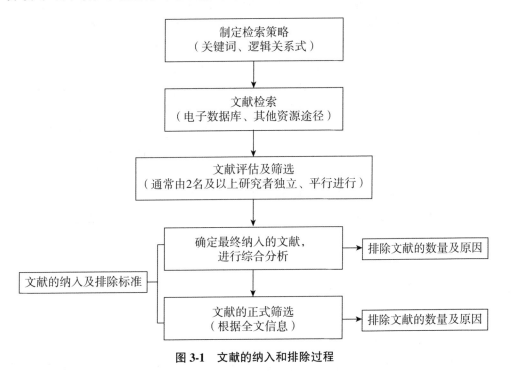

图 3-1　文献的纳入和排除过程

四、文献质量评价

文献综述是对原始研究结果的汇总性分析，本质上属于一种观察性研究设计，文献质量就相当于原始研究中的数据质量，只有基于高质量的文献资料，才能获得可靠的综合性分析结果。文献质量评价一般包括对原始研究的内部真实性（internal validity）和外部真实性（external validity）的双重评价。内部真实性是指研究结果与实际研究对象真实情况的符合程度，一般通过文献中对研究方法的描述进行分析判断；外部真实性是指研究结果与推论对象真实情况的符合程度，一般通过文献中研究对象的代表性和同质性进行分析判断。目前已有上百种文献质量评价工具可用于评价各种设计类型的文献，研究者可根据研究目的选择恰当的评价工具。

量表研究通常属于观察性研究，因此可选择使用常见的几种针对观察性研究的文献质量评价工具，如STROBE（strengthening the reporting of observational studies in epidemiology）声明、AHRQ（Agency for Healthcare Research and Quality）横断面研究评价标准等；也可以根据研究目的对这些评价工具进行适当的改编，或者重新制定符合实际研究需求的评价标准。文献质量的评价结果可用于制定文献纳入和排除标准，也可作为对研究结果异质性的解释参考或决定各个研究的权重赋值，并可为确定未来的研究方向提供参考信息。

五、文献研究中的偏倚

同其他流行病学研究相类似，文献研究的偏倚也主要包括信息偏倚、选择偏倚和混杂偏倚三大类，偏倚既可能是原始研究中固有存在的，也可能来自文献综述的操作过程。信息偏倚主要来源于原始研究的信息不准确或信息提取过程出现差错，因此，需要加强对原始研究的文献质量评价，并至少由2名及以上研究者进行信息提取及相互查验。选择偏倚是文献研究中最重要的偏倚来源，主要包括纳入和排除标准不当或不明确、文献检索策略和方法不当、根据结果人为地纳入或排除个别研究等[5]，需要制定统一、规范的检索策略和文献纳入及排除标准，并在文献研究过程中严格执行不得随意更改。选择偏倚还包括发表偏倚（publication bias）、语言偏倚（language bias）、地区偏倚（geographical bias）。混杂偏倚可能来自原始研究中本身就存在的混杂因素，也可能来自不同研究之间的异质性导致产生的混杂作用。因此，应尽可能地选用混杂作用较小的原始研究文献，并且尽可能保证最终纳入文献的同质性。

第二节　几种常见的文献综述方法简介

一、叙述性综述

叙述性综述（narrative review），通常是由作者根据特定目的、需要和兴趣，围绕某一题目收集相关医学文献，采用定性分析方法，对论文研究目的、方法、结果、结论和观点等进行分析和评价，结合个人观点和经验进行阐述和评论而总结成文。虽然叙述性综述可为某一领域或专业提供大量新知识和新信息，方便研究者在较短时间内了解该专题研究的概况和发展方向，解决实践中遇到的问题。但是，此类文献综述由于常常缺乏严谨规范化的方法，反映的只是综述者本人的观察角度和观点，容易产生偏倚[6]。

二、系统综述

系统综述（systematic review）是应用一定的标准化方法，针对某一特定问题的相关研究报告进行全面、系统的收集，并对它们鉴定、选择和严格评价，从符合纳入标准的研究报告中提取相关资料，做整合性分析，最终得出综合性的结论。一个高质量的系统综述应具备以下特征：①有清晰的题目和明确的目的；②采用综合、全面的检索策略检索文献；③研究入选和排除标准明确；④列出了所有入选研究；⑤清楚地表达了每个入选研究的特点，并对这些研究方法学的质量进行评价；⑥阐明所有排除研究的原因；⑦如可能，使用定量综合分析方法合并合格研究的结果；⑧如可能，对合成的结果进行敏感性分析和亚组分析；⑨采用统一的格式报告研究结果[5]。此外，一个高质量的系统综述，即使在发表后，仍需要随时接受反馈意见并继续追踪检索最新研究进展，并根据反馈意见和最新文献进行定期更新。叙述性综述和系统综述的比较见表 3-1。

表3-1　叙述性综述和系统综述的比较

特征	叙述性综述	系统综述
研究问题	模糊、广泛	明确、具体
文献来源和收集	不系统、不全面	系统、全面，有规定的步骤和策略
文献纳入及排除标准	没有统一标准	有明确的统一标准
文献质量评价	常没有，随意性较大	有严格的评价标准，发现潜在偏倚和研究间异质性来源
资料综合及结论	多采用定性描述，较主观	尽可能采用定量方法，较客观
定期更新	通常不会定期更新	通常根据最新研究进展进行更新

系统综述又可分为定性系统综述（qualitative systematic review）和定量系统综述（quantitative systematic review），后者又常被称为荟萃分析（meta 分析）。在系统综述研究中，当纳入的研究具有同质性，则推荐尽可能采用 meta 分析；而如果纳入的研究不具有同质性，则可仅进行一般描述性的合并分析，即属于定性系统综述。

在进行 meta 分析时，除了前面提到的建立明确的文献检索策略、文献纳入与排除标准、文献质量评价标准之外，还需要对数据及相关信息进行提取、检验不同研究之间的异质性（如 Cochrane Q 检验、亚组分层分析、meta 回归）、选择恰当的效应量指标（连续变量资料可使用加权均数或标准化平均差，分类资料或生存资料可使用相对危险度、比值比、危险度差值或危险比）、进行发表偏倚分析（如漏斗图、敏感性分析、失安全系数），常用的统计软件包括 Stata、SAS、R、Review Manager 等。近年来，随着统计方法学和研究需求的双重发展，又出现了贝叶斯 meta 分析、网状 meta 分析、单个病例数据 meta 分析、剂量 - 反应关系 meta 分析等一些新方法。

三、快速文献综述

快速文献综述（rapid literature review）是介于叙述性综述和系统综述的一种文献综述方法，它简化或省略了系统综述过程中的某些要素，以便更快速地对既往文献进行综合性分析 [7]。然而，由于目前对它缺乏统一的定义和操作标准，因此，这种文献综述方法仍存在较大的偏倚，可靠性也较差，通常被视为缺乏充足条件进行系统综述时的一种解决方式。

四、系统综述再综述

系统综述再综述（overview of systematic reviews）是全面收集某一疾病或健康问题的治疗、病因、诊断或预后等方面的相关系统综述，进行综合研究的一种方法。它是一项基于系统综述的研究，其研究方法既有系统综述的特点，又与之有所区别，可提供更为集中的高质量证据 [8]。

第三节 医学量表文献研究的实例操作

本部分的重点研究内容是通过文献检索、叙述性综述及系统综述等方法，叙述患者安全文化的相关定义、国内外患者安全文化测评工具的研究现状及进展，为后续的本土化理论研究提供相关的理论基础。

一、叙述性综述——患者安全文化的相关定义

1. 安全、文化、安全文化 "安全"（safety）是指远离危险或伤害。"文化"（culture）是指一个特定人群中成员有别于其他人的思维、感受、行动的方式，一旦人们习得了某种文化之后，这种文化就会成为软件在人的内部起作用，并指导人们的思维和行为方式。组织文化（organizational culture）则是指组织成员共有的一套意义共享的体系，使组织独具特色以区别于其他组织。良好的组织文化可以提高员工的工作满意度和服务绩效。理性的组织实践本质上是文化性的，文化 - 认知要

素位于组织结构的最深层次，文化是组织一切外在形态的最深根源。

安全文化（safety culture）的概念最先由国际核安全咨询组（International Nuclear Safety Group，INSAG）针对 1986 年发生的苏维埃社会主义共和国联盟（苏联）切尔诺贝利核电站事故中存在的安全问题而提出的。它被定义为存在于单位和个人中的种种素质和态度的总和，是一种超越一切之上的观念。安全文化最早用于解决核安全问题，并逐渐用于高技术含量、高风险操作型企业中，能源、电力、化工、航空、医疗等行业对其的应用范围和重视程度尤为突出。伴随着现代企业管理理念的革新，安全文化理论也经历了 3 个阶段的发展演变，即以硬件安全文化为核心的物质安全文化 → 以软件安全文化为核心的制度安全文化 → 以人为本安全文化为核心的人本安全文化。一般来讲，安全文化的狭义定义是指安全理念、安全意识以及在其指导下的各项行为的总称；其深层次内涵则属于"安全教养""安全修养"或"安全素质"的范畴，旨在将人培养成具有安全情感、安全价值观和安全行为表现的人。

在安全文化研究领域，有关安全文化维度模型和评价体系的相关研究一直以来都是国内外理论界的研究热点之一，并且存在诸多争议。在综述了国内外相关研究的基础之上，我国学者傅贵等提出了由 32 个条目组成的安全文化框架，而王亦虹博士则提出了包括决策层、管理层、执行层、外部环境影响因素和系统的持久性的企业安全文化评价指标体系。另外，各二级评价指标下还包括了若干三级评价指标。

2. 患者安全、患者安全文化 患者安全（patient safety），早在公元前 4 世纪的 *Hippocratic Oath*（《希波克拉底誓词》）中就将"首先不要伤害"（拉丁文为 *primum non nocere*，英文为 First，do no harm）视为医学实践的首要行为准则。然而长久以来，医学界对患者安全问题的讨论大都局限于内部的有限交流，而不愿意面向外界的公开讨论。直至 1999 年，美国医学研究院（Institute of Medicine，IOM）发表了在患者安全领域具有里程碑式意义的报告——*To err is human：building a safer health system*（《人都会犯错：构建一个更为安全的卫生体系》），将患者安全定义为使患者免于意外伤害，并指出大约 2/3 的意外伤害是可以预防的。自此，患者安全问题才在全球范围内引发了广泛的关注和研究，而且由于研究背景和目的的不同，各学术研究和组织机构对"患者安全"有着不同的概念界定（表 3-2）。

国家卫生计生委员会 2011 年已将患者安全纳入中国医院评审标准体系，并提出中国医院的十大患者安全目标：①确立查对制度，识别患者身份；②确立在特殊情况下医务人员之间有效沟通的程序、步骤；③确立手术安全核查制度，防止手术患者、手术部位及术式出现错误；④执行手卫生规范，落实医院感染控制的基本要求；⑤管理特殊药物，提高用药安全；⑥建立临床"危急值"报告制度；⑦防范与减少患者跌倒、坠床等意外事件发生；⑧防范与减少患者压疮发生；⑨妥善处理医疗安全（不良）事件；⑩患者参与患者安全。

表3-2　各机构对患者安全概念的界定

机构	对患者安全概念的界定
美国医学研究所（IOM）	使患者免于意外伤害
美国医疗保健研究与质量局（AHRQ）	采取行动预防差错以避免对患者造成伤害，使这种伤害不发生或没有发生的可能性
英国国家患者安全机构（NPSA）	某一组织或机构使患者照护更加安全的过程，包括风险评估、高危患者的识别和管理、异常事件的报告和分析，以及从异常事件中学习和强化，实施解决方案使其再次发生的风险最小化
美国医疗机构评审联合委员会（JCAHO）	避免、预防和减轻患者接受在医疗保健过程中产生的不良结果（adverse outcomes）或伤害
加拿大国家患者安全策划指导委员会（NSCPS）	一种持续工作的状态，这种状态是为了避免、管理和处理医疗保健系统内的不安全行为（unsafe acts）
澳大利亚卫生保健安全和质量委员会（ACSQHC）	避免或减少来自于卫生保健管理或是在卫生保健实施环境中所发生的实际或潜在的伤害

患者安全文化（patient safety culture）是指将医院文化的所有内涵向以患者安全为目的推进的一种组织行为。在这种组织文化下，所有医务人员（包括一线医务人员和管理者）都能意识到自己对患者、来访者（如来医院陪同探视的患者亲友）、工作伙伴及其本人的安全负有责任。医务人员应怀着安全目标高于一切的理念，将它的地位置于治疗、赢利或其他组织目标之上；管理者应鼓励并奖励对安全问题的发现、交流和解决，支持在差错中展开组织学习、集体学习；管理者还应提供适宜的资源、管理和支持以维护有效的安全体系。世界卫生组织并将"患者安全文化"的实质通俗地阐释为在一个医疗机构中人们已经达成共识，医疗差错的出现有其必然性；我们虽然不能完全杜绝差错，但是我们可以在医疗服务的过程中设置各种能够有效避免差错可能对患者导致的伤害的屏障。要做到这一点，首先就要摒弃单纯谴责和惩罚个人的做法，鼓励学习、鼓励创新；一切以患者为中心，而不是拘泥于可能伤害患者的不合理的行为惯性或规矩。

3. 讨论与小结　患者安全是医疗实践的首要准则，而患者安全问题的发生与医疗卫生服务的特性密切相关，如医疗卫生技术（器械、药品等）固有的侵害性、对医务人员主观判断的高度依赖、差错的不可避免性、医疗卫生服务的共生产特性、患者及其疾病的高度个性化特性等。所以针对促进患者安全的结构性策略（保障人力、物力、技术和知识等基础条件）和过程性策略（通过标准化工作制度和操作流程以减少服务程序中的漏洞和差错）的执行效果及其对医疗卫生服务的结局所产生的影响也因此大打折扣，而患者安全文化则将患者安全策略的关注点从"控制"医务人员转向"授权"医务人员，通过营造良好的组织文化和工作环境，进而激发医务人员的积极性和奉献精神；并通过医务人员的参与和创新，以取得良好的卫生服务结局。

在综述患者安全、患者安全文化及组织文化等相关理论的基础之上，作者提出了患者安全文化"冰山理论"（图 3-2）：①机构文化 - 个体认知要素位于组织机构的最深层次，决定了个体行为和机构服务质量；②文化是一种意识形态，患者安全文化通过医务人员个体的主观感知和行为倾向得以体现（患者安全文化的测量角度），而非"冰冷死板"的规章制度和机构指标；③所有仅约束医务人员个体行为，但违反组织文化原旨的规章制度都是不合理的、没有生命力的。

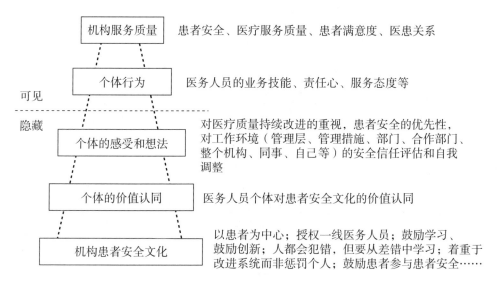

图 3-2　患者安全文化"冰山理论"

二、系统综述——国内外患者安全文化测评工具

该部分的主要内容是通过系统性文献检索及分析方法，对国内外患者安全文化测评工具进行综述，了解患者安全文化的测评方法、结构及指标，为编制中国妇幼保健机构患者安全文化量表提供理论基础及参考借鉴。

1. 文献检索方法

（1）文献检索策略：以［"patient safety culture" or "patient safety climate" or "patient safety attitude"］and［"tool" or "survey" or "assessment" or "questionnaire" or "interview"］为英文检索词，以［"患者" or "病人"］and［"安全文化" or "安全氛围" or "安全态度"］and［"工具" or "调查" or "评价" or "评估" or "问卷" or "访谈"］为中文检索词，以"title/abstract"和"标题/摘要"为检索范围，在 PubMed 和 cnki 上检索于 2000 年 1 月至 2014 年 12 月期间公开发表的学术期刊论著。

（2）纳入及排除标准：

1）一级文献纳入标准：①以中文或英文为写作语言的科技论文；②公开发表

在学术期刊上；③属于原始研究；④在北京大学图书馆学术数据库中能够获取全文，或者能够公开免费获取全文。

2）二级文献纳入标准：①以卫生服务机构或部门为调查场所；②以开发、修订患者安全文化测评工具作为主要的研究目的或研究结果；③有有关量表基本结构的描述；④有有关量表测量学性能的描述。

3）文献排除标准：① PubMed 和 cnki 两个数据库中上重复检索到的文章；②学位论文、会议报告、论文集等；③调查对象仅为在校学生、住院医师、护理类学生 / 助手等具有学习目的和学生身份者。

（3）文献分析方法：采用系统综述的分析方法，对检索到的文献进行分级筛选及汇总性分析。

2. 文献检索结果与分析

（1）文献检索结果的一般情况：通过上述文献检索策略，共检索到于 2000 年 1 月 1 日至 2014 年 12 月 31 日公开发表的 371 篇全文文献（其中 PubMed 数据库中检索到 282 篇，cnki 数据库中检索到 89 篇）。经过文献纳入及排除标准筛选后，最终保留文献 54 篇（表 3-3），共涉及 17 个患者安全文化测评工具。

表3-3　患者安全文化测评工具的文献检索及纳入/排除结果

数据库	写作语言	检索结果	符合一级纳入标准	符合二级纳入标准	符合排除标准	文献总数	原始量表文献	修订量表文献
			纳入及排除标准			保留文献		
PubMed	英语	282	197	56	7	49	18	31
cnki	中文	89	41	7	2	5	4	1
合计		371	238	63	9	54	22	32

（2）患者安全文化测评工具概况：通过文献综述，共检索到 17 个患者安全文化测评工具（表 3-4），根据国家分类为美国 7 个，中国 4 个，英国 2 个，日本、澳大利亚、荷兰、德国各 1 个；根据调查机构分类为医院 10 个，各类医疗机构 3 个，全科诊所 2 个，社区药房 1 个，儿童医院 1 个；根据调查对象分类为各类医务人员 13 个，护士 2 个，社区药剂师 1 个，儿童家长 1 个；根据调查方法分类为问卷法 16 个（其中 15 个采用 Likert 5 级评分法，1 个采用 Likert 7 级评分法），焦点小组座谈 1 个（基于二维矩阵框架的半结构式访谈提纲）。

在患者安全文化测评工具的测评结构上，工具的维度数在 4 ~ 12 个，条目数在 14 ~ 126 个，测评内容可主要概括为 3 个层面：①组织机构层面，如管理层支持、管理层领导力、组织安全资源、设施性能、人员配置、规章制度、程序流程、对安全水平的总体性评估等；②科室 / 团队的工作氛围，如科室氛围、团队合作、开放性沟通、差错的学习及反馈、交接班、事件上报及可能导致的不良后果等；③个人

表3-4　17个患者安全文化测评工具的调查方法及测评结构

序号	名称	作者（年份）	国家	调查机构	调查对象	调查方法	测评结构
1	Stanford Patient Safety Culture Survey Instrument	S J Singer, et al. (2003)；L Ginsburg, et al. (2009)	美国	医院	各类医务人员	问卷，Likert 5级评分法	包括5个维度，32个条目：机构的安全领导力（7个条目），科室的安全领导力（7个条目），安全状态感知（4个条目），上报引起的羞耻和后果（4个条目），安全学习行为（5个条目）（注：初始版本包括30个条目）
2	Patient Safety Climate in Healthcare Organizations Survey (PSCHO)	S J Singer et al. (2007)；C W Hartmann, et al. (2008)	美国	医院	各类医务人员	问卷，Likert 5级评分法	包括9个维度，42个条目：上级领导力（6个条目），工作单元领导力（3个条目），设施性能（2个条目），工作单元的认知（3个条目），工作单元的风气（6个条目），学习（3个条目），害怕受羞辱（3个条目），患者安全（3个条目），心理安全（4个条目），害怕责备（2个条目），造成的不良结果（3个条目），全问题的反应性（4个条目）（注：简化版本包括9个维度和38个条目）
3	Manchester Patient Safety Assessment Framework (MaPSAF)	D M Ashcroft, et al. (2005)	英国	社区药房	社区药剂师	焦点小组讨论	基于二维矩阵框架的半结构式访谈提纲：横轴为安全文化的5个演进分期，包括病态型、系统型、事前预防型、持续发展型；纵轴为8个维度，包括患者安全承诺，事故归因与报告，事故发生后的学习，员工沟通，人员管理，针对员工的风险管理教育及培训，团队合作
4	Safety Attitudes Questionnaire (SAQ)	J B Sexton, et al. (2006)	美国	各类医疗机构	各类医务人员	问卷，Likert 5级评分法	包括6个维度，30个条目：团队合作（6个条目），安全氛围（7个条目），工作满意度（5个条目），压力认知（4个条目），管理感知（4个条目），工作状况（4个条目）
5	Teamwork and Safety Climate Survey	A Hutchinson, et al. (2006)	英国	各类医疗机构	各类医务人员	问卷，Likert 5级评分法	包括5个维度，22个条目：团队合作（7个条目），信息交接（4个条目），安全氛围层面包括团队合作及安全态度（5个条目），对团队内部安全态度及从差错中学习的能力（3个条目），管理层的安全态度感知（3个条目）

续表

序号	名称	作者（年份）	国家	调查机构	调查对象	调查方法	测评结构
6	Patient Safety Climate Scale in Japan	Shinichi Matsubara, et al. (2008)	日本	各类医疗机构	各类医务人员	问卷，Likert 5级评分方法	包括8个维度，33个条目：员工态度层面包括开放性沟通（5个条目）、持续性提高（5个条目）、患者/家庭参与（3个条目）、组织层面：上级/规章遵守（3个条目）；组织层面：上级领导力（4个条目）、同事的安全领导力（4个条目）、患者安全委员会的领导力（4个条目）、规章/设备的可利用性（4个条目）
7	Veterans Health Administration (VHA) Hospital Survey on Patient Safety Culture (HSOPSC)	J Pringle, et al. (2009)	美国	医院	各类医务人员	问卷，Likert 5级评分方法	包括7个维度，45个条目：领导层对患者安全的优先性（7个条目）、信息共享文化（7个条目）、上报系统（12个条目）、有效的团队合作（4个条目）、卫生服务程序（9个条目）、综合性的卫生保健团队（1个条目）、员工对患者安全的优先性（3个条目）
8	上海护士患者安全文化测评问卷	陈方蕾，等 (2009)	中国	医院	护士	问卷，Likert 5级评分方法	包括5个维度，24个条目：团队氛围（7个条目）、对工作的满意（6个条目）、对压力的认知（4个条目）、单位安全的氛围（4个条目）、对管理的感受（3个条目）
9	Hospital Survey on Patient Safety Culture	M Smits, et al. (2009) J S Sorra, et al. (2010)	美国	医院	各类医务人员	问卷，Likert 5级评分方法	包括12个维度，42个条目：开放性沟通（3个条目）、差错的反馈和交流（3个条目）、事件上报频率（3个条目）、交接班（4个条目）、管理层支持（3个条目）、对差错的非惩罚性反应（3个条目）、组织学习-持续性提高（4个条目）、人员配置（4个条目）、对患者安全的总体性感知（4个条目）、上级/管理层在促进患者安全上的期望和行动（4个条目）、跨科室的团队合作（4个条目）、科室内部的团队合作（4个条目）（注：初始版本包括11个维度，44个条目）
10	Queensland Patient Safety Culture Survey	J G Wakefield, et al. (2010)	澳大利亚	医院	各类医务人员	问卷，Likert 7级评分方法	包括12个维度，126个条目：人因差错和患者安全小组、工作满意度、差错的人因、差错的系统原因、管理层反应、预防性行为反应、医院支持、事故分析、同事行为、行为模式、患者安全信息、开放性披露的信念

续表

序号	名称	作者（年份）	国家	调查机构	调查对象	调查方法	测评结构
11	Safety Culture Questionnaire for General Practice (SCOPE)	D LM Zwart, et al. (2011)	荷兰	全科诊所	各类医务人员	问卷，Likert 5级评分法	包括8个维度，46个条目：交接班和团队合作，支持和同事，开放性交流，反馈及从差错中学习，事件上报的总体性感知，对安全的总体性感知，充足的程序和人员配置，上级/管理层预期/行为
12	Frankfurt Patient Safety Climate Questionnaire for General Practices(FraSik)	B Hoffmann, et al. (2011)	德国	全科诊所	各类医务人员	问卷，Likert 5级评分法	包括9个维度，47个条目：团队管理（7个条目），临床管理（4个条目），差错原因感知（6个条目），工作满意度（3个条目），诊所组织结构的安全性（4个条目），辅助人员和患者的参与（3个条目），员工对管理的感知（5个条目），医疗保健的质量与安全（3个条目）
13	Parental-Reported Hospital Safety Climate	E D Cox, et al. (2013)	美国	儿童医院	儿童家长	问卷，Likert 5级评分法	包括4个维度，14个条目：安全的总体性感知（4个条目），员工的开放性交流（3个条目），家长的开放性交流（4个条目），交接班及转诊（3个条目）
14	Just Culture Assessment Tool	S Petschonek, et al. (2013)	美国	医院	各类医务人员	问卷，Likert 5级评分法	包括6个维度，27个条目：反馈与交流（3个条目），开放性交流（5个条目），差错上报程序的质量（5个条目），平衡（5个条目），持续性提高（4个条目），信任（5个条目）
15	Patient Safety Climate Survey for Chinese Hospitals	Junya Zhu, et al. (2012, 2014)	中国	医院	各类医务人员	问卷，Likert 5级评分法	包括9个维度，34个条目：组织对安全的承诺（5个条目），科室的安全管理支持（3个条目），组织学习（5个条目），安全系统（3个条目），充足的安全配置（5个条目），差错上报（3个条目），交流和同伴支持（4个条目），团队合作（3个条目），人员配置（3个条目）
16	福州护士患者安全文化测评问卷	姜贺，等 (2009, 2011)	中国	医院	护士	问卷，Likert 5级评分法	包括8个维度，36个条目：医院管理支持（5个条目），护士参与（5个条目），护士执行力（4个条目），团队合作（4个条目），开放性沟通（4个条目），持续改进（6个条目），惩罚性感受（4个条目），不良事件报告（3个条目）
17	医院患者安全文化量表	黄宵，等 (2014)	中国	医院	各类医务人员	问卷，Likert 5级评分法	包括6个维度，31个条目：医院氛围及沟通（9个条目），医院政策支持（5个条目），科室成员相互帮助（4个条目），直接领导重视与支持（5个条目），负性事件的认识与处理（4个条目），负性事件报告（4个条目）

层面，如工作状况及满意度、压力感知、行为模式及信念等。

在 17 个患者安全文化测评工具中，PSCHO、MaPSAF、SAQ、HSOPSC、SCOPE 这五个测评工具存在其他版本，包括不同机构、部门、群体（如护理院、初级卫生保健、药房、诊所、ICU、管理人员等）和不同语言或地区，其中 HSOPSC 存在除原版外的其他不同版本数量最多达 19 个（表 3-5）。

（3）4 种典型的患者安全文化测评工具介绍

1）安全态度问卷（Safety Attitudes Questionnaire，SAQ）：是美国德克萨斯州立大学的 John B Sexton 教授引入航空业的飞行管理态度调查问卷（Flight Management attitudes Questionnaire，FMAQ），并在参考了 Vincent 风险和安全分析框架以及 Donabedian 质量评估概念模型的基础上增加新条目之后编制而成。最初版本包括 6 个维度和 60 个条目，之后又在此基础上改编为包括 6 个维度和 30 个条目的一个通用简版（short form）。除了该通用简版之外，目前在 SAQ 官方网站上已公布了包括团队合作和安全氛围双维问卷、诊所版本、重症监护室版本、产房版本、手术室版本、药房版本、安全氛围单维问卷 7 个其他不同版本的 SAQ 问卷。目前，SAQ 问卷的各个版本已在很多国家被推广使用，已成为当前应用最为广泛的患者安全文化测评工具，但有研究者认为 SAQ 问卷主要侧重于对医务人员的安全态度感知的评估，而非专门针对机构安全文化现状的评估。我国台湾地区学者 Wui-Chiang Lee 等在 SAQ 通用简版的基础之上开发了中文版 SAQ 问卷（SAQ-C），删除了原有的"压力感知"维度，增加了专门针对安全行为的一些问题条目。随后，我国大陆学者郭霞等根据中国大陆医疗机构的调查结果也开发了一个不同版本的中文版 SAQ 问卷（C-SAQ），将原有的"团队合作""安全氛围""管理感知"3 个维度融合为"安全氛围"一个维度。

2）医院患者安全文化量表（Hospital Survey on Patient Safety Culture，HSOPSC）：是由美国医疗保健研究与质量机构（Agency for Healthcare Research and Quality，AHRQ）于 2004 年编制而成。它的测评结构较为细致，其医院通用版本共包括 12 个维度和 42 个条目，另外还有专门针对护理院、诊所、药房的不同版本。AHRQ 在其官方网站上不但免费提供不同版本的测评问卷及应用指南，并于 2007 年开始建立了一个定期更新的网络化安全文化数据库，可用于不同机构之间的横向对比和不同时点之间的纵向对比。因此，除了其测评结构细致以外，HSOPS 问卷还拥有统一量化的分析标准、基于网络化数据库的大数据分析比较等优势。然而，也有学者指出"不良事件报告频率"维度上可能存在较大的难以控制的报告偏倚。我国学者 Zhu Junya 等因"中国医院的差错报告率较低"建议删去"不良事件报告频率"维度，同时建议新增"员工培训与指导""设备的可利用性"和"工作制度和流程的开发及依从性"3 个维度；我国学者 Nie Yanli 等在另一项研究中则建议删除"不良事件报告频率"和"交接班和转诊"两个维度。然而，作者前期采用我国台湾学者 Chen I-Chi 等翻译的中文版 HSOPSC 对医院患者安全文化进行测评和患者安全

表3-5 5个患者安全文化测评工具的修订版本

序号	名称	其他修订版本
1	Patient Safety Climate in Healthcare Organizations Survey（PSCHO）	• 中国大陆版本（许璧瑜，等，2010） • ICU 版本（M. E. Kho，et al.，2009）
2	Manchester Patient Safety Assessment Framework（MaPSAF）	• 初级卫生保健机构版本（S. Kirk，et al.，2007）
3	Safety Attitudes Questionnaire（SAQ）	• 中国台湾版本（W. C. Lee，et al.，2010） • 荷兰语版本（E. Devriendt，et al.，2012） • 德语版本（N. Zimmermann，et al.，2013） • 初级卫生保健版本（G. T. Bondevik，et al.，2014） • 门诊版本（G. T. Bondevik，et al.，2014）
4	Hospital Survey on Patient Safety Culture（HSOPSC）	• 护理院版本（PSC-NH）（S. M. Handler, et al., 2006；N. G. Castle，et al.，2011） • 荷兰版本（M. Smits，et al.，2008） • 土耳其版本（S. Bodur，et al.，2009，2010） • 中国台湾版本（I. C. Chen，et al.，2010） • 英国版本（P. Waterson，et al.，2010） • 意大利版本（A. Bagnasco，et al.，2011） • 阿拉伯语版本（F. El-Jardali，et al.，2011；S. Najjar，et al，2013） • 管理版本（A. Hammer，et al.，2011） • 日本版本（S. Ito，et al.，2011） • 苏格兰版本（C. Sarac，et al.，2011） • 瑞典版本（M. Hedskold，et al.，2013） • 中国大陆版本（Y. Nie，et al.，2013） • 法语版本（P. Occelli，et al.，2013；T. V. Perneger，et al.，2014） • 希腊塞浦路斯版本（V. Raftopoulos，et al.，2013） • 斯洛文尼亚版本（A. Robida，2013） • 克罗地亚版本（H. Brborovic，et al.，2014） • 加拿大版本（L. R. Ginsburg，et al.，2014） • 药房版本（PSCOPSC）（P. L. Jia，et al.，2014） • ICU 版本（A. Tomazoni，et al.，2014）
5	Safety Culture Questionnaire for General Practice（SCOPE）	• 初级卫生保健版本（SCOPE-PC）（N. J. Verbakel，et al.，2013）

实践前后的比较，结果显示：① HSOPSC 的 12 个维度的得分水平在患者安全实践活动开展后均有提高，提示有较好的判别效度。② 12 个维度的内部一致性系数为 0.357 ~ 0.810，其中有 5 个维度的内部一致性系数小于 0.6。但是，之前两项研究

中建议删去的"不良事件报告频率"和"交接班和转诊"这两个维度的内部一致性系数却最高，分别为 0.810 和 0.734，是 12 个维度中内部一致性系数最高的两个维度（相关结果尚未公开发表）。

（3）医疗机构患者安全氛围调查表（Patient Safety Climate in Healthcare Organization，PSCHO）：其测评结构也较细致，但是不同版本之间的差异较大。最初版本由美国斯坦福大学的 Singer 教授研制而成，包括 16 个维度，完整版本包括 82 个条目，精简版本包括 30 个条目。然而后续的多项研究结果显示，其测评结构较不稳定，测评维度和条目均变动较大。我国学者许璧瑜等根据在中国开展的实地调查结果开发了 PSCHO 中文版，共包括 8 个维度和 39 个条目。这八个维度分别是团队氛围、安全资源、上级重视、沟通合作、主动报告、害怕受羞辱、心理安全、不安全行为。

4）曼彻斯特患者安全评估框架（Manchester Patient Safety Assessment Framework，MaPSAF），是目前唯一基于质性研究的医院患者安全文化测评工具，最初由英国曼彻斯特大学的 Ashcroft DM 等研制而成，是一个基于二维矩阵框架的半结构式访谈提纲。目前其官方网站上已开发了专门针对急诊室、诊所、初级卫生保健机构、精神卫生机构等不同机构的多个版本。其优势在于它通过大约 1 小时的个人投票和小组讨论的两轮调查方式，不仅能对医院患者安全文化现状进行诊断，还能发掘出文化内涵的深层次信息及其特性，可以使调查对象（医务人员）更清晰地认识到医院患者安全文化的多维度性及动态变化性，明确医院患者安全文化的所处分期及发展趋势，引导其对医院患者安全文化及相关问题的审视和反思。然而，研究的便利性和结论的外延性不及上述三种定量测评工具，因此也限制了此定性测评工具的推广使用。

3．讨论与小结　由于文化本身具有独特性和边界模糊性，时代差异、地域差异、人群差异、组织差异、视角差异、目的差异等都会影响研究者对患者安全文化可操作性定义和测评结构的理解和构建。因此，目前国际上针对各类医疗机构或医务人员群体的患者安全文化测评工具已有十几种，其中 SAQ、HSOPS、PSCHO、MaPSAF 4 种测评工具开发相对成熟且应用广泛。

总体来说，目前患者安全文化测评工具的特点和问题可归纳为以下几点：

（1）定量测评工具（量表）应用较为广泛：定量测评和定性测评二者相比较，前者的优势在于其标准化、可比性、方便省时和易推广性，比较适用于对比研究和大规模的横断面调查，因此应用较为广泛；而后者的优势则在于对医院文化内涵的深入探测和所调查医务人员的高度参与，比较适用于小规模的患者安全文化干预性研究。

（2）患者安全文化测评角度——收集个体数据来描绘整体"文化"轮廓（调查对象大多为医务人员个体）：综述上文提及的患者安全文化测评工具（除 parental-reported hospital safety climate 之外），其共同点之一在于：虽然它们的测评目的在于描绘医疗机构患者安全文化的整体轮廓，但是它们的调查对象均为医务人员（医生、护士、药剂师等）个体。分析其原因可能有 3 点：①针对医务人员个体的指标易于设计和测评，而针对整个机构的指标在设计理论框架和实际测评时的操作难度较大。②"文化"位于组织结构的最深层次，是组织一切外在形态的最深根源，通过个体的感知和行为倾向得以表达和显露。③"文化"本身就是一个界限模糊的情景化概念。据此考虑，客观的机构指标更应该被视为患者安全文化的影响结局，主观的个体感知和行为倾向则更能够表达医疗机构患者安全文化的内涵和印象。

（3）患者安全文化测评结构差异较大：由于不同研究者和研究机构对患者安全文化的定义、内涵理解和测评目的各不相同，因此不同测评工具的测评维度和条目差异也较大，甚至同一测评工具在应用于不同地区和机构时的测评维度和条目也存在较大差异。而且，这些测评工具对"安全文化"的命名也存在差别，包括了"安全氛围""安全态度""安全组织力量"等多个替代性词汇，但是，正如上文所述，这些词汇与安全文化之间存在不同程度的区别。

（4）针对专门机构的患者安全文化测评工具日趋增多：由于不同机构（如诊所、手术室、护理院、急诊室、ICU、药房等）的工作情境和患者安全主题差异较大。因此，几乎每种测评工具都开发了针对不同机构的专门版本，提高了测评工具和测评结果的精准性和情境性。这也是患者安全文化测评工具研究领域的重要发展趋势之一。

（5）缺失对"患者参与患者安全"的测评：如前所述，患者参与患者安全是患者安全文化的核心理念之一，但是上述各种测评工具（除 patient safety climate scale in Japan 和 parental-reported hospital safety climate 之外）均未将其纳入测评结构之中。这提示在后续有关患者安全文化测评工具的相关研究中有必要考虑针对此维度的测评和分析。

另外，需要说明的是，受研究条件的限制，文献检索范围仅限于能够在北京大学图书馆学术数据库中获取全文或者能够公开免费获取全文的期刊论著。在 PubMed 上能够检索到，但无法获取全文的部分文献未纳入研究。因此，上述研究结果及结论可能存在一定的偏倚。

三、叙事性综述——患者安全文化测评工具的应用现状

1. 患者安全文化测评工具的研究意义 在开发患者安全文化测评工具的过程中，主要包括两个方面的工作：一是澄清与界定概念，二是发展测评指标。因此，对于患者安全文化测评工具的研究，不仅仅是为了测量和评价医疗机构的患者安全文化水平，找出其中的关键点和薄弱环节，并加以重视与改进；更重要的是可以帮助人们更具体、深入地理解患者安全文化的实质内涵，从而制定出更具针对性和成效的患者安全文化促进策略，以保障患者安全和医疗服务质量。因此，患者安全文化测评被认为是改变医院患者安全文化的首要步骤，同时也是提高患者安全的核心手段之一。

2. 患者安全文化测评工具的应用现状 首先，患者安全文化测评工具可被用于评价医疗机构的患者安全文化水平及存在问题。回顾既往研究可知，我国医疗机构的患者安全文化水平通常低于美国、日本等发达国家，患者安全文化总分一般在3.5 ~ 4.5 分之间（五分制均值计分法），而且普遍在人员配置和负性事件上报等问题上表现有所欠缺。2013 年，采用 HSOPSO 对国内某个三级甲等妇幼保健机构的一项调查研究的结果显示，与国外拥有同等规模床位数的医院相比，妇幼保健机构的患者安全文化水平相对较低，而且在人员配置、非惩罚性和负性事件上报等方面存在严重的欠缺或不足。

其次，患者安全文化测评工具可被用于比较分析不同时期、人群、机构、国家或地区之间的特征和差异。回顾既往文献可知，由于近年来医疗机构的患者安全文化问题越来越被重视，医疗机构的患者安全文化整体水平也在逐渐提高。护士和管理者的患者安全文化感知水平通常高于其他医务人员，不同医疗机构或部门科室的患者安全文化特征存在明显差异，发达国家或地区的医疗机构患者安全文化水平也通常高于发展中国家或地区。

再次，患者安全文化测评工具可被用于研究患者安全文化的影响因素及其对患者安全和医疗服务质量的促进作用。众多研究表明，工作时长、医务人员构成特征、管理层的领导力、一线医务人员赋权参与及奉献精神等因素可能影响医疗机构的患者安全文化水平。一项针对患者安全文化与医疗服务结局的系统综述研究发现，患者安全文化与患者及家属满意度、就医体验、医疗差错发生率、住院期间感染率、死亡率、再住院率、患者安全核心指征等指标之间呈相关性。另有研究表明，患者安全文化的提高能够促进一线医务人员主动上报医疗事故或医疗差错。

最后，患者安全文化测评工具可被用于评价医疗机构组织革新或制度流程改进等干预措施的实施效果。例如针对医务人员的患者安全培训或研讨、精细化管理、改进工作流程、使用外科手术核查表等措施可促进医疗机构或部门科室的患者安全文化水平的提高；然而，为提高工作效率，将分散在各科室的重症监护室与医院的重症监护病房合并在一起之后，患者安全文化的总体水平或部分维度得分却降低。

鉴于患者安全文化测评工具在上述领域中广泛且重要的研究价值和应用前景，研究者和卫生行政管理机构越来越意识到，随着患者安全文化测评工具研究与开发的日趋成熟和完善，患者安全文化测评不仅仅是一个学术研究领域，也应该被纳入医疗机构评审指标或规范化管理流程之中。将患者安全文化融入到具体的医疗实践和管理措施之中，可以更好地促进医疗机构的患者安全和卫生服务质量。在此背景之下，美国医学研究院（IOM）强烈建议美国所有医疗机构对自身的患者安全文化水平进行年度调查与监测。日本卫生厅则要求具有一定规模的医院必须设立患者安全委员会，其主要职责就是通过定期的信息发布与培训、收集并采纳一线医务人员的想法或建议、针对医疗事故进行根本原因分析、委员会施行定期轮岗制等措施以促进患者安全文化深植于机构的每一位成员之中。香港医院管理局也在 2008 年成立了一个专门的患者安全文化调查工作小组进行长期的连续性监测。

  3. 讨论与小结 综上所述，患者安全文化测评工具研究有助于人们更深入地理解患者安全文化的实质内涵、具体表现、影响因素及其对患者安全和卫生服务质量的促进作用，而且医疗机构的患者安全文化测评与监测也逐渐被更多的国家或地区纳入医疗机构评审与规范化管理流程之中。可见，患者安全文化测评工具研究不仅具有重要的理论价值，而且具有深远的现实意义。

第四章　扎根理论研究

第一节　定性研究与扎根理论

一、定性研究

1. 定性研究的定义及特征　定性研究（qualitative study），又称"质性研究"或"质的研究"，是以研究者本人作为研究工具，在自然情境下采用多种资料收集方法对社会现象进行整体性探究，并使用归纳法分析资料和形成理论，通过与研究对象互动对其进行行为和意义建构获得解释性理解（interpretive understanding）的一种活动[4]。

从上面的定义，可以总结出如下几点关于定性研究的特征：

（1）强调定性研究的过程是由研究者本人对某一事物或现象的观察、描述、理解和阐释，在认识论上属于是"主观主义"（或"解释主义"）。

（2）强调是在"自然情境"下进行的，而非人为干预或控制的。

（3）强调在思维逻辑上属于归纳法，即"自下而上式"地从资料中归纳并形成理论。

（4）强调研究者与研究对象之间有互为主体的互动关系。

（5）强调定性研究的结果是从研究者角度对研究对象的行为和意义建构做出的解释。通俗地讲，在定性研究过程中，需要完整地阐述清楚 3 个层次的问题：①我是谁（即在研究开始之前，分析研究者本人的"前设"和"偏见"）；②我是如何与研究对象进行互动的（即在整个研究过程中的资料收集过程）；③我是如何看待某一现象的（即在前面两点的基础之上，阐述清楚研究者本人对某一现象的理解和认识）。

2. 定性研究与定量研究的区别与联系　在科学研究领域，通常存在两种基本的认识论观点：一是客观主义（或实证主义）的观点，认为现实是"真实的"，而且可以通过实验、观察、检验等方法对客观现象进行研究，主要采用定量研究的方法开展各项科学研究活动。二是主观主义（或解释主义）的观点，认为现实是"主观的"，是通过研究者本人对具体的事物进行解释和说明，主要采用定性研究的方法开展各项科学研究活动。

定性研究和定量研究在基本假设、研究目的、研究方法和研究者角色等方面均存在较大的差异（详见表 4-1）[9]，但两者之间并不是一个绝对对立、非此即彼的关系，在很多研究领域都是可以呈现出融合使用、互为补充的关系。可以在同一项研究中，结合使用定性研究和定量研究两种不同的研究方法，如既通过问卷法了解到全部研究对象的整体概况，又通过个人深入访谈法在某些个案上进行"深控"。另外，就是在数据层面上进行定量数据与定性数据之间的相互转化。可以在定性研究中将访谈内容加以量化，如以某些词句或内容出现的频率来进行观察和比较分析。此外，也可以将定量数据转化成定性数据，这类数据转化方法可能相对困难一些，一般需对定量调查的部分样本进行补充性访谈以获得额外的定性数据才能进行分析[9]。医学属于自然科学和社会科学的交叉学科领域，因此，在很多医学研究中，研究者通常使用定性研究与定量研究相结合的方法，以发挥各自在方法学上的优势，并可以弥补彼此的不足。

表4-1　定性研究与定量研究的比较

项目	定性研究	定量研究
1. 基本假设	• 所谓"现实"是被构建出来的 • 研究变量是复杂的、相互交织的，通常难以被测量	• 存在一个客观现实 • 研究变量能够被定义，并且相互之间的关系可以被测量
2. 研究目的	• 情境性 • 理解 • 解释	• 普遍性 • 因果关系的解释 • 预测
3. 研究方法	• 通过研究得出假设和理论 • 研究者是工具 • 自然主义的 • 归纳法 • 探索可能的分析结构 • 寻求多元论、复杂性 • 尽可能少用数量化的指标 • 使用描述性语言	• 由假设和理论开始进行研究 • 使用标准化测量工具 • 经验主义的 • 演绎法 • 结构化分析 • 寻求统一的规律 • 尽可能将数据转化为数量化的指标 • 使用抽象性语言
4. 研究者角色	• 互动的 • 移情式理解	• 抽离的 • 客观的描述

3. 定性研究的调查方法

（1）资料收集方法：随着社会科学的快速发展，在定性研究领域已逐渐发展出形形色色的资料收集方法，研究者可以根据不同的研究对象和目的选择出恰当的方法。这里仅介绍在医学研究中经常使用到的3种资料收集方法：个人深入访谈（in-depth interview）、焦点小组访谈（group-focused interview）和现场观察（field observation）。

个人深入访谈是研究者与研究对象之间进行一对一的研究性交谈，通常应根据事先设计好的访谈提纲进行目的性交流。访谈开始之前，需要与访谈对象事先确定访谈的具体时间、地点，并介绍访谈内容、访谈目的、访谈形式（面对面、电话、视频）、访谈规则、自愿原则、保密原则和是否同意录音、录像等相关事宜，获得对方的口头同意。访谈正式开始时，应先做自我介绍并初步建立与访谈对象之间的人际关系，获得对方的书面知情同意，每次开始录音、录像时都事先应征求对方的同意，访谈提问时应遵守平等、尊重、倾听、共情的原则，尽量选择使用开放性和追问式的问题（如"您是如何看待……现象的？"，不断追问"为什么？""能举例说明吗？"），避免使用封闭性或引导性的问题（如"您对……现象满意还是不满意？""您也持有同样观点吗？"），避免向访谈对象表达研究者本人的观点和态度。访谈结束时，应以轻松、自然的方式结束访谈，并向访谈对象表示感谢。如有必要，可与访谈对象预约下次访谈的具体时间和地点。每次的访谈时间一般控制在 60 ~ 90 分钟为宜，时间过短可能导致缺乏对访谈内容的深入追问和交流，时间过长可能导致访谈过程失去控制或访谈对象产生负面情绪。访谈时一般需要 2 名研究者，一人主要负责提问，另一人主要负责记录。即使在有录音的情况下，也需要记录访谈对象说出的一些关键言语或特殊语气。另外，还需要记录一些非语言性内容，包括访谈对象的一些特殊动作、表情、神态、停顿或外界干扰等。为了确保访谈内容的完整性和深度，有学者推荐使用"三轮序列访谈法"：第一轮访谈着眼于生活历程，围绕当前的既定研究主题，让访谈对象尽可能多地谈论其经历的背景信息；第二轮访谈着眼于经历的细节，集中了解访谈对象在研究主题范围中的目前生活状态的具体情景细节；第三轮访谈着眼于反思意义，了解访谈对象对自己经历的理解[10]。这种"三轮序列访谈法"不仅适用于多次的访谈，也可以在一次的访谈中进行尝试。

焦点小组访谈是研究者与研究对象之间进行一对多的研究性交谈，通常也需根据提前设计好的访谈提纲进行目的性交流。在焦点小组访谈过程中，除了需要注意遵守个人深入访谈中的一般性原则和方法之外，还需要注意控制每个小组的人数在 6 ~ 8 人。在选择每个小组的访谈参与者时，也应该注意根据研究问题的性质来确定参与者的同质性或异质性程度。如果一个小组内的参与者同质性较高，那么需要的小组人数就越少，而且参与者之间也易于相互沟通，但收集到的态度和观点也会比较相近；如果一个小组内的参与者异质性较高，那么需要的小组人数就越多，也会收集到更多不同的态度和观点，但容易产生分歧和争执。在访谈过程中，还应保证每位参与者都有充分表达自己观点和看法的机会，鼓励那些发言较少的人多说话。另外，为了避免"集体性思维"和"同伴压力"，还可以在访谈正式开始时，建议每一位参与者做一个简短的发言，待每个人都有机会发表自己的看法以后，再开放讨论[4]。与个人深入访谈相比，焦点小组访谈的研究效率相对较高，还可以向研究者提供研究对象对某一事物的"集体性解读"，但不适于敏感性或隐私性较高的研究主题。

现场观察又称田野观察，包括参与式观察法和非参与式观察法。参与式观察法是指研究者完全进入观察场域（即进入到被观察对象的日常活动情境之中），以内部成员的视角进行研究性观察，此时研究者的身份属于"局内人"或"参与者"。非参与式观察法则不要求研究者进入观察场域，而是以"旁观者"的身份进行研究性观察。在进行现场观察时，需要特别注意的是：无论是参与式观察法还是非参与式观察法，研究者的观察都会影响到观察对象的行为。因此，从这个意义上来说，不存在绝对意义上的非参与式观察，所有的现场观察都或多或少带有一些"参与式观察"的性质[11]。

（2）抽样方法：抽样方法主要分为概率抽样和非概率抽样两大类。在定量研究中，通常使用概率抽样的方法选择研究对象。在定性研究中，通常使用非概率抽样的方法选择研究对象，其中使用最多的非概率抽样方式是立意抽样（purposive sampling，目的性抽样），又称理论抽样（theoretical sampling），即抽取能够为研究问题提供最大信息量的研究对象[12]。因此，定性研究的样本量抽样终点通常设定为"达到信息饱和为止"。

具体的抽样策略包括极端抽样（选择极端个案）、强度抽样（选择信息量大的个案）、最大差异抽样（选择最大异质性的个案）、同质型抽样（选择同质性较高的个案）、典型个案抽样（选择具有一定代表性的个案）、关键个案抽样（选择对事件产生决定性影响的个案）、效标抽样（事先确立一些特定的标准，再选择符合标准的个案）、证实或证伪个案抽样（在已经建立初步理论的基础上，选择一些可能证实或证伪的个案对当前的理论进行验证或发展）、分层立意抽样（先将研究对象按照一定特征进行分层后，再进行立意抽样）、滚雪球抽样（根据内部知情人或研究对象的推荐，选择与事件相关的个案）、机遇式抽样（根据研究现场的具体情况进行抽样）、方便抽样（由研究者依据方便的原则进行抽样）、综合式抽样（使用上述多种抽样策略）等。

（3）其他注意事项：在进行定性研究的现场调查时，除了上述原则和方法之外，还应注意一些其他事项。例如在进行现场调查之前，应先获得"守门人"的同意，以保证调查的顺利进行；在进行现场调查时，不能拘泥于事先设定好的访谈或观察提纲，而应围绕研究主题将调查目的设定——了解调查对象的完整经历和体验（即"故事的完整性"），还应时刻保持对理论的敏感性。此外，定性研究是以研究者本人作为研究工具的，因此，在整个调查过程中，研究者的体会和反思也应被及时记录下来。这一方面有助于研究者从资料中捕捉、提炼理论，另一方面本身也可被视为研究资料进行分析。

二、扎根理论

1. 定性研究的意义——实现从个案到理论的超越　定性研究的本质是个案研究，而个案研究通常面临没有"代表性"的质疑，即个案研究中的发现能否推论到总体。然而，这一质疑实际上混淆了数学上的"总数"和人文世界的"总体"[13]：数学上的"总数"可以看成是个体的累加；而人文世界的"总体"更像是一个关系性整体，这个关系性整体是由不同个案组成的网络，而个案是网络中的节点，撬动节点，就会震动整个网络[14]。诚然，个案研究永远不能获得对所谓全部整体的认识，但个案研究的意义却不仅限于其本身，而是通过对具体个案的"深描"促成知识或理论的建构，即实现从个案到理论的超越[15]。

2. 扎根理论——一种应用广泛的理论建构方法 定性研究中的理论建构路线是自下而上式的，即从原始资料出发，通过归纳分析逐步产生理论（图4-1）。其中，一个十分著名且应用广泛的理论建构方法是1967年Strauss A L（斯特劳斯）和Glaser B. G（格拉斯）提出的"扎根理论"（Grounded Theory），即在系统收集资料的基础上，寻找反映社会现象的核心概念，然后通过在这些概念之间建立起联系而形成理论[16]。扎根理论不仅强调系统地收集和分析经验事实，而且注重在经验事实上获得抽象的理论。扎根理论的首要任务是建立"实质理论"，即介于"低层理论"（"微观操作性假设"）和"宏大理论"之间的"中层理论"，理论既来源于资料分析，又不会过于"宏大"而显得脱离资料实际。这样的理论便具有了实际的用途，因此被认为较好地处理了理论与经验之间的关系问题[4,17]。

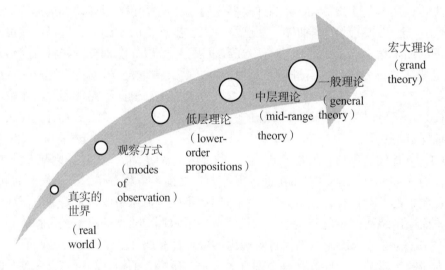

图4-1　定性研究中理论建构的抽象层次

3. 扎根理论的基本原则 研究者在使用扎根理论对定性研究进行资料分析时，应遵循以下几个原则[4,11,18]：①资料收集和资料分析应同时进行，而非先收集资料再统一进行资料的整理和分析（定量研究中较为常见的做法）；②扎根理论分析的过程就是一个逐渐归纳、提炼并最终形成理论的过程，因此，研究者要时刻保持理论敏感性；③从原始资料中进行逐级归纳，提炼出"实质理论"；④使用不断比较的方法，包括在每一个分析阶段都进行资料与资料、资料与理论、理论与理论之间的比较，对当前的理论进行不断地验证、发展和完善；⑤为了理论建构的目的进行抽样，而非为了调查对象的代表性进行抽样；⑥在使用扎根理论进行资料分析之前，研究者不可避免地会去查阅文献了解之前研究者的理论并形成自己的理论。因此，扎根理论的分析过程就是一个既往文献中的理论 - 研究者 - 原始资料之间进行"三角互动"的过程。

总之，资料和理论都不是被发现的，研究者是所研究世界及所搜集数据的一部分。通过研究者在过去和现在的参与，以及与研究对象、视角和研究实践的互动，研究者建构了自己的扎根理论[18]。

第二节　扎根理论的编码分析

一、扎根理论中的逐级编码

扎根理论方法即是通过对原始资料的逐级编码并最终提炼理论的过程，从而实现在定性研究中从个案资料升华到普遍理论的研究目的。编码（coding）是对定性数据内容进行定义的过程，意味着把数据片段贴上标签，并对每一部分数据进行分类、概括和说明，这是一个超越数据的具体陈述、进行分析性解释并以此发展抽象概念的过程[18]。运用扎根理论进行定性资料分析的过程，应至少包括 3 个阶段的逐级编码步骤：初始编码（initial coding）、聚焦编码（focused coding）和轴心编码（axial coding）。

1. 初始编码　初始编码时，应该紧贴数据，对能够在数据中识别的任何理论可能性保持开放，通常对定性数据资料进行逐行编码。因此编码名称大多数是以原始数据的核心词句、片段或事件进行命名，关注对行动和过程的编码以及不同数据之间的比较，尽量做到能够从初始编码中看到数据资料全貌。因此，初始编码的要点可总结为保持开放性、紧贴数据、简短且精确、保留行动、比较不同的数据、可被视为数据"快照"，其优点是作为扎根理论逐级编码分析中的起始步骤，保证了资料与理论之间的契合性和相关性。

2. 聚焦编码　通过初始编码确定了一些重要的分析方向后，使用最重要的和（或）出现最频繁的初始代码（即那些最能敏锐地、充分地反映数据的初始代码），或者对初始代码进行归纳分析提炼出能够表达一大段数据资料核心意思的词句。聚焦编码通常是对整段数据资料进行大范围的编码，编码名称来自初始代码或是对初始代码的进一步归纳。聚焦编码比初始编码更加具有指向性、选择性和概念性。但是从初始编码到聚焦编码不是一个直线型的过程，而是一个不断进行比较、分析、归纳、更新的变化过程。

3. 轴心编码　初始编码和聚焦编码这两个编码分析过程往往使得数据资料分裂成零散的代码或符号，破坏了数据资料的整体性和连贯性。因此，需要对聚焦编码按照其所属的亚类属或类属进行重新的分类、排列、综合和组织。在类属与类属之间建立联系需要在理论概念的水平上，而不是在简单描述的水平上，这样才能为研究者提供出一个有意义的理论框架，因此轴心编码又被称为理论编码（theory coding）。在进行轴心编码时，不可避免地会受到已有理论的影响或干扰，如何避免造成对已有理论的"生搬硬套"，就需要研究者在分析过程中考虑以下几个问题：①已有理论是否有助于对数据的理解？②已有理论能够发挥怎样的作用？③利用已有理论是否能够清楚地解释这部分数据？④如果不使用已有理论，能否发展出新的理论解释清楚这部分数据？⑤与这些已有的理论相比，新发展出的理论增加了什么？因此，轴心编码也是一个在理论之间进行不断比较的过程。

由上可见，扎根理论的编码分析过程是一个以符号互动学为理论基础、紧贴原始资料、逐级归纳、不断比较，把数据转化为编码并最终提炼理论的过程。因此，研究者应时刻保持对理论的开放性和敏感性，在进行理论化操作时，向下要根植于原始资料，向上要进行抽象并发展出新的理论，完成对经验事实的解释性理解。

二、编码分析的信度和效度问题

信度（reliability），即可靠性，又称一致性，指测量结果的可靠程度，是对测量结果稳定性的评价。效度（validity），即有效性，又称真实性，代表了测量结果与真实情况的符合程度（图 4-2）。定量数据的信度和效度评价方法已经发展得非常成熟且应用较为广泛，在本书的后续章节将进行详细的介绍和说明。与定量数据相比，定性数据分析（在扎根理论研究中即是逐级编码分析的过程）中的信度和效度评价方法较为不成熟且较少应用。

查阅文献，在定性数据分析中，通常由两名及以上研究者各自独立地对定性数据资料进行平行编码，然后再共同讨论、制定出一个所有研究者都能够接受的编码列表及编码描述，以保证编码的效度[19]。定性研究是以研究者本人作为研究工具的，研究结果是研究者对于研究现象或问题的一种解释性理解[4]。两名及以上的研究者进行平行编码并最终讨论达成一致的编码列表及编码描述，就相当于编码结果综合了多个研究者的视角和观点，在一定程度上保证了编码结果在更大范围上符合真实情况。当然，研究者数量越多，研究效率就越低，因此以 2 ~ 3 名研究者进行平行编码较为常见。

在评价定性数据分析的编码信度时，通常采用研究者间一致性信度和重测信度两个指标进行评价，计算公式为：

同意度百分比（信度）= 相互同意的编码数量 /（相互同意的编码数量 + 相互不同意的编码数量）

公式 4-1

前者指不同研究者的编码结果之间进行比较，后者指间隔数天进行重新编码，前后两次编码结果之间进行比较，信度＞ 60% 可接受，信度＞ 70% 代表信度较好[20]。

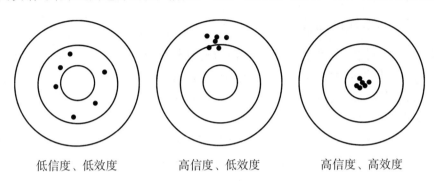

低信度、低效度　　　　高信度、低效度　　　　高信度、高效度

图 4-2　研究中的信度和效度示意图
注：图中点代表编码值的分布

三、编码分析的计算机软件

如同定量研究一样，在定性研究中也可以使用电脑辅助的定性资料分析软件（computer-assisted qualitative data analysis software，CAQDAS），常见的适用于扎根理论编码分析的 CAQDAS 包括：ATLAS. ti、MAXQDA 和 NVivo（本章第三节将对 NVivo 软件的基本功能进行介绍），利用这些软件不但可以对文本、音频、视频、图片等格式的多种定性数据进行编码分析、概念连接及数据管理，还能帮助研究者对编码结果进行一般性的描述与比较，大大提高了研究者在定性数据分析过程中的工作效率。

然而，在使用 CAQDAS 时，研究者应特别注意以下几点问题：

1. 对于习惯做定量研究的研究者来说，CAQDAS 容易使得他们陷入"量的陷阱"和"肤浅的描述"，即又将定性研究转化为定量的描述与分析，损失了定性研究最关键的特征——"深描"。

2. 分析软件只是协助研究者进行定性数据分析的辅助性工具，整个定性数据分析应该建立在有真正意义的扎根理论的基础上。

3. 此外，CAQDAS 还存在一些局限性　易造成一种远离数据的感觉；不能依赖软件协助有关数据编码或结果解释的决策；可能导致原始资料的碎片化，并因此破坏数据的叙事流畅性[21]。

4. 针对上述问题或局限性，一些研究者针对 CAQDAS 的使用提出了一些参考建议，如认为 CAQDAS 不适用于焦点小组访谈数据，因为编码和检索功能可能导致焦点小组访谈中交流与互动过程等核心要素的丢失[22]；如果是小样本的定性研究，就不值得花费时间和精力去学习和掌握这些软件[23]；这些软件也不能取代以"解释性研究"（interpretive research）为基础的分析性思维过程[21]。

第三节　Nvivo 软件的基本功能介绍

一、NVivo 软件简介

NVivo 是一款辅助性的定性数据管理与分析软件，可以从多种数据格式（文本、音频、视频、电子邮件、图像、电子表格、在线调查、网页等）导入数据，通过先进的数据管理、查询和可视化工具，实现对数据的储存、组织、分类、分析、可视化及挖掘。

NVivo 的前身是 1981 年由澳大利亚 La Trobe 大学的 Tom Richards 教授开发出来的 Nudist（non-numerical unstructured data indexing，searching and theorizing），字面意思为"非数量化的非结构性资料的索引、搜索和理论化"，于 1999 年升级改名为 NVivo。这是 Nudist Vivo 的简称，Vivo 的意思是"活泼的"，说明研究者能够更加自由地进行分析。目前 NVivo 已经升级开发至 NVivo 12.0 版本，逐渐发展成为一款功能强大的支持定性研究方法和混合研究方法的应用软件。

二、NVivo 软件的基本功能结构

NVivo 软件是一款复杂、功能强大的研究工具，可为研究者提供分析所有形式的非结构化数据所需的绝大部分功能，下面将简单介绍一下该软件的基本功能结构，也是该软件的分析流程（图 4-3）[20,24]，详细内容请参考 QSR 公司官方网站上

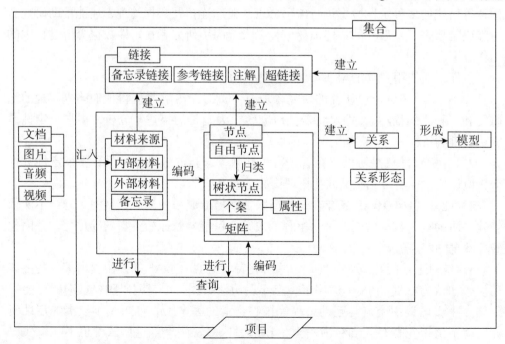

图 4-3　NVivo 软件的基本功能结构 / 分析流程

文字版或视频版的功能介绍或演示（https：//www.qsrinternational.com/）。

1. 项目（project）和材料来源（source）　研究者可以将同一主题的全部研究资料都放到一个项目中，一个项目中的所有资料共享一套共同的分析框架。每一个放入项目中的文件，包括文档、PDF、数据库、音频、视频、图片、备忘录等，都称为材料来源。材料来源又可分为内部材料、外部材料、备忘录。内部资料指可以直接导入到 NVivo 中的研究资料，如文字、图片、音频、视频等文档；外部资料指无法直接导入到 NVivo 中的研究资料，可以在此通过建立超链接的方式将其链接过来，如网页、Endnote 导入文献等；备忘录用于存放研究者在研究过程中的心得体会、观察、反思等内容。

2. 编码（coding）、节点（node）和矩阵（matrix）　编码是指按照话题、主题或个案对研究材料进行聚焦提炼的过程，如选择一段关于服务态度的访谈内容并将其编码在"服务态度"的节点上。节点是指对编码的定义性描述（类似定量研究中的"变量"），能够将相同编码结果的不同内容汇集到一个节点上，有助于研究者对繁杂的研究资料进行归纳和分类。节点又主要包括自由节点（free node）、树状节点（tree node）和案例节点（case node）三大类。首先将原始资料编码成为自由节点，目的在于形成初步的资料范畴。然后，再将自由节点归类到树状节点，目的在于划分出适当的范畴，并建立范畴之间的联结。此外，还有一类节点是用来做个案管理的案例节点，用来描述反映个案特质的属性，如受访者的性别、年龄、职业、受教育程度等一般情况。矩阵则是使用表格形式对节点进行汇总，一般来说，可将案例节点作为行，自由节点或树状节点作为列。这样做不但可以快速查看某个项目的主要编码结果，还能够比较清晰地展示出每个个案的主要编码结果以及不同个案之间的共同点及区别。

3. 链接（link）　链接是指 NVivo 软件中提供的 4 类做笔记的工具，第一类是备忘录链接（memo link），能够链接到一个备忘录文档；第二类是参考链接（see also link），可以将一段文字链接到另外一段文字或项目中的任一事物；第三类是注解（annotation），可以对一段文字插入多个注解说明；第四类是超链接（hyper link），可以建立链接到任意网址。

4. 关系（relationship）、组合（set）和模型（model）　在 NVivo 软件中，关系属于一类比较特殊的节点类型，用以呈现项目中任何两个事物之间的关系。集合则是 NVivo 软件提供的另外一种分类方式，可将不同类型的事物（如文档和节点）分到同一个集合下，这个分类功能可以作为查询时的一种辅助筛选条件。模型则是指根据项目中建立的关系和组合进行整合，并利用图形化模型的方式呈现出来。

5. 查询（query）　NVivo 软件中的查询功能主要包括文本搜索、词频、编码、矩阵编码、编码比较、复合、分组等功能，可以查找和分析材料来源、节点、个案和关系中的词或短语，也可以查找特定的词或出现频率最高的词，此外还能够根据编码结果提出问题并找到规律、检查团队成员间的编码一致性并复查进度。

6. NVivo 软件的其他常用功能 包括：①数据结果的可视化展现，NVivo 软件拥有多种数据结果的可视化工具，包括图表、思维导图、概念图、矩形树状结构图、聚类分析图、比较示意图、探索示意图等，并可将这些可视化结果导出到研究报告和演示文稿中。②支持团队联机操作，使用 NVivo Server 共享项目，团队成员可以同时处理同一个项目，还可以对材料来源内容进行编码、添加批注和链接，并能够立即访问其他团队成员所做的更改。

三、NVivo 软件中编码信度评价的操作方法

NVivo 软件可以实现对编码信度的评价功能，主要分为两种情况：一是针对不同研究者对同一份文件的编码结果进行比较，NVivo 软件中可以区分出不同用户名的编码结果；二是针对同一研究者对同一份文件前后两次的编码结果进行比较，使用不同的用户名登录并进行编码即可。在 NVivo 软件中通常使用同意度百分比（计算公式见本章第二节）或 *Kappa* 值作为编码信度的评价指标。

具体操作步骤如下：

（1）在"查询（Query）"功能区，点击"New"→选择"Coding comparison query in this folder"，则出现"Coding comparison query"对话框。

（2）在"Coding comparison query"对话框中，在"Compare coding between"的"User group A"和"User group B"中分别填写被比较的两个不同的用户名（代表两位不同的研究者，或者同一研究者前后两次编码时使用的不同用户名）。

（3）在"Coding comparison query"对话框中，在"At"的下拉框中选择要比较的节点，若要比较所有节点则选择"All nodes"；在"Scope"的下拉框中选择要比较的材料来源。

（4）在"Coding comparison query"对话框中，默认选择"Display Kappa coefficient"和"Display percentage agreement"。

（5）若想保存本次查询设置，可以在"Coding comparison query"对话框中选择"Add to project"。

（6）在"Coding comparison query"对话框中，完成上述条件设置之后，若只需保存本次查询设置而不执行，点击"OK"即可；若要执行本次查询操作，则点击"Run"，产生编码比较报告。

第四节 医学量表扎根理论研究的实例操作

本阶段研究的主要的研究问题是在中国的妇幼保健机构中，什么是患者安全及患者安全文化？它们的内涵与范围是什么？虽然前期收集了大量既往的文献和理论进行综述，但我们仍然对中国卫生体系下妇幼保健机构内的患者安全文化秉持着一种开放的态度，其特殊性可能会使得患者安全文化拥有不同于现有理论框架的一些

要素，这种研究问题本身就较适用于定性研究中的扎根理论方法。因此，在本阶段的研究中，作者运用扎根理论方法，针对服务利用方和服务提供方的个人深入访谈资料进行初始编码、聚焦编码、轴心编码等逐级编码分析，最终提炼出中国妇幼保健机构的患者安全文化理论框架（即本土化理论研究）。

一、研究方法

1. 调查时间及地点　于 2014 年 11 月至 2015 年 4 月，在河北省、北京市两地区分别选取 3 个妇幼保健机构（共计 6 个）进行现场调查。在选取机构时，综合考虑了机构级别、职工数、床位数、年门诊量、年住院人次和年分娩量等一般情况。

2. 调查对象、方法及内容　在每个调查机构，采用分层立意抽样的方法和信息饱和的原则（"信息饱和"指个案不再增添任何新的理论主题和证据为止，即抽样达到饱和），分别选取 2 ～ 5 名行政管理人员、7 ～ 12 名一线医务人员和 5 ～ 8 名服务对象进行个人深入访谈。整个调查过程中，共访谈了 20 名行政管理人员、59 名一线医务人员和 39 名服务对象，合计 118 名访谈对象。

（1）行政管理人员个人深入访谈：在每个机构的行政管理岗位分别选取 2 ～ 5 名管理人员，包括院长、分管医疗或保健的副院长、院办主任、医务科主任/科长、医患办主任、护理部主任/总护士长、保健部主任/科长、保卫部主任/科长等。访谈内容包括机构的一般情况，对妇幼保健机构中患者安全和患者安全文化等概念的理解和认知，与患者安全相关的工作制度和流程及实际执行情况，针对医疗事故、差错、隐患或投诉的处理措施，妇幼保健机构患者安全的促进及制约因素等。

（2）一线医务人员个人深入访谈：在每个机构中分别选取 7 ～ 12 名一线医务人员，包括来自妇科、产科、儿科、其他临床科室（内科、外科、口腔科等）、保健科、手术室、医辅科室（药剂科、B 超室等）等不同科室的医生、护士、保健人员、助产士、医技人员等不同类型的一线医务人员。访谈内容包括了解他们对妇幼保健机构中患者安全和患者安全文化等概念的理解和认知、对待医疗风险和差错的态度、妇幼保健机构中患者安全问题的各种类型、患者安全和患者安全文化的各种影响因素（如工作制度、工作流程、团队合作、人员素质和培训、一线医务人员与管理者之间的裂隙、医患关系、服务对象就医预期及参与程度、工作压力等）及实际案例等。

（3）服务对象个人深入访谈：在每个妇幼保健机构中分别选取 5 ～ 8 名服务对象或家属，包括来自妇科、产科、儿科、其他临床科室（内科、外科、口腔科等）、保健科等不同科室的服务对象或家属。访谈内容包括了解他们既往及此次在妇幼保健机构的就医经历和体验、对整个健康保健服务过程（包括预约排队、医患关系、就诊时间、知情同意、参与健康保健决策程度、费用、健康保健效果等）的预期期望和实际评价、对患者安全的认知、需求及其采取的行动等。

除个人深入访谈之外，在进行现场调查时，还要求研究者撰写观察日记，通过拍照、录像、观察日记等方法，收集并记录与患者安全及患者安全文化相关的问题、现象及心得体会，这也是研究者与研究问题之间进行对话、思考、反思、分析的一个过程。个人深入访谈提纲、个人深入访谈记录表和研究者观察日记见附录1。从附录1中可见，在研究前期和研究后期，分别使用了两套不同版本的个人深入访谈提纲。这是由于在定性研究中数据收集和数据分析过程是近乎同步进行的，随着研究者对研究问题的不断深入和了解，个人深入访谈中的核心问题也被不断地提炼和聚焦。因此，在研究后期又重新修订了个人深入访谈提纲。

3. 定性数据的整理及分析方法

（1）定性数据的收集与整理：在签署知情同意书的原则下，由经过统一培训的5名访谈人员在调查机构开展进行个人深入访谈，1个机构派1～3名访谈人员。访谈时全程录音并完成访谈记录（包括访谈机构名称、时间、地点、对象等一般情况，访谈时的场所环境及谈话气氛评估，重要的访谈信息，访谈中断情况、访谈对象的非语言性动作和多次强调的词句等特殊节点记录）。之后由该名访谈人员根据录音回放将其整理成文本文档，无录音或录音质量不佳的案例（共37例，占31.4%）则根据访谈记录进行文本整理。

（2）定性数据分析：利用NVivo8.0软件，采用扎根理论研究的方法对上述整理出的文本资料进行初始编码、聚焦编码及轴心编码。为保证编码信度，由2名研究者对全部访谈案例的文本文档进行平行编码。具体步骤如下：

1）2名研究者分别独立地根据访谈资料进行初步归纳分析，编制出初步编码列表。

2）2名研究者根据其分别独立编制出的初步编码列表，共同讨论编制出分析编码列表。根据分析编码列表，2名研究者分别独立地对全部访谈案例的文本文档进行平行编码。

3）完成平行编码后，根据2名研究者分别独立完成的编码结果，由2名研究者共同讨论并确认哪些编码与数据相吻合、哪些编码与数据不吻合需要进一步的修改或调整、是否需要增添新的编码等，然后对分析编码列表进行增加、删减、合并、修订、调整等，确定出最终编码列表及编码描述，并依据最终编码列表及编码描述合并2名研究者的平行编码结果。

图4-4示意出2名研究者分别独立地进行平行编码过程中初步编码列表、分析编码列表和最终编码列表中一级轴心编码的调整情况，具体的初步编码列表、分析编码列表、最终编码列表及编码描述详见附录2。

此外，为进行患者安全及患者安全文化编码的信度检验分析，按照约10%的抽样概率，根据各类型访谈对象人数比例根据随机表随机抽取2名行政管理人员、6名一线医务人员和4名服务对象。由2名研究者分别独立地根据最终编码列表及编码描述对这12个案例文本资料进行二次平行编码（重测），研究者间一致性信度在63.3%～100.0%之间（其中9例超过70%），重测信度在62.2%～82.5%之间（其

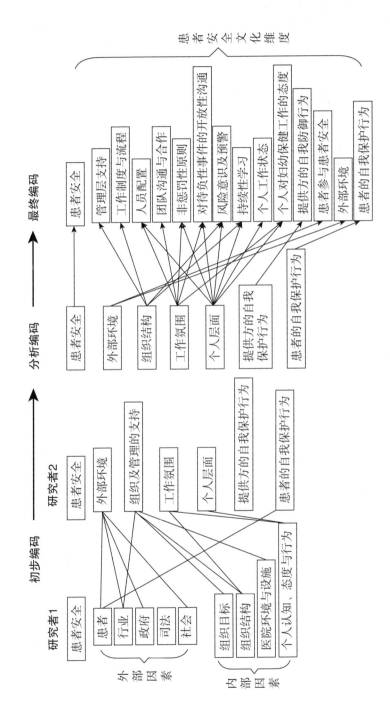

图 4-4　平行编码过程中初步编码列表、分析编码列表和最终编码列表中一级轴心编码的调整情况

中 4 例超过 70%），提示编码信度可接受（表 4-2）。

在依据最终编码列表及编码描述将 2 名研究者的平行编码结果合并之后，利用 NVivo 软件统计出每个编码的支持案例数及百分比，并可按照案例的不同属性（如访谈对象类别、年龄、性别、受教育程度等）进行分类统计。本研究为更直观地比较不同访谈对象之间的观点差异，将分别统计出服务提供方（包括行政管理人员、一线医务人员）和服务对象在每个编码的支持案例数及百分比。

表4-2　患者安全及患者安全文化编码的信度检验结果

序号	案例编号	研究者间一致性信度	重测信度
1	112302（行政管理人员）	85.0%	68.2%
2	113304（行政管理人员）	68.8%	66.7%
3	112212（一线医务人员）	79.4%	62.2%
4	113204（一线医务人员）	85.0%	73.9%
5	113205（一线医务人员）	66.7%	69.2%
6	121204（一线医务人员）	63.3%	66.1%
7	121217（一线医务人员）	75.6%	76.1%
8	123206（一线医务人员）	82.9%	82.5%
9	121118（服务对象）	100.0%	66.7%
10	122101（服务对象）	88.2%	73.7%
11	122103（服务对象）	92.9%	62.5%
12	122105（服务对象）	75.0%	63.9%

二、研究结果

1. 访谈对象的一般情况　描述访谈对象的性别、年龄、教育程度、工作年限、专业技术岗位一般情况信息。

2. 中国妇幼保健机构患者安全的编码结果　针对 118 例访谈对象的访谈资料进行编码分析的结果显示，中国妇幼保健机构的患者安全问题共涉及 6 个方面（表 4-3 和表 4-4）：一般性的公共安全（如跌倒、消防、偷盗财物等）、医疗安全、隐私及信息安全、财务安全、心理上的安全感、健康需求得以满足。从案例来源上分析，在一般性的公共安全、医疗安全、隐私及信息安全和健康需求得以满足这 4 个编码上，服务提供方的编码案例频率相对高于服务对象，而在财务安全和心理上的安全感这两个编码上，服务提供方的编码案例频率则相对低于服务对象。进一步分析，在服务提供方中，行政管理人员在全部 6 个患者安全编码上的编码案例频率均高于一线医务人员。

摘录相关访谈内容如下：

患者 A："疾病是一个充满痛苦和压力的体验……我希望医生和护士除了利用他们的专业知识看病治病之外，还能从心理上缓解我的焦虑和困惑。"

医务人员："我经常碰到产后抑郁的'新手'妈妈，她们怀着各种各样的担忧和恐惧……如果能从心理上去关怀她们，哪怕是一个拥抱或一句问候，有时候可能比开药更管用。"

患者 B："有些医生喜欢开一大堆药、注射液和各种检查，也不管是不是真正适合我们（患者），感觉就是为了牟利。"

患者 C："就拿这个检查报告（在患者手里）来说，如果我不做这个（检查），就会总觉得不放心。医生看过之后跟我说：'挺好的，没啥问题。'一听这话我就放心了，不会再去想到底是不是有必要做这个检查，或者花多少钱之类的，来医院看病就是图个放心。"

表4-3 中国妇幼保健机构患者安全的编码及编码描述

编码	编码描述	案例数 (N=118)
1. 一般性的公共安全	跌倒、消防、偷盗财物及婴儿等公共场所的安全问题	37（31.4%）
2. 医疗安全	诊疗方案或者预期结果的偏离	53（44.9%）
3. 隐私及信息安全	服务对象的隐私被保护、信息不被泄露	9（7.6%）
4. 财务安全	没有因为不必要的过度医疗或保健服务而导致金钱损失	27（22.9%）
5. 心理上的安全感	不一定真实存在上述不安全事件，而是由于种种原因导致服务对象心理上对于不安全事件的顾虑和担忧	36（30.5%）
6. 健康需求得以满足	患者健康及相关问题得到解决和满足	24（20.3%）

表4-4 不同访谈对象的中国妇幼保健机构患者安全编码结果

编码	服务提供方			服务对象 (n_4 = 39)	合计 (N = 118)
	行政管理人员 (n_2 = 20)	一线医务人员 (n_3 = 59)	小计 (n_1 = 79)		
1. 一般性的公共安全	11（55.0%）	21（35.6%）	32（40.5%）	5（12.8%）	37（31.4%）
2. 医疗安全	13（65.0%）	31（52.5%）	44（55.7%）	9（23.1%）	53（44.9%）
3. 隐私及信息安全	5（25.0%）	3（5.1%）	8（10.1%）	1（2.6%）	9（7.6%）
4. 财务安全	6（30.0%）	6（10.2%）	12（15.2%）	15（38.5%）	27（22.9%）
5. 心理上的安全感	5（25.0%）	10（16.9%）	15（19.0%）	21（53.8%）	36（30.5%）
6. 健康需求得以满足	6（30.0%）	12（20.3%）	18（22.8%）	6（15.4%）	24（20.3%）

3. 中国妇幼保健机构患者安全文化的编码结果 运用扎根理论方法对 118 例访谈对象资料的编码分析结果显示，中国妇幼保健机构的患者安全文化内涵可归纳为 12 个维度，每个维度又包括 3 ~ 8 个类目，共计 69 个类目[25]。为节省篇幅，仅展示维度编码及编码描述（表 4-5）和维度 1 的类目编码结果（表 4-6）。

表4-5　中国妇幼保健机构患者安全文化维度的编码及编码描述

维度编码	维度编码描述	合计（$N = 118$）
1．管理层支持	管理层是否重视患者安全的持续改进、是否以患者安全为优先、管理的公平性	89（75.4%）
2．工作制度和流程	工作制度和流程的合理性与持续性改进、赋权一线医务人员	86（72.9%）
3．人员配置	人员配置及工作负荷是否公平、合理	84（71.2%）
4．团队沟通与合作	机构之间、部门之间及部门内部的团队合作	65（55.1%）
5．非惩罚性原则	鼓励上报、处理负性事件的非惩罚性原则、重视分析和学习、反馈与改进	65（55.1%）
6．对待负性事件的开放性沟通	对待负性事件的态度、与同事及患者的交流	48（40.7%）
7．风险意识及预警	对医疗风险和差错 / 隐患的态度	72（61.0%）
8．持续性学习	持续性地学习及提高	94（79.7%）
9．个人工作状态	工作态度及服务意识	111（94.1%）
10．个人对预防保健工作的态度	机构成员对妇幼保健工作的观点和态度	12（10.2%）
11．提供方的自我防御行为	为避免纠纷或风险，卫生服务提供方存在一些防御性行为可能伤害了患者安全	40（33.9%）
12．患者参与患者安全	服务提供方鼓励并促进患者参与患者安全	93（78.8%）

从结果可见，个人工作状态这个维度的编码案例来源最多，高达 111 例（94.1%），而对待负性事件的开放性沟通、个人对预防保健工作的态度和提供方的自我防御行为这三个维度的编码案例来源相对较少，仅分别为 48 例（40.7%）、12 例（10.2%）、40 例（33.9%）。从案例来源上分析，服务提供方与服务对象两者之间相比较，在个人工作状态和患者参与患者安全这两个维度上的编码案例频率上，后者相对高于前者，而在其他 10 个维度上均是前者的编码案例频率相对较高。进一步分析，行政管理人员与一线医务人员两者之间相比较，在人员配置、团队沟通与合作、对待负性事件的开放性沟通这三个维度上的编码案例频率上，后者相对高于前者，而在其他 9 个维度上均是前者的编码案例频率相对较高。

表4-6 不同访谈对象的患者安全文化维度及类目编码结果

编码	服务提供方			服务对象 ($n_4 = 39$)	合计 ($N = 118$)
	行政管理人员 ($n_2 = 20$)	一线医务人员 ($n_3 = 59$)	小计 ($n_1 = 79$)		
1. 管理层支持	19 (95.0%)	53 (89.8%)	72 (91.1%)	17 (43.6%)	89 (75.4%)
1.1 管理层对公共卫生工作的支持	8 (40.0%)	14 (23.7%)	22 (27.8%)	0 (0.0%)	22 (18.6%)
1.2 管理层以患者安全为优先	10 (50.0%)	14 (23.7%)	24 (30.4%)	3 (7.7%)	27 (22.9%)
1.3 管理层重视患者安全的持续改进	13 (65.0%)	27 (45.8%)	40 (50.6%)	2 (5.1%)	42 (35.6%)
1.4 管理层重视营造良好的工作氛围	1 (5.0%)	1 (1.7%)	2 (2.5%)	0 (0.0%)	2 (1.7%)
1.5 管理层重视我所在科室的工作	2 (10.0%)	15 (25.4%)	17 (21.5%)	0 (0.0%)	17 (14.4%)
1.6 管理层重视医院环境和医疗设施的改善	16 (80.0%)	38 (64.4%)	54 (68.4%)	14 (35.9%)	68 (57.6%)
1.7 盈利科室更受重视，更多分配资源	6 (30.0%)	11 (18.6%)	17 (21.5%)	0 (0.0%)	17 (14.4%)

从访谈内容来看，在所有3类访谈对象中都普遍持有出现医疗差错应惩罚个人的态度，例如：

管理人员A："我们总结了医疗事故的常见原因，包括沟通不到位、缺乏相关的知识和技能、没有严格遵守指南和规范等。所有这些都是因为个人原因造成的，惩罚相应的科室和个人是必需的。虽然会被抱怨，但是这样做能够降低医疗事故，并且能够促使科室和个人遵守我们的规章制度。"

管理人员B："一个人经常犯错的话就是一个不太正常的现象，应该被开除。"

管理人员C："应该对犯错的人进行惩罚，这对不犯错的其他人来说才是公平的。"

管理人员D："出现医疗差错或者事故，跟医生、护士的个人态度和技术水平有关。"

另外，患者需要更多地参与到所有的临床决策过程，这是患者应该拥有的一项权利和义务：

医务人员："现在的年轻父母受教育水平都很高，经常从互联网上搜索儿童健康或儿科疾病的相关知识，所以，（在就诊过程中）这些家长就会问更多的问题，也希望从医生这里得到更多的解释。"

孕妇家属："沟通很重要，无论发生什么情况，无论风险大小，我们都有权知道所有的事情。"

同时，从访谈内容中也可以看出，提供方的自我防御行为已经成为影响患者安全文化的重要因素。这类自我防御行为表现在各个方面，例如拒绝高危患者（风险规避）、为避免纠纷向患者的不合理要求进行妥协等。这些行为都损害了医患之间的信任关系，并最终危害患者安全。相关访谈内容如下：

管理者："如果某个孕妇拒绝做产前抽血检查，我们就建议我们的医生在病历本里写下来，并让孕妇或家属签字，万一后面出现什么纠纷，这就是当初保留的一个证据。"

医务人员："我通常会把早产儿转到上级医院去就诊，以免出现我们这里无法处理的并发症。"

儿童家长："现在的医生看病太依赖检查结果了，毕竟这些检查结果是客观的（证据），感觉他们不愿意承担任何风险。"

4. 中国妇幼保健机构患者安全文化外部影响因素的编码结果 在个人深入访谈中，被访谈对象还谈及了影响患者安全文化的外部因素，主要包括以下 4 个方面：

（1）政策因素：包括不合理的政策性规定加重了机构和妇幼医务人员的工作负担或风险；存在不合理的政策或政策不完整限制了机构发展，如人才引进、人员配置、晋升和机构环境与设备的改善等；存在不合理的政策直接损害了患者利益和安全，如影响临床基本药物和服务可及性的政策规定；妇幼保健工作得不到政府的足够重视和支持等。这些政策因素导致机构和妇幼医务人员难以真正做到以患者安全为优先考虑。相关访谈内容如下：

管理人员 A："有时为了社会稳定，一旦出现医疗纠纷，无论谁对谁错，医院总是被迫赔偿的那一方。"

管理人员 B："政府通常都会强调公共卫生工作的重要性，但落不到实处。由于缺乏足够的资金支持，公共卫生工作和人员通常都会被挤压得更少一些。"

医务人员："虽然我们这里进行了医疗机构改革，但是县级妇幼保健机构在提供药品和服务的种类上还是受到一定限制的，这种'一刀切'的规定根本就没有考虑到各个机构和地区的特殊性。"

（2）社会因素：包括大众媒体和社会宣教没有起到积极的引导作用；医患双方站在了"对立面"（不信任和利益冲突）；医务人员没有得到应有的理解、尊重与安全保障，不足以使他们真正做到以患者安全为先。相关访谈内容如下：

管理人员："我们的医务人员一直处于超负荷的工作状态，医疗行业也是一个高风险的行业。但是，患者不能理解这些，一些媒体在报道医疗事故时也存在一定的误解和偏差。"

医务人员："所有医院都会发生不同程度或不同原因的医疗纠纷，但经过媒体的渲染，原本一件很小的事情很可能就会被放大或曲解，这就更加剧了医患之间的不信任感。"

（3）服务对象参与患者安全的意识与能力：包括患者是否能够充分表达出自己的病情和问题；患者（尤其女性患者）是否有病耻感；交换意识是否强烈，认为是在出钱看病；对医学的期望是否合理；对医方是否信任；对医学知识的了解是否充足；除了进行医疗服务，患者自身是否重视保健服务；患者是否会积极配合医务人员的卫生服务方案、积极询问卫生服务过程中不明白的地方；患者是否理解医疗风险的存在和患者安全问题的出现并不只是医务人员的责任；患者在临床决策中是否处于"被动"地位等。相关访谈内容如下：

管理人员："我们（医务人员）感受不到尊重。例如，在儿科输液室发生过好多次的事情：如果护士在扎头皮针时没能一次性穿刺成功的话，孩子家长就有可能直接伸拳头打过来了。"

医务人员："我遇到过一些起纠纷的患者，就直接把到医院看病比作'汽车进4S店做保养'一样。他们来掏钱治病，我们（医生）就得把病治好，起码不能让他们感觉到'越治越差'，否则就要找你（医生）的麻烦。"

患者："我不太懂这些医学知识，医生告诉我什么，我就只能照做。"

（4）服务对象的自我防御行为：包括患者会以提供方（包括机构和个人）的级别、规模或环境来判断医疗质量；就诊时考虑时间及经济成本；根据之前的就医体验选择就诊机构或个人；患者之间无组织的同伴支持；患者就诊过程中隐瞒就医经历或病情，或寻求多方机构或医生就诊；学习查阅相关的医学知识。服务对象的自我防御行为如图 4-5 所示。相关访谈内容如下：

医务人员："有些患者不信任我们（医务人员），他们会同时找好几个大夫看病，然后再把几个大夫之间的意见进行反复比较、相互验证。"

孕妇："我选择这家医院的原因，主要是因为这是一家大医院，环境比较好，而且来这里看病、生孩子的人也多。"

患者："我相信这个大夫，因为我的一个朋友跟他很熟，也是通过朋友介绍才来过来（看病）的。"

孕妇家属："决定在这里生孩子之前，我们在网上看过了所有关于这家医院的评论。"

三、讨论与小结

1. 中国妇幼保健机构的患者安全维度及内涵　由针对访谈资料的扎根编码分析结果可见，中国妇幼保健机构的患者安全内涵是多层次、多维度的，包括一般性的公共安全、医疗安全、隐私及信息安全、财务安全、心理上的安全感、健康需求得以满足等多方面（图 4-6）。其中，一般性的公共安全是指对于妇幼保健机构作为一个公共场所的基本要求，如跌倒、消防、偷盗财物及婴儿等安全问题；医疗安全、隐私及信息安全和财务安全是指服务对象在妇幼保健服务过程中可能涉及的医疗意外风险、隐私及信息泄露、不必要或过度的卫生服务付费等方面的实质性安全问题；

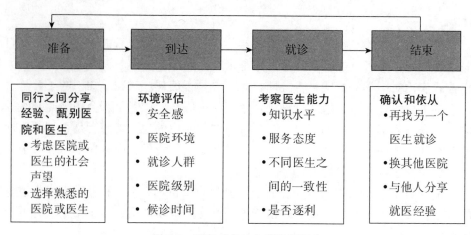

图 4-5 服务对象的自我防御行为

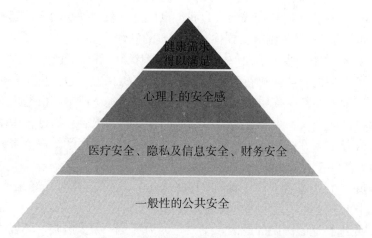

图 4-6 中国妇幼保健机构的患者安全维度层次

心理上的安全感是指由于服务对象对提供方的不信任、信息不对等或知情同意不足等原因而导致其对于上述不安全事件的顾虑和担忧，从而引起服务对象在心理上的不安全感或对自身健康问题的恐慌等；健康需求得以满足是指在妇幼保健服务过程中，不仅没有给服务对象带来上述实质性或心理上的不安全问题，而且服务对象的健康及相关问题也得到了解决和满足。

值得注意的是，服务对象更多地关注财务安全（38.5%）及心理上的安全感（53.8%），而服务提供方却对这两方面问题提及较少（15.2%、19.0%）；两者对"隐私及信息安全"均不太关注（2.6%、10.1%）。由此可见，在患者安全问题上，服务提供方和服务对象之间的关注重点有明显差异，服务提供方更关注是否发生跌倒偷窃、是否发生医疗意外事件、是否解决健康问题等公共安全事件和卫生服务结局，却很少考虑到服务对象因过度医疗而不满意以及由于不信任、医学知识或信息不足等原因导致的心理上的不安全感。两者在患者安全上关注点的差异可能也是导致双方互不理解的原因之一，而且两者均不太关注隐私及信息安全。

2. 中国妇幼保健机构的患者安全文化维度及内涵　由访谈分析结果可见，中国妇幼保健机构的患者安全文化可大致归纳为 12 个维度（包含 69 个类目），包括管理层支持、工作制度和流程、人员配置、团队沟通与合作、非惩罚性原则、对待负性事件的开放性沟通、风险意识及预警、持续性学习、个人工作状态、个人对预防保健工作的态度、提供方的自我防御行为、患者参与患者安全。与其他比较成熟且应用较广的患者安全文化量表相比较，这 12 个维度和 69 个类目基本涵盖了这些测量工具的大部分维度或测量类目，而且个人对预防保健工作的态度、提供方的自我防御行为和患者参与患者安全这三个维度是本土化概念中的特有维度（图 4-7）。其中，个人对预防保健工作的态度是针对妇幼保健机构的专门维度。提供方的自我防御行为则是根植于当前中国医疗大环境下的医患之间的相互不理解和不信任，服务提供方出于一己私利、避免风险或纠纷、自我保护等不同目的可能做出过度医疗、拒绝实际上可以处理的患者、过于听任患者而不坚持医疗原则、形式化或过场式的知情同意等防御式行为，而并没有真正做到将患者安全视为第一优先考虑。

服务提供方与服务对象两者之间相比较，服务提供方在患者安全文化上的整体认知程度上要远高于服务对象，但服务对象比服务提供方更重视个人工作状态和患者参与患者安全这两个患者安全文化维度。进一步针对服务提供方进行内部比较，行政管理人员在患者安全文化上的整体认识程度要远高于一线医务人员，但是一线医务人员比行政管理人员更重视人员配置、团队沟通与合作和对待负性事件的开放性沟通这三个患者安全文化维度。由此可见，在患者安全文化的整理认知程度上，服务提供方（行政管理人员优于一线医务人员）优于服务对象，是自上而下式的，而且三者对患者安全文化的关注重点有很大差异，这不利于妇幼保健机构中患者安全文化的建设。患者安全文化建设不能仅依靠管理者一方之力，还应该将医务人员培训和患者健康教育纳入其中；尤其要重点指出各方之间的关注点差异和盲区，促进各方之间的相互理解并达成共识。

3. 中国妇幼保健机构患者安全文化的影响框架　组织文化作为组织内部的一种资源，是组织内部成员之间的共享价值观、共同精神取向和群体意识，其塑造过程是一个极其复杂的长期性过程，不但需要组织内部成员之间达成共识，也涉及与其外界环境相适应的问题，即组织文化会随着组织内外环境的变化而加以调整。患者安全文化作为一种组织文化，是医疗机构内部的共享价值取向，同时也受到外界环境的影响。在本研究中，政策因素、社会因素、服务对象的参与意识与能力、服务对象自我防御行为等组织外部因素被视为患者安全文化的外部影响因素而非内部构成指标，这些指标不被纳入患者安全文化的测量维度，但是这些外部影响因素却对中国妇幼保健机构中患者安全文化的形成和塑造起着至关重要的影响作用（图 4-8）。众多文献报告也都表明，中国医疗行业的众多冲突和矛盾根源于卫生体系的

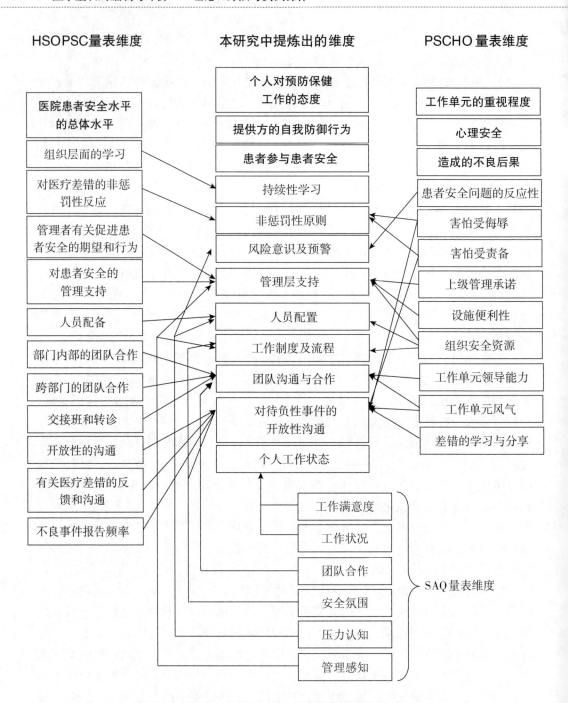

图 4-7 本研究中提炼出的维度与其他常见量表维度的比较

不完善、法律的缺失、绩效激励机制的不合理、医疗行业中职业精神的淡薄、媒体舆论的负向引导、患者参与意识和能力的薄弱等系统性原因。因此，在进行医疗机构患者安全文化领域的研究或管理实践时，应综合地考虑医疗机构内部的关键点以及来自政策、社会、服务对象等外部环境的影响因素。

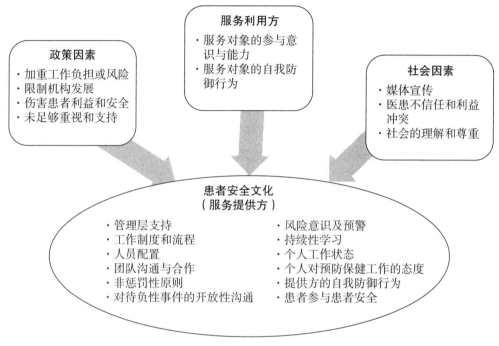

政策因素
· 加重工作负担或风险
· 限制机构发展
· 伤害患者利益和安全
· 未足够重视和支持

服务利用方
· 服务对象的参与意识与能力
· 服务对象的自我防御行为

社会因素
· 媒体宣传
· 医患不信任和利益冲突
· 社会的理解和尊重

患者安全文化
（服务提供方）
· 管理层支持
· 工作制度和流程
· 人员配置
· 团队沟通与合作
· 非惩罚性原则
· 对待负性事件的开放性沟通
· 风险意识及预警
· 持续性学习
· 个人工作状态
· 个人对预防保健工作的态度
· 提供方的自我防御行为
· 患者参与患者安全

图 4-8 中国妇幼保健机构患者安全文化的影响机制

4. 研究结果的适用性和局限性 在这一研究阶段中，通过运用扎根理论方法对中国妇幼保健机构患者安全文化的本土化理论研究，提出了本土化的患者安全的内涵及构成，这不但适用于妇幼保健机构，而且对中国其他医疗机构也有很大的借鉴作用。此外，提炼的 12 个患者安全文化维度中，仅有"个人对预防保健工作的态度"这一个维度是专门适用于妇幼保健机构，其余"管理层支持""工作制度和流程""人员配置、团队沟通与合作""非惩罚性原则""对待负性事件的开放性沟通""风险意识及预警""持续性学习""个人工作状态""个人对预防保健工作的态度""提供方的自我防御行为""患者参与患者安全"11 个维度在其他医疗机构中均存在一定的适用性和普遍意义。

此外，该阶段的研究方法属于定性研究，在样本量、代表性和外推性上存在一定的局限和不足之处，因此，在此基础上构建的中国妇幼保健机构患者安全文化理论模型也需要在后续研究中经过大样本的定量数据及统计分析的检验及论证，以进一步对该理论模型进行优化及调整。

第五章　条目的编制

第一节　条目的编制原则

条目是量表的最小构成单位，是根据量表的测量目标设计出来的一个一个的具体问题，所有备选条目的集合称为条目池（item pool）。条目的灵敏性、特异性和稳定性在很大程度上决定了量表的优劣。因此，在编制量表时，应遵循以下几点基本原则[1,26]：

（1）条目应紧密围绕量表目的进行编制，并且能够反映出量表的潜在理论建构；也就是说，研究者需要编制出一组具有共性测量靶向的条目，构建出量表的某一个测量维度，整个量表就是由一组一组的具有共性测量靶向的条目构成。

（2）初始条目的个数可以有一定的冗余性，后续条目的定性及定量评价与筛选，会对条目进行多次的合并、修改和删减。一般来说，初始编制的条目数需要比最终量表的条目数多 50% 以上。

（3）编制具体的条目时，应注意在句意表达上的清晰性：①避免使用冗长、赘述的词句，但不能以牺牲条目的内容为代价而换取条目的简洁性；②控制可读性水平，即条目表述所用文字的难易程度，一般推荐可读性水平定在五年级至七年级之间是比较合适的；③避免使用存在多义、歧义或指代不清楚、模糊易混淆的词句表达。除了清晰性之外，还应注意该条目与同一测量维度下其他条目之间的关联性，但应避免与其他条目过于雷同。

（4）在同一个量表中，有些条目设计成正面措辞表述，被称为正向条目（positive item）；有些条目则设计成负面措辞表述，被称为负向条目（negative item）。这样做的用意是为了避免沉默、断言或同意性偏袒，即无论条目内容为何，调查对象都倾向于同意。但是，这样做的话也需要付出一定的代价，如在答题过程中，调查对象可能把问题的方向搞混，应答的选项与实际情况恰恰相反，这也造成负向条目通常在条目性能评价中的表现不能令人满意，被筛选删除的概率较大。因此，应控制负向条目的个数不能过多。

（5）如果是从既往文献的相关量表中选择条目，也需要遵循上述原则。如果是在前期本土化扎根理论研究的基础上编制条目，则需按照上述原则对扎根理论中提炼得到的编码/类目进行改编，并尽可能使用原始资料中的原汁原味的语言表述，以增加条目的"情境化"。如果原始资料通常使用负面措辞表述的话，在编制条目时也最好设计成负向条目，以符合日常的表达或思维习惯。

第二节 条目的类型、测量尺度及赋值方法

一个条目包括问题和测量尺度两方面内容。条目的问题是用来表达一个观点的不同语句，条目的测量尺度是指以数字的形式将调查对象在该条目问题上的测量特征进行量化呈现，有时也被称为"备择选项"。

根据问题的陈述方式，可分为疑问式条目和陈述式条目，前者采用疑问句的形式，如："根据您的个人观点，您所在机构的患者安全现状如何？"后者采用陈述句的形式，如："我认为自己的工作对患者安全来说责任重大"。

根据条目在测量尺度的性质和形式的不同，又可将条目分为以下几个类型[1,3,26]：

（1）线性条目：调查对象在一段标记刻度的线段上划记，最常见的设计形式是视觉类比（visual analog），即测量尺度呈现一根带有数字刻度的连续线条，代表备择选项的一个连续区间，线条两端分别给出两个极端描述。调查对象在这个带刻度的连续线条上划记，用以表示自己的观点或体验，如图5-1的疼痛程度分级（0～10）。

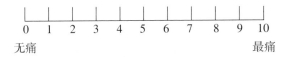

图 5-1 疼痛程度分级

（2）等级条目：条目的备择选项由一些程度词语组成，如果使用的是等距离的程度词语，就称为等距等级条目；如果使用的是不等距的程度词语，就称为不等距等级条目。其中，等距等级条目较为常见，不等距等级条目较不常见。

等距等级条目又称为Likert法，形式有3级法、4级法、5级法、6级法和7级法。例如使用Likert 5级法时，备择选项可设计为"非常不同意""不同意""中立""同意""非常同意"；使用Likert 6级法时的备择选项可设计为"强烈反对""中度反对""有点反对""有点赞成""中度赞成""强烈赞成"。通过这两个例子的对比可以发现，相比偶数级法来说，奇数级法设置了"中立"这一选项，以便那些无法判断自己持肯定态度还是否定态度的调查对象进行选择，而且"中立"本身也是一种态度。因此，在考虑使用Likert法时通常选用奇数点法，且以Likert 5级法最常见。但是，也有量表研究实例发现，如果有"中立"选项，那么调查对象就会更轻易地选择"中立"选项以逃避抉择，这样一来就掩盖了调查对象的真实态度，这种现象在东亚文化圈的量表研究中更加突出[27]。相比之下，使用偶数点法的优势就在于能够迫使调查对象给出一个明确的表态，以Likert 6级法为例，就可以在"有点反对"和"有点赞成"之间选择一个更加靠近自己真实态度的选项。

（3）二分类条目：条目的备择选项只有两个，如"是""否"。这类条目很容易作答，因此能够大大降低调查对象的答题负担。然而，此类条目也存在一个很大的

缺点，每个条目上的变异性被最小化了，调查对象在进行此类条目的测量时只能在两个水平上选择。量表是由多个条目组合而成的，量表的变异方差就等于条目协方差矩阵中各元素的总和。由于二分类条目的变异方差和协方差的局限性，就导致每个条目对变异总和的贡献度很小。因此，为了保证量表有同样程度的变异，就需要量表包括更多的二分类条目个数。

（4）累积型条目：又称为 Guttman 型条目，由一组测量同一个品性的条目组成，这些条目之间存在着某种由强变弱或由弱变强的逻辑，如表 5-1 健康对行动造成影响的条目设计。

表5-1　健康对行动造成影响的条目设计

您的健康影响您的行动吗？	是	否
a. 能步行约 1500 米的路程	☐	☐
b. 能步行约 800 米的路程	☐	☐
c. 能步行约 100 米的路程	☐	☐

在此类条目上的组合得分，就是所同意的条目中所测品质水平最高的那个条目上的得分。例如在上面的例子中，a、b、c 3 个条目如果回答为"是"，则分别赋值为 7 分、3 分、1 分，如果回答为"否"，则均赋值为 0 分；如果调查对象在 a 条目上回答为"否"，在 b、c 两个条目上回答为"是"，则 3 个条目的组合得分就是 3 分。

（5）描述性条目：条目的备择选项均作比较详细的描述。如表 5-2 描述老年人活动能力的选项设计。

表5-2　描述老年人活动能力的选项设计

活动情况如何（站立、室内行走、上下楼梯、户外活动）？
①独立完成所有活动
②借助较小的外力或辅助装置能完成站立、行走、上下楼梯等
③借助较大的外力才能完成站立、行走，不能上下楼梯
④卧床不起，活动完全需要帮助

关于条目的赋值方法，可由研究者凭借经验或参考类似相关文献进行确定。除等距等级条目的赋值分数一般需为连续性数字（如 Likert 5 级法的 5 个备择选项可分别赋值为 –2 分、–1 分、0 分、1 分、2 分或 1 分、2 分、3 分、4 分、5 分）之外，其他的条目类型的赋值可以为连续性数字，也可以为非连续性数字（如针对上述老年人活动能力的 4 个选项可分别赋值为 0 分、1 分、5 分、10 分）。此外，在一个量表中，如果同时存在正向条目和负向条目，应对正向条目进行正向赋值，对负向

条目进行负向赋值（如在 Likert 5 级法的 5 个备择选项中，如果正向条目分别赋值为 –2 分、–1 分、0 分、1 分、2 分，则负向条目应分别赋值为 2 分、1 分、0 分、–1 分、–2 分）。各维度得分或量表总得分的计算方法见第一章第二节的相关内容。

第三节　医学量表条目编制的实例操作

在前期对中国妇幼保健机构患者安全文化的理论与分析研究中，通过对服务提供方和服务对象的个人深入访谈，提炼出了中国妇幼保健机构患者安全文化的本土化理论框架及构成，在此基础之上编制出中国妇幼保健机构患者安全文化量表的条目池是该部分的研究重点。

根据前期研究中提炼出的中国妇幼保健机构患者安全文化的 12 个维度和 69 个类目，根据量表编制研究中的一般性条目撰写原则：①参考既往类似量表的条目内容及描述；②尽量使用调查对象的语境及常用词汇；③兼顾正向描述及负向描述；④简单明了、避免歧义。将 69 个类目均撰写成适用于量表问题的条目，汇集成条目池，共包括 69 个条目问题，划分为 12 个维度（表 5-3）。

表5-3　中国妇幼保健机构患者安全文化条目池

维度 1. 管理层支持（7 个条目）

1.1 管理层并不支持我们完成所有的公共卫生任务

1.2 管理层会因为其他目标（如盈利、名声等并），而没有完全做到以患者安全为优先

1.3 管理层重视患者安全的持续改进

1.4 管理层重视为我们营造良好的工作氛围

1.5 管理层重视我所在科室的工作，人力、物力等资源配置相对充足

1.6 管理层重视医院环境和医疗设施的改善，使患者更加安全

1.7 盈利科室更受重视，更多分配到更多的资源

维度 2. 工作制度和流程（6 个条目）

2.1 工作制度、规范和流程的改进谨慎而灵活

2.2 机构的激励机制包括收入分配、职称晋升和提拔机会，以及荣誉获得等是公平合理的

2.3 机构有些规章制度和工作流程不合理或者缺失，给患者带来不便或风险，或者阻碍了我们的工作

2.4 我会严格遵守制度、规范和流程

2.5 我们有定期的质量控制检查，以减少和避免差错发生

2.6 一线医务人员能够参与到管理决策中

维度 3. 人员配置（5 个条目）

3.1 公共卫生人员人手不足

3.2 我总感觉自己很匆忙

3.3 医务人员的数量远远不足以应对现有的工作量

3.4 由于工作负荷过大，我们不能向患者提供最好的服务

3.5 在人员配置上，与公共卫生部门相比，会优先考虑临床部门

维度 4. 团队沟通与合作（6 个条目）

4.1 本机构与其他医疗机构之间有双向转诊制度和流程（包括上转和下转），能够保障孕产妇及婴幼儿的安全和健康

4.2 本机构与所属辖区内上下级妇幼保健机构间的工作督导和配合是令人满意的

4.3 部门与部门之间（跨部门）的沟通和合作不那么令人满意

4.4 上下级人员的沟通并不是十分愉快

4.5 我们交接班时认真谨慎

4.6 我所在部门内部的医务人员之间能够良好地沟通与合作

维度 5. 非惩罚性原则（6 个条目）

5.1 不上报负性事件，担心受到惩罚（金钱、职称晋升、培训机会等方面）

5.2 管理层鼓励上报负性事件

5.3 绝大多数负性事件归因于个人

5.4 上报负性事件后，管理层会给出及时的反馈

5.5 我们会采取措施预防负性事件的再发生

5.6 我们重视针对负性事件的分析和学习，而非惩罚相关的个人和科室

维度 6. 对待负性事件的开放性沟通（8 个条目）

6.1 当别的同事出现负性事件时，如果我发现了也会上报

6.2 发生负性事件后，如果患者没有察觉，为避免纠纷不会告知患者

6.3 发生负性事件后，周围同事会用异样的眼光看待当事人

6.4 同事之间不忌讳讨论负性事件

6.5 我忌讳谈论自己的差错

6.6 已经发生了的负性的，并且可能会对患者造成伤害的事件，我会主动上报

6.7 已经发生了的负性的，但不会对患者造成伤害的事件，我仍然会主动上报

6.8 在发生负性事件后，我们会安抚患者以消除其不安全感

维度 7. 风险意识及预警（7 个条目）

7.1 除了医疗纠纷外，管理层也重视差错或隐患

7.2 发现隐患后，我们会积极采取措施以预防负性事件的发生

7.3 我不会忽视工作中的差错和隐患

7.4 我们鼓励及帮助患者和家属一起参与风险防范

7.5 我认为大多数差错是可以预防的

7.6 我认为人难免犯错

7.7 我认为自己的工作对患者安全来说责任重大

维度 8. 持续性学习（6 个条目）

8.1 管理层重视医务人员的持续性培训和学习

8.2 同事之间会经常讨论如何改进工作

8.3 我的业务水平足以胜任目前的工作

8.4 我需要持续不断地学习

8.5 医院对新员工的培训是足够的，能够帮助他们很快地了解工作制度和流程

续表

8.6 医院给我们的培训是足够的（不仅限于业务技术）

维度 9. 个人工作状态（5 个条目）

9.1 我对我的工作有满足感和成就感

9.2 我觉得已经厌烦了我的工作

9.3 我能够同情和理解患者

9.4 我有耐心，服务态度好

9.5 我有责任心

维度 10. 个人对妇幼保健工作的态度（4 个条目）

10.1 我个人认为，公共卫生工作对于妇幼保健机构来说是非常重要和必要的

10.2 我个人认为，公共卫生工作应该得到更多的重视

10.3 我经常没有意识到我们有公共卫生人员 / 作为公共卫生人员，我感觉经常被遗忘

10.4 总感觉，公共卫生在我们机构是个"特殊"的部门，有点儿和大家不一样

维度 11. 提供方的自我保护行为（4 个条目）

11.1 为了避免高风险，我们会拒绝实际上可以处理的患者

11.2 为了避免纠纷，我会听从患者的个人意愿，而非坚持医疗原则

11.3 为了避免纠纷，我们不得不使用大量的知情同意书或口头告知

11.4 我们机构存在过度医疗的现象

维度 12. 患者参与患者安全（5 个条目）

12.1 我会充分告知患者（如医疗保健方案、风险等）

12.2 我会认真回答患者提出的问题

12.3 我们会积极征求和听取患者的意见

12.4 我们重视对患者及家属的健康教育

12.5 我尊重患者的意愿和权利

第六章 条目的定性评价与筛选

第一节 Delphi 专家咨询法

一、Delphi 专家咨询法的一般介绍

Delphi 专家咨询法是一种主观评价法，可充分利用专家在专业方面的经验和知识，以函询调查的形式，收集和汇总研究相关领域专家的意见及建议，经过反复多次的信息交流和反馈修正，使专家的意见逐步趋向一致，最后根据专家的综合意见，对评价对象做出评价的一种定量与定性相结合的预测、评价方法。它适用于对大量指标的初筛和定性研究，是从指标的重要性角度进行筛选，具有匿名性、反馈性、统计性三大特征。

在选取咨询专家时，应遵循广泛性、代表性、权威性原则，兼顾相关专业领域和地域分布，从与研究主题相关的各学科领域中选取有一定经验的、对研究感兴趣的专家，可通过同行推荐、文献检索等方式寻找目标专家。对于专家人数的确定，有研究显示，预测精度与参加人数呈函数关系，即随参加人数增加预测精度随之提高，但当参加人数接近 15 人时，进一步增加专家人数对预测精度影响不大 [28]，因此，最终确定参与 Delphi 专家咨询人数一般应在 15 ~ 20 人。Delphi 专家咨询法应采取"背靠背"函询调查的方式，由每一位专家分别独自完成函询调查表。切记不能采取"面对面"的调查方式，以避免咨询专家受到"同行压力"的干扰或"从众心理"的影响。

在进行函询调查时，由专家对指标（条目及维度）的重要性和适用性进行评分，并提出具体的原因及修改建议。另外，还需调查被咨询专家对指标的熟悉程度和其判断依据。在进行第二轮或以上的函询调查时，除了需要根据上一轮函询调查结果对相应指标进行必要的调整或修改之外，还应附上一轮函询调查中所有专家打分的综合结果（如均值、中位数、四分位区间、变异系数等）和专家本人的打分结果供其进行参考，询问在此轮调查中是否希望改变其本人的打分结果。通常情况下，经过 3 ~ 4 轮函询之后，专家意见将基本趋向一致。在设计函询调查表时，除了上述调查内容之外，还需要附上专家邀请信（项目及项目组简介、邀请该专家的理由及目的等）、填表说明（介绍 Delphi 专家咨询法的主要特征和研究步骤、评价指标及打分方法、调查表的回收方式等）、专家一般情况的调查问题（性别、年龄、职称、工作单位、研究方向、从事相关专业年限）等。

二、Delphi 专家咨询法的评价方法

1. 专家一般情况　对专家的性别、年龄、职称或职务、从事专业的年限等个人特征进行描述性分析，以了解专家的基本情况，便于说明专家的水平与结果的可信与可靠程度的联系。

2. 专家的积极程度　即调查表的回收率和每个问题的应答率，说明专家对该研究项目的关注及参与程度。

3. 专家的权威程度　以专家权威系数（Cr）来表示，由两个因素决定：一是专家对每个条目的判断依据系数（Ca），二是专家对每个条目的熟悉程度系数（Cs）。专家权威程度越高，说明预测精度也越高，一般认为，Cr ≥ 0.70 为可接受值。

专家权威系数（Cr）的计算公式如下：

$$Cr=（Ca+Cs）/2 \qquad\qquad 公式6\text{-}1$$

熟悉程度系数（Cs）是依据专家对每个条目的熟悉程度进行计算。具体操作方法为：首先，将专家对每个条目的熟悉程度分为"熟悉""较熟悉""一般""不太熟悉"和"不熟悉"5 个等级，并分别赋值为 1.0 分、0.8 分、0.6 分、0.4 分和 0.2 分；然后，计算其对全部条目熟悉程度得分的平均值，该平均值即为熟悉程度系数（Cs）。

判断依据系数（Ca）是依据专家对每个条目的判断依据进行计算，判断依据通常包括：理论分析、实践经验、参考国内外文献和直觉。具体操作方法为：首先计算出专家选择每一种判断依据的条目比例（专家选择某种判断依据的条目数/全部条目数）。其次，根据条目比例确定每一种判断依据对专家的影响程度，条目比例 > 60% 时代表该判断依据对专家的影响程度"大"，条目比例在 30% ~ 60% 时代表影响程度"中"，条目比例 < 30% 时则代表影响程度"小"。然后，根据专家在每一种判断依据上的"影响程度"，查表（表6-1）找出对应的赋值分数。最后，计算其对所有判断依据得分的总分，该总分值即为判断依据系数（Ca）。

表6-1　判断依据及其影响程度的量化赋值方法

判断依据	对专家判断的影响程度		
	大	中	小
理论分析	0.3	0.2	0.1
实践经验	0.5	0.4	0.3
参考国内外文献	0.1	0.1	0.1
直觉	0.1	0.1	0.1

4. 专家意见的集中程度　指专家对各指标相对重要性的意见集中程度，以每个指标重要性得分的算术均数和满分比表示，通常以均数 > 3.50、满分比 > 0.20 作为指标筛选标准。

5. 专家意见的协调程度 是指专家对每项指标的评价是否存在较大分歧，以每个指标重要性得分的四分位数间距、标准差、变异系数（CV，大于 0.25 则认为该指标的专家协调程度不够）和协调系数（W，取值为 0 ~ 1，值越大意味着专家协调程度越高）表示。W 的计算公式为：

$$W = \frac{12S}{m^2(n^3-n)}$$
公式 6-2

公式 6-2 中，n 为指标数，m 为专家总数，S 为秩和与其平均值之差的平方和。从公式 6-2 可以看出，W 值受专家个数和指标个数的影响较大。在指标个数太多的情况下，不能仅凭 W 值大小判断协调程度，而应该通过 Kendall W 协调系数检验的 P 值进行判断，$P < 0.05$ 说明各指标间的协调程度好。

6. 指标的权重系数（a_j） 根据专家对每个指标重要性的赋值情况，运用专家排序法进行权重设置，相同重要程度取平均秩次，可充分反映每个专家的具体意见。在量表研究中，各条目或维度的权重系数应相差不大，说明各条目或维度对所属综合概念均有一定的贡献性。此外，计算得到的各条目或维度的权重系数，也可以用于在计算维度得分或量表得分时进行加权处理：

$$a_j = 2\left[m(1+n) - R_j\right]/mn(1+n)$$
公式 6-3

公式 6-3 中，n 为指标数，m 为专家总数，R_j 为指标的秩和。

三、Delphi 专家咨询法的其他注意事项

1. Delphi 专家咨询法在医学领域的应用范围较广，除了量表的条目筛选之外，还可应用于各类评价指标体系的构建与筛选、指南或专家共识的制定等。

2. Delphi 专家咨询法的作用主要反映在 3 个方面。一是邀请专家对每个条目与测量目标之间的关联性进行评价（即重要性）；二是对条目的简洁性和明了性进行评价（即适用性及修改建议）；三是指出一些可能被忽视的测量内容（即补充性想法或建议）。总之，Delphi 专家咨询法旨在使量表的内容效度最大化[1]。

3. 随着互联网科技的发展，在线调查技术使得 Delphi 专家咨询法有了更广阔的应用领域，也能够邀请到更多的国际和国内咨询专家。因此，近年来也逐渐出现了一些改良 Delphi 法。例如邀请专家的数量越来越多，有时可能超过百人，由于人数太多，之前规定的"经过多轮反复咨询和反馈，使得专家意见趋于一致"可能不太容易满足。因此，在这种情况下，就不再进行反复多轮的咨询，而是仅进行一轮或两轮咨询，也不再使用上述各种评价方法对指标进行评价和筛选，而是设定一个可视为"达成共识"的同意度百分比，即平均分高于满分的一定比例（一般设定为70% ~ 90%，可视具体情况而定）就视为专家们在该指标上达成共识，可保留该指标，否则建议删除。

4. 关于专家的评审意见，研究者需要慎重处理。专家只是提出参考性的意见或建议，有时被咨询专家由于并不了解量表编制的原理，提出的建议并非绝对正确

或合理的，因此，到底是接受还是拒绝他们的建议，最终由研究者自己做出决策[1]。

第二节　序关系分析法

序关系分析法也是一种根据专家经验进行主观赋值判断的指标评价方法，通过对所有指标按照重要程度进行排序，并在进行两两比较的同时，赋予不同的权重值。与 Delphi 专家咨询法相比，序关系分析法能够体现出各指标之间的序关系，且无需进行一致性检验。此外，序关系分析法通常进行一次专家咨询即可完成针对所有指标的评价与筛选[29-30]。采用该方法计算得出的各指标权重系数，可用于量表研究中条目的评价与筛选以及确定量表中各条目或维度的权重赋值。

序关系分析法主要包括以下 3 个步骤：

（1）确定序关系：专家在 m 个指标中，按照每个指标的重要性程度从大到小进行排序，确立出一个序关系式：$X_1 > X_2 > \cdots > X_m$。

（2）给出指标间相对重要程度的比较判断：设指标 X_{k-1} 与 X_k 的重要性程度之比记作 r_k，其中 $k = 2, 3, \cdots, m$。r_k 的赋值方法见表6-2。

（3）计算权重系数：对于上述进行排序的指标集，$w_m = \left(1 + \sum_{k=2}^{m} \prod_{i=k}^{m} r_i\right)^{-1}$，$w_{k-1} = r_k w_k$，其中 $k = 2, 3, \cdots, m$。

表6-2　序关系分析法中r_k的赋值方法

r_k	说明
1.0	指标 X_{k-1} 与 X_k 同样重要
1.2	指标 X_{k-1} 比 X_k 稍微重要
1.4	指标 X_{k-1} 比 X_k 明显重要
1.6	指标 X_{k-1} 比 X_k 强烈重要
1.8	指标 X_{k-1} 比 X_k 极端重要

第三节　专题小组讨论

在进行 Delphi 专家咨询之后，就能够编制出量表初稿。此时，一般还需要邀请量表设定的调查对象进行专题小组讨论，在研究人员的指导下，填写量表初稿，并针对量表内容询问以下问题：①是否有哪些问题难以理解或难以回答？②哪些问题的含义不清，是否需要变换表达或描述方式？如何变换？③是否存在被遗漏的问题？初步了解调查对象的参与意愿、参与调查时所关心的各种问题或建议（如知情同意流程、隐私保护的具体操作方法、问卷的排版设计等）、填写一份问卷所需时长等。

至此，在理论研究（包括文献研究和本土化扎根理论研究）、Delphi 专家咨询、调查对象专题小组讨论的基础之上（又构成了一个理论 - 专家 - 调查对象之间"三角互证"的逻辑关系），针对条目内容的编写和修改工作已基本完成。在后续的量表研究工作中，将在定量分析的基础上对条目进行删减或所属维度上的调整，原则上无法再对条目内容进行任何修改。

第四节 医学量表条目定性评价及筛选的实例操作

一、Delphi 专家咨询

（一）研究方法

1. 咨询专家的选取方法　在选取咨询专家时，本研究组遵循广泛性、代表性、权威性原则，兼顾相关专业领域和地域分布，从与妇幼保健机构患者安全文化主题相关的各学科领域中选取有一定经验的、对研究感兴趣的专家。通过同行推荐、文献检索等方式，共选取 16 名专家，最终有 15 名专家同意接受并完成函询调查。

2. 专家函询调查方法及内容　于 2015 年 9 月至 11 月，采用 E-mail 和信函两种方式发放和回收调查表，共进行 3 轮函询。

（1）第一轮函询调查表（见附录 3），包括 4 部分内容：

1）专家邀请信：项目及项目组简介、邀请该专家的理由及目的等。

2）项目简介及前期研究结果概述：简要介绍本研究目的、主要研究内容和研究设计以及前期定性研究的扎根理论分析结果等。

3）填表说明：介绍 Delphi 专家咨询法的主要特征和研究步骤，本次函询调查的评价指标及打分依据、调查表回收方式等。

4）调查表主体：该部分包括 3 部分内容。

a. 专家一般情况表：性别、年龄、职称、工作单位、研究方向、从事相关专业年限等。

b. 量表维度评价：针对 12 个维度指标进行重要性和适用性评价。重要性按照 Likert 5 级评分法：很重要为 5 分，重要为 4 分，一般重要为 3 分，不太重要为 2 分，不重要为 1 分。适用性的评价选项包括"适合""修改后适合"和"不适合"，选择后两项时需给出具体的原因及建议。

c. 量表条目评价：针对 69 个条目指标，分维度对其进行重要性、适用性、熟悉程度和判断依据的评价。其中，重要性和适用性评价方法与量表维度评价方法相一致；熟悉程度分为 5 等级，"熟悉""较熟悉""一般""不太熟悉"和"不熟悉"；判断依据则包括"直觉""参考国内外文献""实践经验"和"理论分析"。

（2）第二轮函询调查表包括 3 部分内容：

1）专家信：第二轮函询的主要目的及内容、调查表回收方式、感谢信等。

2）填表说明：包括第一轮专家函询调查结果摘要、根据第一轮专家意见对维度及条目进行调整、修改、合并等的说明，明确维度及条目中所涉及的相关定义、对反向问题条目的评分方法及说明、对第一轮调查表填写过程中出现的问题逐一加以明确及说明、第二轮调查表的指标评价方法及填写说明等。

3）调查表主体：分维度对修改删减后的 65 个条目进行重要性评分，评分方法同第一轮。具体包括原始条目、修改后条目描述、是否同意修改（1 为是，2 为否）、专家组在第一轮的重要性评分结果（均值、四分位数区间、变异系数、该专家在第一轮的评分）、针对修改后条目给出的本轮评分，如果本轮评分 ≤ 3 分或不同意新的条目修改方案需给出理由及意见等。

（3）第三轮函询调查表包括 3 部分内容：

1）专家信：第三轮函询的主要目的及内容、调查表回收方式、感谢信等。

2）填表说明：第三轮调查表的指标评价方法及填写说明等。

3）调查表主体：根据第二轮专家函询调查结果，第三轮调查表将条目分为 3 类。

a．稳定条目：在第二轮专家函询调查结果中，专家在 58 个条目的"重要性"和"适用性"上的评分基本趋于稳定、一致。在第三轮调查表中，这 58 个稳定条目仅给出专家组在第二轮的"重要性"评分结果（均值、四分位数区间、变异系数），不再进行重新评分。

b．修改条目：在第二轮专家函询调查结果中，专家对 7 个条目的重要性或适用性上的评分意见分歧较大，在综合参考各位专家修改意见的情况下，对这 7 个条目进行了修改。在第三轮调查表中，专家需要针对这 7 个修改条目进行重新评价，评价方法同第二轮。具体包括原始条目、修改后条目描述、是否同意修改（1 为是，2 为否）、专家组在第二轮的"重要性"评分结果（均值、四分位数区间、变异系数、该专家在第二轮的评分）、针对修改后条目给出的本轮评分，如果本轮评分 ≤ 3 分或不同意新的条目修改方案需给出理由及意见等。

c．新增条目：根据第二轮函询中的专家意见，新增了 2 个条目。在第三轮调查表中，专家需要针对这 2 个新增条目进行评价，评价方法同第一轮。

（二）研究结果

1. Delphi 专家咨询法的可靠性评估

（1）专家基本情况：15 名函询调查专家的年龄在 32 ～ 59 岁，平均为 47.80±7.47 岁，中位数为 48 岁；男性 4 人，女性 11 人；在地域分布上，国外专家 1 人，北京地区专家 9 人，其他地区专家 5 人；在工作单位性质上，行政管理部门 1 人，学术研究机构 7 人，妇幼保健机构 6 人，其他医疗机构 1 人；在职称构成上，教授 6 人，研究员 2 人，主任医师 4 人，讲师 1 人，医师 2 人；咨询专家的专业领域涵盖妇幼保健（8人）、患者安全（4人）、医院管理（4人）、妇幼卫生（2人）、量表开发（2人）、妇幼卫生信息管理（1人）、妇幼卫生管理（1人）、卫生事业管理（1人）、护理管理（1人）、循证医学（1人）、社会医学（1人）等各个相关学科领域；从事相关学科领域的工作年限为6～32年，平均为20.87±6.92年，中位数为20年。

（2）专家的积极程度：共选取16名专家，最终有15名专家同意接受函询调查，邀请专家的参与率为93.75%，每轮函询调查的调查表回收率均为100%。在三轮专家咨询中，每个问题的应答率分别为86.67%～100%、100%和93.33%～100%，提出建设性修改意见的专家比例分别为80.00%（12/15）、46.67%（7/15）和33.33%（5/15），提出意见数分别为68条、35条和8条，三轮咨询合计共收集专家意见111条。

（3）专家的权威程度：根据第一轮咨询中专家对每个条目的熟悉程度和判断依据的自我评价结果计算得出，专家的指标判断系数（Ca）为0.92，专家的指标熟悉程度系数（Cs）为0.72，即专家权威系数（Cr）为0.82。Cr ≥ 0.70即为可接受值，代表所选择咨询专家的权威程度较高。

（4）专家意见的协调程度：经过三轮咨询，对于保留的67个条目，专家意见的协调系数为0.173（$P < 0.001$）。专家在各条目重要性评分上的变异系数（CV）在0.052～0.296，仅两个条目（条目3.5和条目10.3）的变异系数大于0.25，提示专家意见的一致性较高，即协调程度较好（表6-3）。

（5）专家意见的集中程度：经过三轮咨询，对于保留的67个条目，专家对每个条目重要性评分的均数在3.93～4.93，均大于3.50；满分比在0.333～0.933，均大于0.20，提示专家对各条目重要性的意见集中程度较高。

2. 维度及条目的调整　在第一轮专家咨询结束后，根据15位专家对每个维度及条目的打分情况及调整建议，做如下调整：①在所有条目描述中，"患者"均改为"服务对象"。但当使用"患者安全"这一国际通用概念时，仍保留使用"患者"一词。②为避免产生歧义，在所有条目描述中，"医务人员"均改为"工作人员"。③为更加明确定义，在所有条目描述中，"公共卫生"均改为"预防保健"。④为更明确区分妇幼保健工作中的"临床医疗"和"预防保健"，将维度10的名称"个人对妇幼保健工作的态度"改为"预防保健服务"，并将其他维度中涉及预防保健的条目均合并至该维度。⑤条目调整时，针对专家提出的"删除条目"以及"合并条目"建议较为谨慎，仅删除或合并掉了4个条目，条目数从69条减至65条。对于仅有个别专家提出删除建议的条目，一方面适当修改了部分条目的描述使其更能充分表达该条目的测量目的；另一方面，在进行量表预调查时，将对每个维度及条目进行定量评价及筛选，研究组将在综合考虑定量评价和专家定性评价两方面的基础之上，考虑是否删除条目。⑥为保持调查的可比性和统一性，修改后的维度及条目的内容描述和出现顺序可能会与原始维度及条目不同，但维度及条目的编号保持不

表6-3 三轮咨询中专家意见的协调系数

维度	第一轮			第二轮			第三轮		
	Kendall W	x^2	P	Kendall W	x^2	P	Kendall W	x^2	P
1	0.211	17.735	0.007[*]	0.079	4.762	0.313	0.110	6.600	0.159
2	0.047	3.535	0.618	0.114	8.563	0.128	0.114	8.563	0.128
3	0.116	6.943	0.139	0.270	8.087	0.018[*]	0.195	8.766	0.033[*]
4	0.211	14.804	0.011[*]	0.152	11.429	0.044[*]	0.055	4.118	0.533
5	0.214	16.065	0.007[*]	0.242	18.158	0.003[*]	0.242	18.158	0.003[*]
6	0.192	20.134	0.005[*]	0.140	14.684	0.040[*]	0.140	14.684	0.040[*]
7	0.271	24.417	< 0.001[*]	0.122	9.138	0.104	0.122	9.138	0.104
8	0.029	2.208	0.820	0.050	3.722	0.590	0.061	4.577	0.470
9	0.122	6.857	0.144	0.190	11.377	0.023[*]	0.190	11.377	0.023[*]
10	0.135	5.667	0.129	0.083	4.964	0.291	0.083	4.964	0.291
11	0.085	3.835	0.280	0.180	8.089	0.044[*]	0.180	8.089	0.044[*]
12	0.018	1.105	0.893	0.014	0.863	0.930	0.085	5.930	0.313
合计	**0.249**	**41.123**	**< 0.001[*]**	**0.163**	**156.926**	**< 0.001[*]**	**0.173**	**159.976**	**< 0.001[*]**

[*] 表示 $P < 0.05$

变，并同时附上原始维度及条目以便对照。⑦修改后的 65 个条目中，24 个条目属于反向问题，均用"＊"标记。⑧为帮助调查对象理解条目中涉及的患者安全、负性事件等专业词汇的所指意义，设计量表时会增加对这几个专业词汇的定义描述及说明。

在第二轮专家咨询结束后，专家在 58 个条目上的意见趋于稳定、一致，给予保留；对 7 个条目进行了描述性修改，并新增 2 个条目。

在第三轮专家咨询结束后，专家在所有条目重要性上的评分意见基本趋于稳定、一致，仅参考个别专家提出的条目描述性修改意见，对 2 个条目进行了描述性修改，避免歧义或表达不清楚。

经过三轮专家咨询和修改后，合计共 12 个维度，包含 67 个条目，其中 24 个条目属于反向问题（表 6-4）。对于最终保留的 67 个条目，专家对每个条目重要性评分的均数为 3.93 ~ 4.93，均大于 3.50；满分比为 0.333 ~ 0.933，均大于 0.20；变异系数（CV）为 0.052 ~ 0.296，仅两个条目（条目 3.5 和条目 10.3）的变异系数大于 0.25。同时，在针对每个条目的适用性评价中，认为条目"适合（且无需修改）"的专家数比例为 73.3% ~ 100%，提示各条目的适用性较好。

3. 维度及条目的权重系数 根据第三轮咨询中专家对每个条目重要性的评分情况，分别计算出各维度的权重系数及每个维度下各条目的权重系数。在 12 个维度中，维度权重系数为 0.0609 ~ 0.1382，均与维度平均权重系数（维度平均权重系数 =1/ 维度个数，即 1/12=0.0833）相差不大，提示各维度对"患者安全文化"这一综合概念均有一定的贡献性。维度权重系数排序前三位的依次是"对待负性事件的开放性沟通（维度 6）"（0.1382）、"预防保健服务（维度 10）"（0.0910）、"工作制度和流程（维度 2）"（0.0899），提示这三个维度对患者安全文化这一综合概念的贡献较大；维度权重系数排序后三位的依次是"管理层支持（维度 1）"（0.0609）、"人员配置（维度 3）"（0.0621）、"提供方的自我保护行为（维度 11）"（0.0653），提示这三个维度对"患者安全文化"这一综合概念的贡献较小（表 6-5）。

另外，在每一个维度下，该维度下所属各条目的权重系数也均与该维度的条目平均权重系数（1/ 所属维度下的条目个数）相差不大，提示保留条目对所属维度均有一定的贡献性。条目 1.4（0.228）、条目 2.6（0.193）、条目 3.6（0.300）、条目 4.3（0.179）和条目 4.5（0.179）、条目 5.3（0.203）、条目 6.3（0.150）、条目 7.4（0.187）、条目 8.6（0.179）、条目 9.2（0.227）、条目 11.4（0.297）、条目 12.6（0.192）、条目 10.3（0.229）在各自所属维度下的条目权重系数最高，提示这些条目对各自所属维度所指概念的贡献较大。

表6-4　修改后的中国妇幼保健机构患者安全文化条目池

维度1：管理层支持（5个条目）

1.3 管理层重视患者安全的持续改进

*1.2 出于其他原因或考虑（如盈利、名声等），管理层不能做到完全以患者安全为优先

1.6 管理层重视医院环境和医疗设施的改善

*1.5 与盈利科室相比，低盈利或亏损科室得不到管理层足够的资源配置和支持

1.4 管理层重视为我们营造良好的工作氛围（如人文氛围、人际关系、团结协作等）

维度2：工作制度和流程（6个条目）

2.1 我们机构重视工作制度和流程的持续性改进

*2.3 目前的工作制度和流程存在不合理或者缺失，给服务对象带来不便或风险

2.5 我们机构建立了相关的风险预防及应对机制（如定期的质量控制检查、医疗事故调查等），以避免差错的发生和发展

2.2 机构的激励机制（如收入分配、职称晋升、提拔机会和荣誉获得等）是公平合理的

2.4 一线工作人员能够严格遵守工作制度和流程

2.6 一线工作人员能够参与到管理决策中

维度3：人员配置（4个条目）

*3.2 工作时，我总感觉自己忙不过来

*3.3 工作人员的数量远远不足以应对现有的工作量

*3.4 由于工作负荷过大，我们无法向服务对象提供所能提供的最佳服务

3.6 在两个服务对象或操作之间，一线工作人员有足够的时间进行充分准备（新增条目）

维度4：团队沟通与合作（6个条目）

4.1 本机构与其他医疗机构之间的双向转诊制度和流程（包括上转和下转），能够保障孕产妇及婴幼儿的安全和健康

4.2 本机构与所属辖区内上下级妇幼保健机构间能较好地进行工作督导和配合

*4.3 在本机构内部，我所在部门与其他部门之间（跨部门）的沟通和合作不畅

*4.4 上下级工作人员之间的沟通并不是十分愉快

4.5 我们交接班时认真谨慎

4.6 我所在部门内部的工作人员之间能够良好地沟通与合作

维度5：非惩罚性原则（6个条目）

5.2 管理层鼓励一线工作人员主动上报负性事件

*5.1 由于担心受到惩罚（如奖金、职称晋升、培训机会等），一线工作人员不会主动上报负性事件

*5.3 绝大多数负性事件都是由于个人原因导致的（如知识技能的欠缺、工作懈怠、不认真负责等）

5.4 上报负性事件后，管理层会给出及时的反馈

5.6 我们重视针对负性事件的分析和学习

5.5 我们会采取措施预防负性事件的再发生

维度6：对待负性事件的开放性沟通（8个条目）

6.6 已经发生了的负性的，并且可能会对服务对象造成伤害的事件，我会主动上报

6.7 已经发生了的负性的，但不会对服务对象造成伤害的事件，我仍然会主动上报

6.1 当别的同事出现负性事件时，如果我发现了也会上报

*6.3 发生负性事件后，周围同事会用异样的眼光看待当事人

6.4 同事之间不忌讳讨论负性事件

*6.5 我忌讳与别人谈论发生在自己身上的差错

6.8 发生负性事件后，我们会安抚服务对象以消除其不安全感

*6.2 发生负性事件后，如果服务对象没有察觉时，我们为避免纠纷通常不会告知他们

维度 7：风险意识及预警（6 个条目）

7.7 我认为自己的工作对患者安全来说责任重大

7.1 除了大的医疗纠纷之外，管理层也重视小的差错或隐患

7.2 发现隐患后，我们会及时采取措施以预防负性事件的发生

*7.3 我觉得不应该过分重视工作中的小差错

7.4 我们鼓励并帮助服务对象一起参与风险防范

7.5 我认为大多数差错是可以预防的

维度 8：持续性学习（6 个条目）

8.1 管理层重视工作人员的持续性培训和学习

8.2 同事之间会经常讨论如何改进工作

*8.3 我的业务水平足以应付目前的工作

8.4 我需要持续不断地学习

8.5 机构对新员工的培训是足够的，能使其很快了解工作制度和流程

8.6 机构为我们提供的培训是足够的（不仅限于业务技术，还包括人文素养、沟通技巧等）

维度 9：个人工作状态（5 个条目）

9.1 我对自己的工作有满足感和成就感

*9.2 我觉得已经厌烦了自己的工作

9.3 我能够同情和理解我的服务对象

9.4 我有耐心，服务态度好

9.5 我有责任心

维度 11：提供方的自我保护行为（4 个条目）

11.1 为了避免高风险，我们会拒绝或转诊实际上能够处理的服务对象

11.2 为了避免纠纷，我会听从服务对象的个人意愿，而非坚持医疗原则

11.3 我承认，在我们的实际工作中，让服务对象签署知情同意书的主要目的是为了避免纠纷

11.4 我承认，由于各种原因或目的（如多留证据、保护自己、盈利等），我们机构存在过度医疗的现象

维度 12：患者参与患者安全（6 个条目）

12.1 对待服务对象，我会做到充分地告知（如医疗保健方案、风险等）

12.2 我会认真回应服务对象提出的任何问题

12.3 我们机构会积极征求并重视服务对象提出的问题和改进意见

12.4 我们重视对服务对象的健康教育

12.5 我会在充分沟通的基础之上，尊重服务对象的意愿和权利

12.6 我们会鼓励服务对象参与到保障患者安全的活动中来（如参与用药安全、不良反应观察、医疗保健决策等）（新增条目）

维度 10：预防保健服务（5 个条目）

10.1 在妇幼保健机构里，预防保健工作对于促进患者安全来说是非常重要和必要的

10.3 在我们机构里，预防保健部门及人员易被"遗忘"或易被"用异样的眼光看待"

1.1 管理层并不支持我们完成所有的预防保健工作

3.1 预防保健人员人手不足

3.5 与临床医疗部门相比，预防保健部门得不到管理层足够的资源配置和支持

注：*表示反向条目

表6-5 中国妇幼保健机构患者安全文化测评维度及各维度下条目的权重系数

维度（权重系数）	条目（权重系数）
维度1（0.0609）	1.3（0.184）、1.2（0.218）、1.6（0.173）、1.5（0.207）、1.4（0.228）
维度2（0.0899）	2.1（0.175）、2.3（0.165）、2.5（0.146）、2.2（0.167）、2.4（0.154）、2.6（0.193）
维度3（0.0621）	3.2（0.266）、3.3（0.217）、3.4（0.217）、3.6（0.300）
维度4（0.0866）	4.1（0.151）、4.2（0.170）、4.3（0.179）、4.4（0.170）、4.5（0.179）、4.6（0.151）
维度5（0.0875）	5.2（0.175）、5.1（0.176）、5.3（0.203）、5.4（0.175）、5.6（0.138）、5.5（0.133）
维度6（0.1382）	6.6（0.110）、6.7（0.125）、6.1（0.133）、6.3（0.150）、6.4（0.124）、6.5（0.131）、6.8（0.100）、6.2（0.130）
维度7（0.0766）	7.7（0.168）、7.1（0.159）、7.2（0.149）、7.3（0.168）、7.4（0.187）、7.5（0.168）
维度8（0.0858）	8.1（0.152）、8.2（0.171）、8.3（0.152）、8.4（0.171）、8.5（0.173）、8.6（0.179）
维度9（0.0710）	9.1（0.211）、9.2（0.227）、9.3（0.204）、9.4（0.193）、9.5（0.164）
维度11（0.0653）	11.1（0.233）、11.2（0.250）、11.3（0.250）、11.4（0.297）
维度12（0.0851）	12.1（0.156）、12.2（0.163）、12.3（0.165）、12.4（0.165）、12.5（0.168）、12.6（0.192）
维度10（0.0910）	10.1（0.178）、10.3（0.229）、1.1（0.196）、3.1（0.196）、3.5（0.202）

（三）讨论与小结

通过三轮 Delphi 专家咨询，专家意见基本趋向一致，并根据专家意见对维度和条目进行删减、合并、修改、新增等，最终调整至12个维度和67个条目。此外，对各维度和条目的权重分析结果显示，专家认为"对待负性事件的开放性沟通""预防保健服务""工作制度和流程"这三个维度在患者安全文化上的权重较大，另外，还计算了各维度下具体条目的权重系数，提示在后续预调查中对条目进行分析和筛选时，应综合考虑本研究阶段的专家意见，每个维度下专家赋值打分时权重系数较高的条目应予保留。

二、专题小组讨论

根据前期 Delphi 专家咨询法筛选出的67个条目，设计出中国妇幼保健机构患者安全文化量表（1.0版），并通过医务人员专题小组讨论的方法，对量表的适用性进行初步评价；同时根据医务人员的建议进行适当的调整与修改，设计出中国妇幼保健机构患者安全文化量表（2.0版），为下一阶段的量表预调查（条目的定量分析与筛选）做好前期准备工作。

（一）研究方法

1. 调查对象与方法 2016年1月，在北京市3个区级妇幼保健机构进行医务人员专题小组讨论，每个机构调查 15～20 名医务人员，包括妇科医生及护士各1～2 人、产科医生及护士或助产士各 1～2 人、儿科医生及护士各 1～2 人、其他临床科室（如内科、外科、口腔科等）医生及护士各 1～2 人、预防保健及公共卫生人员 2～3 人、管理岗位人员（医务科、护理部、医患关系协调办公室、党院办等）2～3 人、医技人员 1～2 人、其他辅助科室或岗位的医务人员 1～2 人，合计 61 名医务人员参与了专题小组讨论。

2. 调查内容 在研究人员的指导下，填写中国妇幼保健机构患者安全文化量表（1.0 版），并针对问卷内容进行小组讨论，如：①是否有哪些问题难以理解或难以回答？②哪些问题的含义不清，是否需要变换表达或描述方式？如何变换？③是否存在被遗漏的问题？整个过程大概需要 40～60 分钟的时间。

中国妇幼保健机构患者安全文化量表（1.0 版）共包括三大部分：

（1）知情同意书：向调查对象说明研究目的、调查内容及时间、相关利益、保密原则、隐私原则、自愿参与及退出原则、匿名填写与回收问卷的方式、项目组联系方式等情况。

（2）问卷填写说明：问卷填写的主要内容、问卷填写所需时间、调查对象、问卷作答及填写方式、问卷中所涉及词语及专有名词的解释说明等。

（3）问卷主体：将 67 个条目按照场景或主题分别归类为工作环境、负性事件、个人的工作状态与患者安全意识、管理层与工作制度流程、服务对象的沟通和参与 5 个部分。每个条目均采取 Likert 5 级评分法设置选项，包括"极不同意""不同意""无意见""同意""极同意"。此外，还包括个人基本信息（性别、年龄、主要工作岗位、日常工作中是否与服务对象有直接接触、学历、工作年限、工作时长/工作日等）和患者安全行动及评价（负性事件上报次数、对机构患者安全现状的整体评价、意见或建议等）两个部分。另外，还有"问卷填写日期""问卷填写开始时间""问卷填写结束时间"等部分以了解问卷填写的时间信息。

3. 分析方法 对医务人员的意见进行收集、整理、汇总及分析。根据每位医务人员的"问卷填写开始时间"和"问卷填写结束时间"计算其填表时间，从而计算出填写问卷所需的平均时长。

（二）研究结果

在 3 个调查机构中，共有 61 名医务人员参与专题小组讨论，完成一份问卷所需时间为 6～25 分钟，平均用时 13.6 分钟。

将医务人员提出的主要修改意见汇总整理如下：①问卷填写说明中有关"负性事件"的定义，应在问卷中第三部分再次提供，以方便医务人员在答题过程中更好地理解问题；②"年龄"由年龄段选项改为开放性问题，即填写"___ 岁"；③"工作岗位"选项中，目前从事预防保健/公共卫生的医务人员的职称也大多是医生、护士，可具体改为"临床医生""临床护士""预防保健/公共卫生人员（包括从事免疫接种、儿童保健、妇女保健等防保或公卫工作的各类人员）"；④"学历"选项中，应将"高中""中专"分别列出；⑤问卷中的大多数问题均较为敏感，建议正式调查时应尽可能地保护调查对象的隐私信息；⑥建议提高印刷质量，否则会影响到问卷的填写质量。

此外，在专题讨论中，还有个别医务人员反映了一些自己的观点或意见，如：不太清楚管理层或其他部门的工作情况，一般不会选择极端答案（"极不同意"或"极同意"）；在问卷中填写的意见不知道是否有用；从来没有上报过负性事件，对个别词汇或句子的理解有偏差等。针对这些个别意见，也在相应的问卷填写说明中加入补充性的解释和说明。

（三）讨论与小结

由结果可见，填写问卷平均用时 13.6 分钟，提示问卷长度较适宜。医务人员提出的修改意见主要集中在修改个人基本信息中的个别问题及选项、增加提示性说明、提高印刷质量等，而对所有条目均没有提出具体的修改意见，说明条目设计较合理。医务人员也较关注在调查过程的隐私保护，因此今后在进行问卷调查时，将采用信函密封的方式进行问卷的发放与回收工作。

综上所述，中国妇幼保健机构患者安全文化量表（1.0 版）的问卷长度及条目设计较合理。在此基础之上，根据医务人员提出的修改意见，改编出中国妇幼保健机构患者安全文化量表（2.0 版）。

第七章 条目的定量评价及筛选

第一节 经典测量理论的条目分析方法

一、经典测量理论

经典测量理论（Classical Test Theory，CCT）是基于真实分数模型（True Score Model，TSM）发展而来的一系列测量理论和方法。所谓真实分数模型，即观察得分等于真分数与误差之和（$X = T + E$）。其中，真实分数就等于多次测量中观察分数的平均值，而误差就是指观察得分与真分数之间的差值。误差可分为系统误差（SE）和随机误差（RE），随机误差又包括了随机测量误差和抽样误差。系统误差是指由某种必然因素引起的误差，在量表研究中一般是指与测量目的无关的因素引起的误差；随机测量误差是指由一些偶然因素引起的误差，如针对同一个调查对象的多次测量结果并不完全一致。抽样误差是指由于不同调查对象之间的个体差异造成的，是由抽样所致[31]。因此，观察分数的变异（即方差）就等于真实分数的变异与误差的变异之和，而误差的变异又可分解为系统误差的变异和随机误差的变异之和，即：$S_X^2 = S_T^2 + S_{SE}^2 + S_{RE}^2$。在经典测量理论中，对于系统误差和随机误差则主要是用信度与效度进行描述的，信度就是指真实分数与系统误差的方差之和在测量分数的方差中所占比例。它反映了随机误差的大小，即随机误差越大，信度就越低，随机误差越小，信度就越高，可用公式表示为：$r_{XX} = \dfrac{S_T^2 + S_{SE}^2}{S_X^2}$。效度就是指真实分数的方差在测量分数的方差中所占比例。它反映了误差（包括随机误差和系统误差）的大小，即误差越大，效度就越低，误差越小，效度就越高，可用公式表示为 $r_{XY} = \dfrac{S_T^2}{S_X^2}$。由此可知，如果一个量表的效度很高，则信度一定很高；但信度高却并不意味着效度也很高[32-33]。

经典测量理论自 20 世纪初创立以来，一直被视为是心理测量学的重要理论基础，并在此基础上发展出许多重要的被广泛应用的公式和方法，如下面将要介绍的各种条目分析方法。然而，经典测量理论也存在很多无法克服的技术问题：①强调样本对总体的代表性，然而，在实际调查中很难做到真正的随机抽样，因此，同一个测试项目在不同群体中的测量结果总是不一样的，这也导致通过经典测量理论得到的项目参数具有很大的样本依赖性。②观察得分依赖于测试项目的难度，这就造成不同测试项目的测量结果之间一般都是不可比的。③在经典测量理论中，信度反映了随机误差的大小，而随机误差又包括了抽样误差和随机测量误差。因此，一方面，如前所述，信度的估计值具有很大的样本依赖性；另一方面，对于信度的估计还存在一个前提假设，即对不同能力水平的调查对象来说，随机测量误差是相同的。然而，事实上，在接受相同的测试时，对于不同能力水平的调查对象来说，测量误差是不同的，而且测量误差值会随着调查对象水平与测验难度距离的增加而变大。这两方面的原因造成了信度估计的不精确性。④在经典测量理论中，项目难度是通过该项目的通过率或平均得分来反映的，但这对样本具有较大的依赖性，即不同群体的测量结果反映出的项目难度是不同的。也就是说，在经典测量理论中，项目难度和调查对象能力水平被混杂在一起，通过经典测量理论是无法判断出真实的项目难度参数和调查对象能力水平参数[34-35]。虽然经典测量理论存在上述若干的局限性，但其突出优点在于操作上的简洁性和明了性，仍被广泛使用于各类的量表研究领域。

二、经典测量理论下的条目分析方法

经典测量理论下的条目分析方法包括频数分析法、变异系数法、高低分组比较法、内部条目相关系数法、条目 - 维度一致性法、条目 - 维度相关系数法、因子分析法、聚类分析法、重测信度法、克龙巴赫 α 系数法等，主要是从条目的重要性、确定性、灵敏性、代表性、独立性、区分性等多个角度进行评价与筛选。

1. 频数分析法

（1）困难度分析：可通过条目的通过率来反映，如果某个条目很多人都未回答，则说明条目不适宜或难以理解，可考虑删除。

（2）反应度分析：考察调查对象对各条目如何进行回答，主要考察选择项的有效性，如果回答集中于特定的选择项（超过 80% 的）或者某个选择项完全没有人回答都是不适宜的，可考虑删除。

2. 变异系数法　变异系数法主要测评条目的灵敏，评价指标的离散趋势越小，说明其区分能力越差，对调查对象的差异越不敏感。一般情况下，变异系数 < 0.25 时，可考虑删除。

3. 高低分组比较法　高低分组比较法是从条目的区分度上进行评价和筛选，具体操作方法是将量表总得分从小到大排序，分别将 27 百分位数和 73 百分位数分位数对应的得分值作为划分低分组的上限值和高分组的下限值，比较低分组和高分组在每个条目上的得分是否有差异，如果两组得分无差异，则说明条目的区分度较差，可考虑删除。

对于上述高低分组的划分方法，当分数是正态分布时，既能保证两组间的差异尽可能大，又能保证两组人数尽可能多，但当分数较正态分布平坦时，两组各占的比例应略高于 27%，大约为 33%。一般情况下，两组各占的比例介于 25% ~ 33% 之间即可。但是，如果是标准化测量（如量表研究），习惯上比例仍采用 27%。如果比例太小，则两组之间的差异就会非常明显，相当于人为地夸大了条目的区分度。当样本量过少时（$n < 100$），则就不宜再采用 27% 的划分界值，而是可以采用 50% 的划分界值，即按照量表总得分从小到大进行排序后进行样本分半比较[36]。

4. 相关系数法 相关系数法主要从代表性和独立性角度筛选评价指标。

（1）内部条目相关系数法：以每个条目与其所在维度其他条目相关系数 r 为指标。若 $r = 0.20 \sim 0.90$，则相关性较好；若 $r < 0.20$ 或 $r > 0.90$，提示该条目与其他条目内容不一致或内容重复，可考虑删除或合并。

（2）条目 - 维度一致性法：在每个维度下，以每个条目与去除该条目后的维度得分之间的相关系数 r 为指标，若 $r < 0.20$，提示该条目与所在维度的相关性较小，可考虑删除。

（3）条目 - 维度相关系数法：对于每个条目，其与去除该条目后的维度得分之间的相关系数应大于该条目与其他维度得分的相关系数，否则考虑删除。

需要注意的是，计算上述相关系数时，应结合考虑样本数据的类型。如果数据符合正态分布或者经过转换后符合正态分布，则可以使用 Pearson 积矩相关系数，否则应采用 Spearman 等级相关系数或 Kendall 等级相关系数。

5. 因子分析法 该方法是从代表性角度筛选指标，采用主成分分析法对所有条目进行探索性因子分析，一般采用正交旋转（最大方差法）。若条目在其所属因子上的因子负荷小于 0.4，或条目在两个及以上因子上的因子负荷差异较小，或条目所属因子仅包含它这一个条目，均可考虑将条目删除。

主成分分析（principal components analysis）是利用降维的思想将多个指标转化为少数几个综合指标（主成分）的多元统计方法。在主成分分析中，通常利用因子负荷矩阵（factor loading matrix）来表示各主成分与各原始指标之间的关系。然而，每个原始变量在主成分中都占有一定的分量（因子负荷），而且这些分量之间的大小分布没有清晰的分界线，这就造成无法明确表述每个主成分代表哪些原始变量，即难以解释清楚每个主成分具有的实际意义。因子分析（factor analysis）则是主成分分析的进一步发展，即通过因子旋转的方法，并利用原始变量之间的相关性大小，使原始变量在各个公因子（即主成分）上的因子负荷重新分布，并呈现明显的区分，这样就可以用那些具有较大因子负荷的原始变量来解释每个公因子所代表的实际意义。因子旋转主要包括正交旋转和斜交旋转。正交旋转能够保持各指标的共性方差不变，且旋转后所得的主成分保持互不相关。在正交旋转中，常用的是最大方差法（varimax），即通过旋转使得每一个主成分上因子负荷得平方向 0 和 1 两极分化，造成尽可能大的差别，以使各主成分尽可能支配不同的原始指标，从而使各主成分具有较为清晰的专业意义。除了方差最大法之外，还有四次方最大旋转法（quartimax）、均方最大旋转法（equamax）等正交旋转法[37-38]。斜交旋转由于不能保证各主成分的互不相关性，因此，对因子负荷的解释要复杂得多，不常用于量表研究中，在此就不做过多介绍。

在利用因子分析方法进行条目的评价与筛选时，还应首先根据 KMO（Kaiser-Meyer-Olkin）检验统计量和 Bartlett 球性检验结果，判断样本数据是否适合做因子分析。KMO 统计量是用于检验变量间偏相关性的指标，取值在 0 ~ 1 之间。KMO 统计量越接近于 1，说明变量间的相关性越强，样本数据越适合做因子分析。一般来说，KMO 统计量 > 0.9 表示非常适合，0.8 表示适合，0.7 表示一般，0.6 表示不太适合，KMO 统计量 < 0.5 表示极不适合。Bartlett 球性检验是用于检验相关矩阵中各变量间的相关性，是否为单位矩阵，即检验各个变量是否各自独立，若 $P < 0.05$ 则说明各变量间并非独立，取值是有关系的，提示适合做因子分析[38-39]。另外，使用因子分析时还应注意因子分析的解不唯一性，可以通过各种方法进行因子旋转以获得更为满意的解，如果一次旋转所得结果不够理想，可以用迭代的方法进行多次旋转，直到最后两次旋转所得的因子负荷矩阵改变不大时即可停止[37]。最后，还应根据每个公因子的特征根大小和碎石图（按特征根大小排列的公因子散点图）来判断提取公因子的个数，一般以特征根值 > 1 作为提取标准；并以累积贡献率（即累积提取平方和载入比例）表示提取的若干公因子能够解释总变异的比例，即提取公因子对样本信息量的解释程度，累积贡献率越大越好，说明提取公因子的解释力度越大，一般要求累积贡献率 > 60%，提示模型可接受。

6. 聚类分析法 该方法也是从代表性角度筛选指标，采用系统聚类法对所有条目进行 R 型聚类分析，把相关密切的指标聚成一类。每个条目与所属聚类的相关系数应较大，与相邻聚类的相关系数应较小，否则可考虑删除。

聚类分析（clustering analysis）是将随机现象进行归类的统计学方法，能够在事物分类面貌尚不清楚，甚至连总共分成几类也不能确定的情况下，通过直接比较样本或指标之间的性质，将性质相近的归为一类，性质差别较大的归在不同类，使得各类内的变异较小，类间的变异较大[28]。聚类分析属于探索性的统计分析方法，按照分类目的可分为两大类：① R 型聚类，又称指标聚类，是指将若干个指标进行归类的方法，其目的是指标降维从而选择有代表性的指标；② Q 型聚类，又称样本聚类，是指将若干个样本进行归类的方法，其目的是找出样本间的共性[37]。在量表研究的条目评价与筛选中，通常使用 R 型聚类对各条目之间的相似性程度（即相关系数 R^2）进行分析，可以用每个条目与所属聚类的相关系数 R_1^2 及其与相邻聚类的相关系数 R_2^2 构建出一个新的指标 $1 - R^2$ Ratio，计算公式为：

$$1 - R^2 \text{ Ratio} = (1 - R_1^2) / (1 - R_2^2) \qquad \text{公式 7-1}$$

一般要求 $1 - R^2$ Ratio < 0.6，这表示该条目对所属聚类具有代表性，也意味着与其他聚类的区分度较大。

7. 重测信度法 该方法是从稳定性的角度进行条目筛选。在针对同一样本人群的前后两次的重测调查中，每个条目前后两次得分结果应有相关性，否则可考虑删除（$P > 0.05$）。由于需要进行前后两次得分的相关性分析，因此参与重测调查的样本一般要求应不低于 40 例，而且前后两次调查的间隔时间不能过短，也不能过长。过短可能存在短期记忆效应，过长则可能存在时间变化效应，间隔时长在 2 周左右为宜。

8. 克龙巴赫 α 系数法 该方法是从内部一致性的角度对条目进行筛选。计算某一维度的克龙巴赫 α 系数（$\alpha = n\bar{r} / [(n-1)\bar{r} + 1]$，$\bar{r}$ 为该维度下各条目之间的平均相关系数），并比较去除某一条目后的系数变化。如果去除某一条目后克龙巴赫 α 系数有较大上升，则说明该条目的存在有降低该维度的内部一致性的作用，可考虑删除。

9. 其他的条目评价及筛选方法 除了上述已经介绍过的几种方法之外，在经典统计理论中还有很多其他方法可应用于条目的评价及筛选，如基于重要性评价的逐步筛选法、逐步回归法、逐步判别法、*Kappa* 系数法等，但由于这些方法在条目评价及筛选方面的应用实例较不常见，在此就不再进行逐一介绍。

第二节　项目反应理论的条目分析方法

一、项目反应理论

量表测量就是通过受试者对一系列测量项目（即条目）进行反应的信息（即条目得分），来估计受试者在潜在特质空间的位置（即受试者在该量表所测量概念上的水平），例如通过抑郁量表得分来判断受试者的心理抑郁水平。在前面介绍经典统计理论时，分析了经典统计理论存在的几点弊端，其中最大的局限性在于：经典统计理论对所有受试者的信度估计值均相同，即对所有受试者的测量误差估计值相同。然而，在接受相同的测试时，对于不同能力水平的受试者来说，测量误差是不同的，而且测量误差值会随着受试者水平与测验难度距离的增加而变大。项目反应理论（Item Response Theory，IRT）即是通过模型估算出每一位受试者的潜在能力，以受试者的测试结果与其潜在能力之间的函数关系构建项目特征曲线（item characteristic curve，ICC），以区分度参数、难度参数、猜测参数等项目参数对条目的适用性进行评价。与经典统计理论相比，项目反应理论具有以下优点：①对于受试者的能力估计不依赖于测验项目的特殊选择；②项目特征曲线不依赖于回归变量本身的频数分布，即独立于受试者样本；③能够有效地将项目的难度参数和受试者的能力参数进行区分；④通过模型测得的受试者能力水平，可以估计每一位受试者的测量误差[32,34]。

二、常见的项目反应理论模型及参数估计

1. 0-1 评分模型 常见的 0-1 评分模型有单参数、双参数及三参数 logistic 模型，分别记作 1PLM、2PLM、3PLM，分别是指用 1 个、2 个或 3 个项目参数描述项目的性质。

单参数 Logistic 模型（1PLM）的 ICC 表达式如下：

$$P_j = P\left(x_j = 1 \mid \theta\right) = \left\{1 + \exp\left[-D\left(\theta - b_j\right)\right]\right\}^{-1} \qquad \text{公式 7-2}$$

其中，P_j 为能力为 θ 的受试者答对难度为 b_j 的项目 j 的概率；D 为常数，通常取值为 1.7，说明该模型实际上近似于正态量尺；b_j 为项目 j 的难度参数，又称为阈值参数。当 $\theta = b_j$ 时，$P_j = D/4$。

双参数 Logistic 模型（2PLM）的 ICC 表达式如下：

$$P_j = P\left(x_j = 1 \mid \theta\right) = \left\{1 + \exp\left[-Da_j\left(\theta - b_j\right)\right]\right\}^{-1} \qquad \text{公式 7-3}$$

双参数 Logistic 模型在 1PLM 的基础上，增加了一个项目参数 a_j，为项目 j 的区分度参数，表示曲线 P_j 在拐点 $\theta = b_j$ 处切线的斜率。此点是曲线 P_j 最大斜率的位置，即当受试者能力（θ）与项目难度参数（b_j）相等时（即能力和难度最匹配时），θ 与 P_j 之间的变化关系最强烈。当 $a_j = 1$ 时，此时的双参数 Logistic 模型就等价于单参数 Logistic 模型。

三参数 Logistic 模型（3PLM）的 ICC 表达式如下：

$$P_j = P\left(x_j = 1 \mid \theta\right) = c_j + \left(1 - c_j\right)\left\{1 + \exp\left[-Da_j\left(\theta - b_j\right)\right]\right\}^{-1} \qquad \text{公式 7-4}$$

在三参数 Logistic 模型，进一步增加了一个项目参数 c_j，为项目 j 的猜测参数，即能力为 θ 的受试者在项目 j 上猜测出来正确答案的概率。当 $c_j = 0$ 时，此时的三参数 Logistic 模型就等价于双参数 Logistic 模型。

2. 多级评分模型 针对多级评分项目，在项目反应理论中也开发出了一系列的多级评分 IRT 模型，其中使用较为广泛的是等级反应模型（graded response model，GRM），其 ICC 又被称为项目反应类别特征曲线（item response category characteristic curve，IRCCC），IRCCC 表达式如下：

$$P_{jt} = P_{jt}^* - P_{j,\,t+1}^*$$
$$t = 0,\ 1,\ 2,\ \cdots,\ f_j \qquad \text{公式 7-5}$$

其中，

$$P_{j0}^* = 1,\ P_{j,\,ft+1}^* = 0$$
$$P_{jt}^* = \left\{1 + + \exp\left[-Da_j\left(\theta - b_{jt}\right)\right]\right\}^{-1} \qquad \text{公式 7-6}$$

其中，$D = 1.7$，θ 是能力参数；a_j 是项目 j 的区分度参数，模型中假定项目各等级上的区分度相等；b_{jt} 是项目 j 上得到 t 分的阈值（难度参数）；P_{jt}^* 是指能力为 θ 的受试者在项目 j 上得到不少于 t 分的概率，而 P_{jt} 则是该受试者恰好得 t 分的概率；f_j 是项目 j 的满分值。例如，在 Likert 5 级的条目赋值（1～5 分）情况下，t 取值为 0～4 之间的整数，满分值 f_j 取值为 4。

3. 项目信息函数 在项目反应理论中，把项目在评价受试者能力水平时贡献的信息量定义为项目信息函数（item information function，IIF），对于第 j 条项目，能力为 θ 的受试者，其项目信息函数的表达式为：

$$I_j(\theta) = \frac{\left[P_j'\right]^2}{P_j\left[1 - P_j\right]} \qquad \text{公式 7-7}$$

其中，$I_j(\theta)$ 为项目 j 的信息量；P_j 是能力为 θ 的受试者答对项目 j 的概率，P'_j 是 P_j 的导数。

对于三参数 Logistic 模型，其项目信息函数的表达式为：

$$I_j(\theta) = \frac{D^2 a_j (1 - c_j)}{[c_j + e^{Da_j(\theta - b_j)}] [1 + e^{-Da_j(\theta - b_j)}]^2} \qquad \text{公式 7-8}$$

对于等级反应模型（GRM），其项目信息函数的表达式为：

$$I_j(\theta) = \sum_{j=1}^{m} \sum_{t=0}^{f_j} \frac{1}{P_{jt}} \left(\frac{\partial P_{jt}}{\partial \theta} \right)^2 \qquad \text{公式 7-9}$$

$$t = 0, \ 1, \ 2, \ \cdots, \ f_j$$

由公式 7-8、公式 7-9 可见，项目信息函数是将项目参数（包括难度参数、区分度参数、猜测参数）综合在一起构建而成的函数关系，反映出各个项目对不同能力水平受试者所能提供的信息量。因此，测验信息函数就等于所有项目信息函数的总和，表达式为：

$$I_\theta = \sum_j I_j(\theta) \qquad \text{公式 7-10}$$

4. 项目反应理论中的参数估计方法及分析软件　在上述项目反应理论模型中，对未知参数进行估计的方法包括最大似然估计（MLE）法、边际最大似然估计方法（MMLE）、最大期望（EM）算法、马尔科夫链蒙特卡洛（Markov chain Monto Carlo，MCMC）算法等。其中最常使用的是 MLE，其基本思想是根据受试者的反应矩阵导出似然函数，通过求似然函数最大值进行参数估计。另外，还可以使用计算机程序包实现项目反应理论的统计分析，常用的统计分析软件包括 MULTILOG 软件、BILOG 软件、ConQuest 软件、Parscale 软件等[40-41]。

三、利用项目反应理论进行条目的评价及筛选

在项目反应理论中，主要依靠 ICC 的阈值［难度参数（b）］、区分度参数（a）、猜测参数（c）和 IIF 曲线的信息量（I）进行条目的评价及筛选。因此，首先需要了解这些参数的具体涵义。以三参数 Logistic 模型为例，其 ICC 是一条 S 型曲线（图 7-1），曲线拐点处（$\theta = b_j$）对应的横坐标即为阈值（b），该点对应的曲线斜率即为 a，曲线的下渐近线即为 c。仍以三参数 logistic 模型为例，其 IIF 曲线是一条倒钟形曲线（图 7-2），IIF 曲线在 $\theta = b_j$ 处呈对称状态，并在该处信息量（I）达到峰值，在离阈值（难度参数）越远的地方，信息量越低；区分度参数（a）越大，则 IIF 在各点的斜率均有所上升，曲线图像会变得陡峭一些，信息量也相对增加。另外，如果猜测参数（c）越小，则 IIF 在各点的斜率均有所下降，曲线图像会变得扁平一些，信息量也相对降低[33]。

1. 区分度参数　区分度参数（a）与项目特征曲线（ICC）的斜率成正比，a 值越大，代表项目特征曲线（ICC）越陡，项目对受试者的区分度就越高。因此，a 不宜太大或太小，通常介于 0.3 ~ 3。若某个条目不符合该条件，则可考虑删除。

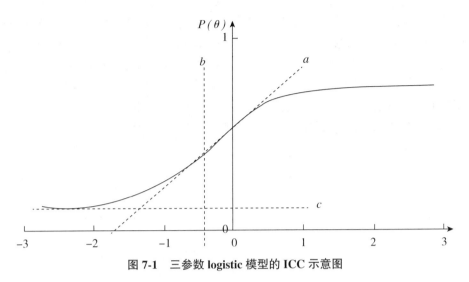

图 7-1　三参数 logistic 模型的 ICC 示意图

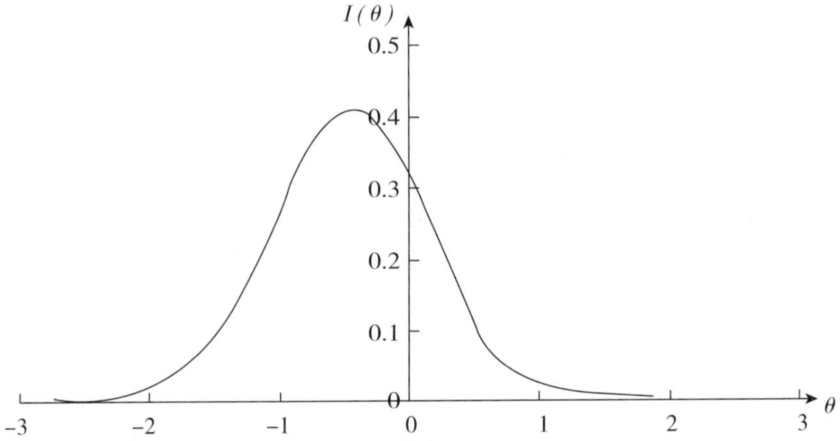

图 7-2　三参数 logistic 模型的 IIF 曲线示意图

2. 阈值 / 难度参数　阈值 / 难度参数（b）为项目特征曲线（ICC）在横坐标上的位置参数，项目越简单，曲线越靠左；反之，项目越难，曲线越靠右。b 的取值范围一般在 − 4 ~ 4，而且在多级评分中是严格单调递增的，即评分越高难度越大。若某个条目不符合该条件，则可考虑删除。

3. 猜测参数　猜测参数（c）在项目特征曲线（ICC）的下渐近线位置；c 值越大表示猜测出正确答案的概率就越大，从而掩盖了受试者的实际能力，一般来说，c 值应不超过 0.4，若超过 0.4 则认为项目的猜测度过大[42]。若某个条目的猜测参数（c）大于 0.4，则可考虑删除。

4. 项目信息函数（IIF）　项目信息函数（IIF）的曲线下覆盖面积越大说明所含的信息量越大，对受试者能力参数的估计越精准。通常要求整个测验的标准误小于 0.25，对应的整个测验的信息量应大于 16 [计算公式为 16 = 1/ (0.25 × 0.25)]，则表明整体测验质量可接受 [43]。由于整个测验的信息量等于各项目的信息量之和，因此，通常需要计算出来每个项目的平均信息量 ($\bar{I}$)。平均信息量 ($\bar{I}$) 的计算方法为：选取若干个 θ 参数的代表性位置点（通常设 θ 取值范围在 – 4.5 ~ 4.5 之间，每间隔 0.5 取一点；或者设 θ 取值范围在 – 3.0 ~ 3.0，每间隔 0.2 取一点），分别计算出各项目在各点的信息函数值及其平均值 ($\bar{I}$)。例如假设一个量表总共包括 20 个条目，则每个条目的平均信息量 ($\bar{I}$) 应大于 0.8 (16/20)，否则可考虑删除。

四、其他的项目反应理论分析方法

1. 多侧面 Rasch 模型 在前面介绍单参数 Logistic 模型（1PLM）时，提到过常数 D 一般取值 1.7，表示该 1PLM 近似于正态量尺。若 D 取值为 1 时，则表示用 logistic 量尺，此时的 1PLM 又称为 Rasch 模型。Rasch 模型中仅考虑了项目难度和受试者能力两个侧面，但是，在实际测量中必须考虑其他因素对最终测量结果的影响，如评分者差异、受试者性别等。因此，研究者在之前的 Rasch 模型基础之上，进一步发展出了多侧面 Rasch 模型（many-facet Rasch model，MFRM）。多侧面 Rasch 模型假定测量结果是一系列参数的线性组合所共同支配的结果（因此模型不唯一，需要研究者事先确定模型中需要包含哪些因素 / 侧面），能够探测影响测量结果的多个侧面，而且可以处理侧面之间的交互作用 [34]。

2. 项目功能差异 项目功能差异（differential item functioning，DIF）是指，相同的条目在不同的受试人群中获得的项目参数不相同，即相同的条目对于不同的受试人群来说存在偏向性，可以用来反映测验的公平性 [32]。在既往的量表研究中，通常以性别、年龄、机构、民族、地区等分组因素进行项目功能差异（DIF）分析。但在使用项目功能差异（DIF）进行项目分析时，需要凭借经验或既往研究证据来判断是否应该存在 DIF。如对于试卷考题来说，一般不应该存在 DIF，因此，那些存在 DIF 的考题就应该被删除。然而，对于大多数心理量表来说，通常存在性别、地区、文化等方面的差异。在此种情况下，那些存在 DIF 的条目就应该被保留，而那些不存在 DIF 的条目就应该被删除。以本书中的患者安全文化量表研究为例，由于患者安全文化本身就受到很多社会人口学特征、组织特征、本土化环境等内源性及外源性因素的影响，而且，在测量医疗机构的患者安全文化时，其目的之一就是评价不同群体、不同机构、不同地区在患者安全文化上的差异性，并且在本质上也认可并允许这种差异性的存在。因此，理论上来说，此类研究应该删除那些不存在 DIF 的条目；然而，这种差异性是针对患者安全文化这一整体概念才成立的，实际上研究者很难精确地判断出来哪些条目应该在哪些方面存在 DIF 或不存在 DIF。所以，在健康量表研究中，不建议采用项目功能差异（DIF）对条目进行评价和筛选。

3. 多维项目反应理论 上述介绍的项目反应理论模型，均有一个前提假设——潜在特质的单维性，即一个项目只测量受试者的一种能力。然而，在实际测量过程中，如高考试卷的某个考题中，可能需要受试者具备多种特质或能力才能答出正确答案，这类项目就被称为多维项目。针对具备多种特质的多维项目，相应地发展出了多维数组项目反应理论（multidimensional item response theory，MIRT），以描述受试者在测验项目或任务完成时与潜在的多维特质之间的关系，并且确定受试者的特质在多维数组笛卡尔中的位置[34]。然而，由于心理量表不同于考查学生能力的试卷考题，尤其是健康量表通常要求每个条目应该清晰明确地指向某个单一的问题或表述，而且由若干条目共同组成一个维度或亚量表（即量表的下属领域或量表所测概念的下属概念）。因此，在健康量表中每个条目通常都是单维性的，甚至必须是单维性的，一般不需要采用多维项目反应理论进行分析。

第三节　条目的筛选策略

前面介绍了经典测量理论和项目反应理论的多种统计分析方法，可用于对量表条目进行评价及筛选。为保证入选条目的质量，可结合使用多种方法，分别从不同的角度对条目进行评价及筛选。在量表研究中，通常存在两种条目筛选策略：一是逐步筛选法，二是综合筛选法。所谓逐步筛选法，是指将若干条目筛选方法进行顺序排列，在每个步骤中都根据条目评价结果对条目进行筛选，在删除那些不符合纳入标准的条目之后，再进行下一步骤的条目分析及筛选，直到完成最后一个步骤的条目分析及筛选，得到最终的条目筛选结果。该方法的优点是最终得到的保留条目符合所使用的全部条目分析方法的入选标准，但缺点是最终的保留条目个数可能较少，而且结果不具稳定性，受到条目筛选方法使用先后顺序的影响较大。综合筛选法是指采用若干条目筛选方法对全部条目进行平行评价及筛选，根据全部结果进行综合地判断，最终将那些符合更多入选标准的条目保留下来。该方法的优点是综合考虑了各种条目分析方法的结果，各种方法之间能够扬长避短，最终筛选结果的稳定性好；但缺点是被保留条目可能在个别条目评价指标上表现较差，并影响最终整个量表的性能评价结果。在实际研究过程中，应结合测量目的、对象及情景等方面进行综合考虑，选择适宜的条目筛选策略。此外，还应结合专业知识、测量的可操作性等其他特性来决定条目的最终取舍结果。

第四节　医学量表条目定量评价及筛选的实例操作

在本阶段的研究中，将对前期编制出来的妇幼保健机构患者安全文化量表进行预调查，结合使用经典测量理论和项目反应理论模型，对量表中的所有条目进行评价及筛选，并对量表结构进行初步的探索性分析。

一、研究方法

1. 调查方法

（1）调查机构：于 2016 年 1 月至 2 月，在北京市的 3 个区级妇幼保健机构进行问卷调查（调查机构的一般情况略）。

（2）调查对象与方法：在上述 3 个调查机构，对调查期间的所有表示有意愿参与调查的在岗医务人员（包括各临床、保健及职能科室的医生、护士、预防保健人员、药剂师、助产士、管理人员、医技及其他辅助人员等）进行问卷调查。共发放问卷 596 份，回收问卷 452 份（回收率 75.8%），应答条目个数占总条目个数的比例不低于 80%（即应答条目数超过 54 个）的有效问卷 429 份（有效应答率 94.9%）。

另外，在被调查的医务人员中，同时还招募了 46 人参与重测调查（前后间隔 2 ~ 3 周）。为保证调查问卷的匿名性，研究组制作了专门的重测调查信封（内含 2 个编码相同的首测回收信封和重测回收信封，普通调查信封无编码）。由重测对象随机抽取重测调查信封（编码仅重测对象自己可见），并要求重测对象在完成首次调查后将问卷装入首测回收信封并投入问卷回收箱中（与普通调查对象的问卷调查及回收方法相同）。间隔 2 ~ 3 周，在完成重测调查后将问卷装入重测回收信封并投入问卷回收箱中，即完成了重测调查的整个过程。每个机构的所有问卷均回收后，研究组通过首测回收信封和重测回收信封上的相同编码匹配同一名重测对象的两份问卷，并通过两份问卷中的个人一般情况信息（年龄、性别、受教育程度、工作岗位及年限等）再次确认，以保证重测调查的质量。

各机构的问卷发放及回收情况略。

2. 调查工具及内容 发放问卷时，采用中国妇幼保健机构患者安全文化量表（2.0 版），包括个人基本信息、工作环境、负性事件、个人的工作状态与患者安全意识、管理层与工作制度流程、服务对象的沟通和参与、患者安全行动及评价等，同时还采用自行设计的妇幼保健机构基本情况调查表对调查机构的一般信息进行收集，包括机构名称、是否为独立法人机构、职工数、卫生技术人员数、床位数、年门诊量、年急诊量、年住院人次、年分娩量、是否开展产科住院服务、机构评审级别等机构一般情况信息。

3. 维度及条目得分计算方法 条目得分赋值方法：在正向条目中，选项"极不同意""不同意""无意见""同意""极同意"分别计为 1、2、3、4、5 分，负向条目则反向计分。维度得分为该维度下各条目得分的平均值。患者安全文化总分为所有维度得分的平均值。

4. 条目分析及筛选指标 在本阶段的研究中，综合使用经典测量理论和项目反应理论的多种条目分析方法及筛选指标。在经典测量理论中，使用频数分析法、变异系数法、高低分组比较法、相关系数法、因子分析法、聚类分析法、重测信度法和克龙巴赫 α 系数法。在项目反应理论中，由于该量表的所有条目均采用 Likert 5 级的赋分方法（1 ~ 5 分），因此采用等级反应模型（GRM）进行分析，并通过区分度参数（a）、难度参数（b）和平均信息量（$\bar{I}$）对条目进行评价和筛选。

5. 条目筛选标准 由上可见，在本研究中共使用了 13 种条目分析方法及其保留标准，可统计出每个条目符合保留标准的次数，被建议保留次数达到 10 次及以上的条目即可保留，否则予以删除。在本研究中使用的条目筛选策略为综合筛选法。

6. 统计分析方法 采用 Epi-data 3.1 软件进行双录入，采用 SPSS 20.0 软件对数据进行频数分析、t 检验、相关分析、聚类分析、探索性因子分析、一致性检验等统计分析，采用 MULTILOG7.0 软件进行项目反应理论（IRT）分析。与经典统计理论相比，很多研究者对项目反应理论的分析方法相对不熟悉，因此，下文将对 MULTILOG 软件的分析语句和分析结果进行详细解读，以供参考。

本研究中使用的 MULTILOG 分析语句见下：

> PROBLEM RANDOM，
用 MLE 进行参数估计
　　INDIVIDUAL，
指数据类型是个案项目响应量（individual item response vectors）
　　DATA = 'C：\IRT\prg.dat'，
　　NITEMS = 67，
条目数为 67
　　NGROUPS = 1，
分组个数为 1
　　NEXAMINEES = 429；
样本量为 429
> TEST ALL，
分析全部条目
　　GRADED，
选择使用等级反应模型
　　NC =（5（0）67）；
条目反应等级最大为 5 级，如存在缺省等级则用 0 表示（每个条目的具体赋值情况不一致时），该规则适用于全部 67 个条目
> END；
5
每个条目的反应等级最大为 5 级
12345
12345 表示 5 等级的具体赋值（变量值）
111111111111111111111111111111111111111111111111111111111111111111
222222222222222222222222222222222222222222222222222222222222222222
333333333333333333333333333333333333333333333333333333333333333333
444444444444444444444444444444444444444444444444444444444444444444

55

列出了每个条目（共 67 个条目）的具体赋值情况，表示每个条目都包含了 1、2、3、4、5 这 5 种赋值情况

（0X，67A1）

0X 表示空 0 格，正式数据从第 1 列开始读取；67A1 表示以 1 个字符宽来输出一个字符串，共有 67 个这样的字符串

如果每个条目的具体赋值情况不一致的话，可参考下述语句，表示第 4、10、11 个条目是二级分类变量，赋值为 1、2；第 66、67 个条目是三级分类变量，赋值为 1、2、3。

```
> PROBLEM RANDOM,
    INDIVIDUAL,
    DATA = 'C：\IRT\prg.dat',
    NITEMS = 67,
    NGROUPS = 1,
    NEXAMINEES = 429；
> TEST ALL,
    GRADED,
    NC =（5（0）67）；
> END；
5
12345
11111111111111111111111111111111111111111111111111111111111111111
22222222222222222222222222222222222222222222222222222222222222222
33303333300333333333333333333333333333333333333333333333333333333
44404444400444444444444444444444444444444444444444444444444444400
55505555500555555555555555555555555555555555555555555555555555500
（0X，67A1）
```

下面是从 MULTILOG 语句的运行输出结果中节选出来的部分分析结果：

● 描述数据的一般情况：

DATA PARAMETERS：

    NUMBER OF LINES IN THE DATA FILE： 429

数据行数为 429 行

    NUMBER OF CATEGORICAL-RESPONSE ITEMS： 67

条目数为 67

NUMBER OF CONTINUOUS-RESPONSE ITEMS，AND/OR GROUPS：1
分组个数为 1

TOTAL NUMBER OF "ITEMS"（INCLUDING GROUPS）：68
条目及分组合计个数为 68

NUMBER OF CHARACTERS IN ID FIELDS：0
字符类变量的个数为 0

MAXIMUM NUMBER OF RESPONSE-CODES FOR ANY ITEM：5
每个条目的最大反应等级为 5

THE MISSING VALUE CODE FOR CONTINUOUS DATA：9.0000
连续性数据的缺失值赋值等级为 9.0000

THE DATA WILL BE STORED IN MEMORY

- 描述参数估计的情况

ESTIMATION PARAMETERS：
THE ITEMS WILL BE CALIBRATED--
BY MARGINAL MAXIMUM LIKELIHOOD ESTIMATION
使用 MMLE 法

MAXIMUM NUMBER OF EM CYCLES PERMITTED：25
EM 算法的最大允许周期数为 25

NUMBER OF PARAMETER-SEGMENTS USED IS：67
使用的参数片段个数为 67 个

NUMBER OF FREE PARAMETERS IS：335
自由参数个数为 335 个

MAXIMUM NUMBER OF M-STEP ITERATIONS IS 4 TIMES
M 阶迭代的最大次数为 4 次

THE NUMBER OF PARAMETERS IN THE SEGMENT
NUMBER OF QUADRATURE POINTS IS：19
求积点个数为 19 个

THE M-STEP CONVERGENCE CRITERION IS：0.000100
M 阶收敛准则为 0.000100

THE EM-CYCLE CONVERGENCE CRITERION IS：0.001000
EM 周期收敛准则为 0.001000

THE RK CONTROL PARAMETER（FOR THE M-STEPS）IS：0.9000
M 阶收敛后刚度矩阵（RK）的控制参数为 0.9000

THE RM CONTROL PARAMETER（FOR THE M-STEPS）IS：1.0000
M 阶收敛后质量矩阵（RM）的控制参数为 1.0000

THE MAXIMUM ACCELERATION PERMITTED IS： 0.0000

允许的最大加速度为 0.0000

THETA-GROUP LOCATIONS WILL REMAIN UNCHANGED

- 列出能力参数 θ 为 $-4.5 \sim 4.5$ 时，每间隔 0.5 的 19 个横坐标位置，即 19 个求积点位置

QUADRATURE POINTS FOR MML，

AT THETA：

−4.500　−4.000　−3.500　−3.000　−2.500　−2.000　−1.500

−1.000　−0.500　0.000　0.500　1.000　1.500　2.000

2.500　3.000　3.500　4.000　4.500

- 以第 1 个条目为例，具体分析结果

ITEM　1：　5 GRADED CATEGORIES

该条目为 5 级分类变量

　　P（#）ESTIMATE（S.E.）

A　1　0.41　（0.13）

区分度参数 a 的估计值为 0.41、标准误为 0.13

B（1）　2　−3.81　（1.41）

难度参数 b1 的估计值为 −3.81，标准误为 1.41

B（2）　3　1.66　（0.46）

难度参数 b2 的估计值为 1.66，标准误为 0.46

B（3）　4　4.35　（1.24）

难度参数 b3 的估计值为 4.35，标准误为 1.24

B（4）　5　11.86　（3.90）

难度参数 b4 的估计值为 11.86，标准误为 3.90

@THETA：　INFORMATION：　（Theta values increase in steps of 0.2）

31 个能力参数位点（范围为 −3.0 ～ 3.0，每点间隔 0.2）分别对应的项目信息量值如下：

−3.0 - -1.6 0.047 0.047 0.047 0.048 0.048 0.048 0.048 0.048

介绍了能力参数为 −3.0 ～ −1.6 所在位置对应的 8 个项目信息量值

−1.4 - 0.0 0.048 0.048 0.048 0.048 0.048 0.049 0.049 0.049

介绍了能力参数为 −1.4 ～ 0.0 所在位置对应的 8 个项目信息量值

　0.2 - 1.6 0.049 0.050 0.050 0.050 0.050 0.051 0.051 0.051

介绍了能力参数为 0.2 ～ 1.6 所在位置对应的 8 个项目信息量值

　1.8 - 3.0 0.051 0.051 0.052 0.052 0.052 0.052 0.052

介绍了能力参数为 1.8 ～ 3.0 所在位置对应的 7 个项目信息量值

OBSERVED AND EXPECTED COUNTS/PROPORTIONS IN

CATEGORY（K）：　1　2　3　4　5

　1 ～ 5 个反应等级

OBS. FREQ.　65　203　89　68　4

介绍了每个等级的观察频数

　OBS. PROP.　0.1515 0.4732 0.2075 0.1585 0.0093

介绍了每个等级的观察频率

　EXP. PROP.　0.1802 0.4785 0.1914 0.1418 0.0081

介绍了每个等级的期望频率

● 输出结果的最后一部分，是针对总量表或总体模型的分析结果

TOTAL TEST INFORMATION

@THETA：　INFORMATION：

–3.0 - -1.6 28.040 35.228 43.508 52.077 59.858 65.898 69.837 72.155

介绍了能力参数为 –3.0 ～ 1.6 所在位置对应的 8 个总体信息量

–1.4 -　0.0 73.417 73.580 72.926 72.525 72.610 71.700 68.018 61.176

介绍了能力参数为 –1.4 ～ 0.0 所在位置对应的 8 个总体信息量

　0.2 -　1.6 52.616 44.740 39.592 38.242 40.879 46.853 54.320 60.116

介绍了能力参数为 –0.2 ～ 1.6 所在位置对应的 8 个总体信息量

　1.8 -　3.0 61.171 56.894 49.257 40.655 32.600 25.764 20.302

介绍了能力参数为 –1.8 ～ 3.0 所在位置对应的 7 个总体信息量

@THETA：　POSTERIOR STANDARD DEVIATION：

–3.0 - -1.6 0.189 0.168 0.152 0.139 0.129 0.123 0.120 0.118

介绍了能力参数为 –3.0 ～ –1.6 所在位置对应的 8 个后验标准差

–1.4 -　0.0 0.117 0.117 0.117 0.117 0.117 0.118 0.121 0.128

介绍了能力参数为 –1.4 ～ –0.0 所在位置对应的 8 个后验标准差

　0.2 -　1.6 0.138 0.150 0.159 0.162 0.156 0.146 0.136 0.129

介绍了能力参数为 –0.2 ～ 1.6 所在位置对应的 8 个后验标准差

　1.8 -　3.0 0.128 0.133 0.142 0.157 0.175 0.197 0.222

介绍了能力参数为 1.8 ～ 3.0 所在位置对应的 7 个化验标准差

MARGINAL RELIABILITY：　0.9820

边际信度为 0.9820

NEGATIVE TWICE THE LOGLIKELIHOOD=　29780.1

–2LL 值为 29780.1

（CHI-SQUARE FOR SEVERAL TIMES MORE EXAMINEES THAN CELLS）

二、研究结果

1. 一般情况　429 例调查对象的一般情况信息略。

2. 条目评价

（1）频数分析法：问卷调查中包括的 67 个条目，均采用"极不同意""不同意""无意见""同意""极同意"Likert 5 级评分法，每个条目的应答率在 98.60% ~ 100%，没有任何条目在某一个选项上的应答率超过 80%，但有 2 个条目在"极不同意"选项上的应答频数为 0，包括条目 6.6 和条目 9.5，可考虑删除。

（2）变异系数法：在 67 个条目中，包括 24 个反向问题，每个条目的赋值范围均为 1 ~ 5 之间的整数，67 个条目的得分均数范围为 2.40 ~ 4.12，标准差范围为 0.53 ~ 1.08。变异系数范围为 0.130 ~ 0.410，其中有 38 个条目的变异系数小于 0.25，包括条目 1.3、条目 1.6、条目 2.1、条目 2.5、条目 2.4、条目 4.2、条目 4.5、条目 4.6、条目 5.2、条目 5.4、条目 5.6、条目 5.5、条目 6.6、条目 6.7、条目 6.1、条目 6.4、条目 6.8、条目 7.7、条目 7.1、条目 7.2、条目 7.4、条目 7.5、条目 8.1、条目 8.2、条目 8.4、条目 8.5、条目 9.1、条目 9.3、条目 9.4、条目 9.5、条目 12.1、条目 12.2、条目 12.3、条目 12.4、条目 12.5、条目 12.6、条目 10.1 和条目 1.1，可考虑删除。

（3）高低分组比较法：将量表总得分从小到大排序，分别将前、后 27% 分位数对应的得分值作为划分低分组的上限值和高分组的下限值。比较低分组（120 例）和高分组（111 例）在每个条目上的得分情况，其中有 3 个条目的两组得分无差异（$P > 0.05$），包括条目 8.3、条目 11.3 和条目 3.1，可考虑删除。

（4）相关系数法

1）内部条目相关系数法：以每个条目与其所在维度其他条目相关系数为指标，没有任何一个条目的内部条目相关系数大于 0.90，这提示在任何一个维度中，不存在内容重复的条目。在每个维度下，对于内部条目相关系数小于 0.20 的条目，如果该条目上小于 0.20 的内部条目相关系数的比例达到 50% 及以上（不包括该条目和已删除条目）则按照比例大小进行依次删除，符合该删除标准的条目有 16 个，包括条目 1.5、条目 2.3、条目 2.4、条目 4.5、条目 5.1、条目 5.3、条目 6.3、条目 6.5、条目 6.8、条目 6.2、条目 7.7、条目 7.3、条目 8.3、条目 9.1、条目 11.4 和条目 10.1。

以维度 6 的内部条目相关系数结果为例（表 7-1），首先可以判断出，在条目 6.3 上小于 0.20 的内部条目相关系数个数最多（6 个，占 6/7），因此首先建议删除条目 6.3。在删除条目 6.3 之后，在条目 6.5 上小于 0.20 的内部条目相关系数个数最多（5 个，占 5/6），因此建议删除条目 6.5。在删除条目 6.3 和 6.5 之后，在条目 6.8 上小于 0.20 的内部条目相关系数个数最多（3 个，占 3/5），因此建议删除条目 6.8。在删除条目 6.3、6.5 和 6.8 之后，在条目 6.2 上小于 0.20 的内部条目相关系数个数最多（2个，恰好占50%），因此建议删除条目6.2。在其他维度上，也是根据上述同样的判断依据和步骤进行条目的评价与筛选。

表7-1 内部条目相关系数（以维度6为例）

维度6	条目6.1	条目6.2	条目6.3	条目6.4	条目6.5	条目6.6	条目6.7	条目6.8
条目 6.1	1							
条目 6.2	0.243*	1						
条目 6.3	0.140*	0.198*	1					
条目 6.4	0.241*	0.024	0.079	1				
条目 6.5	0.070	0.230*	0.406*	0.083	1			
条目 6.6	0.434*	0.132*	0.125*	0.342*	0.086	1		
条目 6.7	0.523*	0.254*	0.078	0.270*	0.100*	0.589*	1	
条目 6.8	0.055	−0.063	0.080	0.141*	0.030	0.289*	0.201*	1

注：* 表示 $P < 0.05$，下划线表示内部条目相关系数 < 0.20

2）条目 - 维度一致性法：在每个维度下，以每个条目与去除该条目后的维度得分之间的相关系数 r 为指标，$r < 0.2$ 考虑删除，符合该删除标准的条目有4个：条目6.8、条目7.3、条目8.3和条目10.1。以维度6为例（表7-2），条目6.8的条目 - 维度一致性系数为0.165，其值小于0.2，因此可考虑删除该条目。

3）条目 - 维度相关系数法：对于每个条目，其与去除该条目后的维度得分之间的一致性系数应大于该条目与其他维度得分的相关系数，否则考虑删除，符合该删除标准的条目有29个，包括条目1.3、条目1.5、条目1.4、条目2.1、条目2.3、条目2.5、条目2.4、条目4.5、条目5.2、条目5.1、条目5.4、条目5.6、条目5.5、条目6.2、条目6.8、条目7.7、条目7.1、条目7.2、条目7.3、条目7.4、条目7.5、条目8.1、条目8.2、条目8.3、条目8.4、条目9.2、条目9.5、条目10.1和条目3.1。以维度6为例（表7-2），条目6.8和条目6.2这两个条目与若干维度的相关系数均大于该条目的条目 - 维度一致性系数，因此可考虑删除这两个条目。

（5）因子分析法：采用主成分分析法对所有条目进行探索性因子分析（正交旋转）。考虑删除的标准包括：①在其所属因子上的因子负荷小于0.4；②在两个及以上因子上的因子负荷差异较小（在本研究中，以因子负荷差值不超过0.05为判断依据）；③在其所属因子仅包含它本身这一个条目（说明该条目独立于其他条目）。符合该删除标准的条目有13个，包括条目1.3、条目7.5、条目3.1、条目1.5、条目4.3、条目5.5、条目5.3、条目5.1、条目3.6、条目11.4、条目9.1、条目9.2和条目8.3（表7-3）。

（6）聚类分析法：采用系统聚类法对所有条目进行 R 型聚类分析，共生成15个聚类。每个条目与所属聚类的相关系数应较大，与相邻聚类的相关系数应较小，

表7-2 条目与各维度之间的相关系数及条目-维度一致性（以维度6为例）

维度	条目	维度1	维度2	维度3	维度4	维度5	维度6	维度7	维度8	维度9	维度11	维度12	维度10	条目-维度一致性
维度6	条目 6.6	0.241*	0.214*	0.082	0.277*	0.440*	–	0.439*	0.291*	0.333*	0.081	0.377*	0.237*	0.513*
	条目 6.7	0.214*	0.230*	0.084	0.269*	0.385*	–	0.375*	0.265*	0.281*	0.153*	0.326*	0.081	0.515*
	条目 6.1	0.179*	0.214*	0.101*	0.228*	0.285*	–	0.244*	0.263*	0.228*	0.138*	0.186*	0.089	0.445*
	条目 6.3	0.258*	0.234*	0.113*	0.221*	0.284*	–	0.154*	0.203*	0.107*	0.274*	0.076	0.290*	0.295*
	条目 6.4	0.050	0.090	0.092	0.051*	0.256*	–	0.224*	0.143*	0.160*	0.004	0.166*	0.130*	0.280*
	条目 6.5	0.221*	0.104*	0.120*	0.212*	0.124*	–	0.178*	0.062	0.167*	0.249*	0.040	0.256*	0.279*
	条目 6.8	0.259*	0.309*	0.026	0.286*	0.366*	–	0.529*	0.326*	0.434*	-0.045	0.738*	0.230*	0.165*
	条目 6.2	0.302*	0.269*	0.199*	0.370*	0.240*	–	0.083	0.228*	0.187*	0.478*	0.052	0.177*	0.273*

注：* 表示 $P < 0.05$，下划线表示条目与维度得分的相关系数大于该条目 - 维度一致性

表7-3 探索性因子分析的正交旋转因子负荷矩阵（主成分分析法）

条目	因子1	因子2	因子3	因子4	因子5	因子6	因子7	因子8	因子9	因子10	因子11	因子12	因子13	因子14	因子15	因子16	因子17
条目 12.5	0.804	0.121	0.315	0.031	0.011	-0.055	0.043	0.050	0.116	-0.003	-0.082	0.045	0.076	-0.044	-0.027	0.024	-0.038
条目 12.6	0.751	0.232	0.119	-0.046	0.075	0.093	-0.124	0.076	-0.020	0.120	0.042	-0.041	0.017	0.027	0.107	0.131	-0.019
条目 12.1	0.742	0.011	0.303	-0.029	0.058	-0.040	0.032	0.045	0.026	0.050	0.029	0.144	-0.031	0.140	0.092	-0.001	-0.013
条目 12.4	0.733	0.267	0.183	0.091	0.152	-0.044	0.102	0.145	-0.074	-0.062	-0.056	0.017	0.101	-0.003	-0.015	-0.022	-0.008
条目 12.3	0.730	0.333	0.125	0.105	0.151	0.032	0.130	0.093	-0.093	-0.053	0.015	-0.042	0.060	0.012	-0.045	0.048	0.022
条目 6.8	0.728	0.143	0.354	0.006	-0.045	-0.108	0.049	0.091	0.086	0.038	0.035	0.176	0.054	-0.047	0.022	-0.021	-0.054
条目 12.2	0.687	0.104	0.315	0.038	0.144	0.050	0.042	0.029	0.093	-0.109	-0.027	-0.052	0.029	0.037	-0.004	0.146	0.001
条目 7.4	0.678	0.133	0.126	-0.061	0.103	0.049	-0.020	0.016	0.047	0.093	0.288	0.160	-0.170	-0.078	0.093	-0.013	-0.028
条目 1.4	0.144	0.751	0.111	0.141	0.021	0.082	0.034	0.105	0.061	0.130	0.074	0.065	0.015	0.001	0.041	0.171	0.072
条目 2.6	0.024	0.682	-0.082	0.055	0.032	0.183	-0.105	-0.146	-0.101	0.177	-0.004	0.042	-0.176	0.041	0.189	0.078	-0.180
条目 1.6	0.136	0.676	0.124	-0.010	-0.063	0.040	0.176	0.063	0.030	-0.004	0.084	-0.130	0.099	0.058	0.041	0.146	0.012
条目 5.4	0.175	0.667	0.108	-0.010	0.195	-0.049	0.087	0.105	0.118	-0.152	0.172	0.038	0.251	0.021	-0.079	-0.102	-0.029
条目 2.2	0.031	0.660	-0.097	0.173	-0.086	0.130	-0.053	-0.027	<0.001	0.233	-0.019	0.186	-0.209	0.111	0.221	-0.016	-0.096
条目 8.1	0.230	0.657	0.075	-0.064	-0.003	-0.002	0.147	0.183	0.023	-0.021	0.047	0.151	-0.087	0.110	-0.191	0.127	-0.039
条目 7.1	0.151	0.655	0.207	-0.047	0.273	-0.103	0.067	0.125	0.061	-0.029	0.149	0.002	0.061	0.015	-0.100	-0.152	0.068
条目 2.1	0.386	0.650	0.110	0.006	-0.008	0.043	0.237	0.129	-0.054	-0.016	0.046	0.060	0.048	0.008	-0.087	0.108	-0.026
条目 5.2	0.180	0.646	0.169	0.049	0.263	0.058	-0.134	0.032	0.167	-0.002	0.045	0.006	-0.009	-0.129	-0.044	-0.034	0.047
条目 1.3	0.213	0.476	**0.426**	-0.023	0.142	0.035	0.216	0.165	-0.041	-0.085	-0.009	0.027	0.020	-0.087	0.050	0.141	0.071
条目 8.6	0.132	0.457	-0.036	0.032	0.130	0.091	0.151	0.344	-0.084	0.031	-0.023	-0.076	-0.061	0.272	-0.361	0.204	-0.155

续表

条目	因子1	因子2	因子3	因子4	因子5	因子6	因子7	因子8	因子9	因子10	因子11	因子12	因子13	因子14	因子15	因子16	因子17
条目 2.5	0.381	0.445	0.214	0.047	<0.001	0.021	0.240	0.171	-0.102	0.011	0.118	0.003	-0.035	-0.085	-0.075	-0.268	0.040
条目 9.5	0.331	0.007	0.769	-0.101	0.063	-0.018	0.027	0.023	0.084	-0.082	0.039	0.072	0.115	-0.027	-0.009	-0.010	-0.098
条目 9.4	0.303	0.168	0.716	-0.020	0.103	0.036	0.024	-0.021	-0.105	0.009	-0.054	0.092	-0.066	0.021	0.095	0.127	0.008
条目 9.3	0.306	0.170	0.701	-0.025	0.060	-0.084	0.058	-0.067	-0.060	0.074	0.107	0.098	-0.038	0.056	0.019	0.015	-0.124
条目 7.7	0.188	-0.039	0.689	0.075	0.083	0.033	-0.070	0.020	0.210	0.057	0.039	-0.050	0.165	-0.020	-0.137	0.078	0.015
条目 8.4	0.309	0.131	0.682	0.020	0.036	0.064	-0.017	0.186	0.068	0.026	0.144	0.080	-0.106	-0.028	0.056	0.034	0.036
条目 4.5	0.259	0.123	0.548	-0.019	0.168	0.111	-0.004	0.443	0.024	0.077	0.003	0.016	-0.040	-0.035	-0.034	-0.091	-0.043
条目 2.4	0.251	0.183	0.415	-0.127	0.178	-0.143	0.205	0.229	-0.060	0.071	0.071	0.010	0.108	0.007	0.064	0.057	-0.300
条目 7.5	0.296	0.193	**0.353**	0.076	0.149	-0.095	-0.015	0.047	0.157	-0.074	0.205	0.154	-0.343	-0.158	-0.090	0.236	0.094
条目 3.3	0.044	-0.022	-0.049	0.814	-0.008	0.046	0.006	0.013	0.024	-0.085	0.021	-0.017	0.023	0.211	0.097	0.036	0.012
条目 3.4	0.039	0.164	-0.045	0.704	0.009	0.130	0.021	0.069	0.160	0.003	0.076	0.115	0.024	0.245	0.210	0.085	-0.025
条目 3.2	-0.038	-0.004	-0.018	0.672	0.019	0.048	0.128	0.028	0.072	0.174	0.180	-0.003	-0.074	-0.143	-0.118	0.029	0.049
条目 3.1	-0.033	-0.070	0.109	0.487	0.006	0.049	0.029	-0.016	0.372	0.070	-0.040	-0.109	-0.057	0.483	-0.129	-0.065	-0.179
条目 6.7	0.221	0.140	0.149	-0.016	0.738	0.198	-0.118	0.098	0.018	-0.013	0.020	-0.014	0.021	-0.029	-0.011	0.119	0.047
条目 6.1	0.035	0.130	0.054	-0.047	0.710	0.163	0.051	0.117	-0.045	0.102	0.070	-0.041	-0.069	0.198	0.064	0.023	-0.109
条目 6.6	0.218	0.070	0.269	0.008	0.680	0.040	0.151	0.063	0.092	-0.026	0.045	0.250	-0.046	0.007	-0.124	-0.056	0.023
条目 6.4	0.048	0.014	0.130	0.223	0.542	-0.215	-0.038	-0.021	0.052	0.124	-0.137	0.244	0.193	-0.156	0.045	0.101	-0.164
条目 11.1	0.012	0.046	0.042	0.098	0.036	0.714	0.062	0.066	0.069	0.093	0.134	-0.025	0.060	0.059	0.039	-0.004	0.062
条目 11.2	0.067	0.106	0.095	0.011	-0.002	0.691	-0.008	0.068	0.243	0.078	0.157	0.228	0.021	0.097	0.054	-0.075	0.080
条目 6.2	-0.033	0.098	0.011	0.189	0.234	0.590	0.266	0.160	-0.076	0.139	-0.010	-0.233	-0.039	-0.102	0.034	0.114	-0.043

续表

条目	因子1	因子2	因子3	因子4	因子5	因子6	因子7	因子8	因子9	因子10	因子11	因子12	因子13	因子14	因子15	因子16	因子17
条目 11.3	-0.352	0.012	-0.108	0.027	0.227	0.505	0.076	-0.069	-0.010	0.124	-0.102	0.037	0.096	-0.232	0.099	0.105	-0.051
条目 1.1	0.066	0.057	0.186	0.052	-0.041	0.063	0.710	0.021	0.314	0.114	0.117	0.069	-0.066	0.016	0.124	-0.009	0.104
条目 1.2	0.087	0.214	-0.022	0.071	0.068	0.078	0.697	0.090	0.054	0.196	0.107	0.010	0.062	0.036	0.138	0.065	0.082
条目 2.3	0.054	0.179	-0.059	0.247	-0.052	0.364	0.510	0.098	0.100	-0.013	-0.170	0.156	0.087	-0.164	-0.069	0.191	-0.121
条目 1.5	-0.042	**0.333**	-0.216	0.042	0.116	**0.314**	**0.340**	-0.098	0.199	0.093	0.067	0.247	-0.063	0.042	0.002	0.061	0.082
条目 4.6	0.223	0.181	0.280	0.064	0.136	0.155	-0.009	0.626	-0.093	0.181	-0.005	0.038	-0.163	0.030	0.089	-0.045	0.223
条目 8.2	0.174	0.123	0.206	0.025	0.138	-0.030	0.095	0.573	0.041	0.047	0.138	0.294	0.181	-0.028	0.078	0.267	-0.140
条目 8.5	0.190	0.329	0.011	-0.004	0.181	0.122	0.017	0.503	0.011	-0.033	-0.051	0.085	0.047	0.169	-0.243	0.345	-0.191
条目 4.4	0.069	0.325	-0.018	**0.388**	0.070	0.195	0.168	0.464	0.067	0.075	0.093	0.047	0.050	-0.052	0.163	-0.002	-0.063
条目 4.3	0.112	**0.311**	-0.010	**0.341**	-0.028	0.190	0.243	**0.356**	0.013	0.073	0.303	-0.058	0.013	-0.143	0.177	-0.037	-0.079
条目 10.3	0.071	0.094	0.004	0.223	0.015	0.068	0.092	-0.025	0.741	0.208	0.018	-0.034	-0.045	0.037	-0.063	-0.043	-0.146
条目 3.5	-0.008	0.066	0.121	0.125	0.039	0.106	0.388	-0.035	0.694	0.039	-0.042	0.100	-0.057	0.044	-0.049	-0.008	0.060
条目 7.3	0.096	0.016	0.054	-0.116	0.046	0.265	-0.027	0.130	0.506	0.012	-0.113	-0.016	0.132	-0.015	0.364	0.060	0.366
条目 6.3	0.041	0.118	-0.040	0.004	0.010	0.182	0.081	0.160	0.112	0.765	0.012	0.151	0.139	0.077	-0.048	-0.001	-0.031
条目 6.5	-0.020	-0.017	0.119	0.074	0.081	0.096	0.190	-0.021	0.148	0.679	0.039	-0.105	0.017	-0.066	0.128	0.046	0.126
条目 4.1	0.021	0.113	0.078	0.242	0.019	0.114	0.023	-0.046	-0.069	0.078	0.748	-0.029	0.084	-0.028	-0.107	0.121	-0.031
条目 4.2	0.091	0.299	0.099	0.055	0.022	0.115	0.144	0.162	0.022	-0.040	0.698	0.018	0.038	0.165	0.123	-0.005	-0.050
条目 5.6	0.133	0.106	0.375	0.088	0.265	0.156	0.123	0.175	-0.003	0.058	-0.072	0.515	-0.017	0.092	-0.064	-0.112	-0.246
条目 5.5	0.325	0.133	**0.452**	-0.005	0.249	0.167	0.136	0.161	-0.080	0.021	-0.064	0.490	-0.094	0.080	-0.161	-0.076	0.027

续表

条目	因子1	因子2	因子3	因子4	因子5	因子6	因子7	因子8	因子9	因子10	因子11	因子12	因子13	因子14	因子15	因子16	因子17
条目 7.2	0.287	0.120	0.402	-0.051	0.284	-0.032	0.166	0.098	0.092	0.017	-0.043	0.483	0.147	0.090	0.038	0.039	-0.039
条目 10.1	0.310	0.143	0.247	0.101	-0.029	-0.015	0.011	0.316	0.016	-0.009	0.245	0.414	0.087	-0.264	-0.033	0.266	0.079
条目 5.3	0.074	-0.007	0.060	-0.049	-0.016	0.066	-0.008	-0.014	-0.028	0.092	0.104	0.037	**0.836**	-0.041	-0.004	0.016	0.039
条目 5.1	0.043	0.150	-0.007	0.195	0.223	0.328	0.062	0.164	-0.062	**0.367**	-0.033	0.026	0.404	0.071	0.003	-0.127	0.147
条目 3.6	0.039	0.163	-0.041	0.319	0.095	-0.019	-0.025	0.008	0.033	0.009	0.103	0.097	0.005	**0.710**	0.003	0.175	0.093
条目 11.4	0.135	-0.020	-0.006	0.149	-0.002	0.118	0.216	0.069	-0.057	0.070	0.007	-0.051	-0.018	-0.004	**0.738**	0.038	-0.056
条目 9.1	0.158	0.221	0.165	0.125	0.090	0.023	0.120	0.135	-0.062	0.023	0.108	-0.017	-0.030	0.145	0.047	**0.648**	0.033
条目 9.2	0.031	0.273	0.166	**0.339**	0.102	0.096	0.250	0.010	0.010	0.294	0.180	-0.080	-0.102	-0.007	0.005	**0.347**	0.180
条目 8.3	-0.056	-0.034	-0.132	0.002	-0.085	0.057	0.130	-0.040	-0.034	0.103	-0.045	-0.047	0.049	0.027	-0.037	0.022	**0.755**

注：下划线表示符合因子分析法的删除标准

一般要求 $(1-R_1^2)/(1-R_2^2) < 0.6$，否则考虑删除。符合该删除标准的条目有 26 个，包括条目 7.7、条目 7.5、条目 11.4、条目 11.3、条目 1.3、条目 1.6、条目 5.2、条目 2.5、条目 3.1、条目 3.2、条目 3.6、条目 7.4、条目 6.4、条目 9.2、条目 4.1、条目 4.2、条目 1.5、条目 2.3、条目 4.5、条目 4.6、条目 8.2、条目 5.6、条目 7.2、条目 10.1、条目 2.4 和条目 9.1（表 7-4）。

（7）重测信度法：在 429 份问卷调查中，对其中 46 例调查对象进行了重测调查。前后两次调查中，每个条目的得分结果应有相关性，否则考虑删除（$P > 0.05$）。符合该删除标准的条目有 16 个，包括条目 6.7、条目 6.4、条目 6.5、条目 6.2、条目 7.3、条目 7.4、条目 7.5、条目 8.2、条目 8.5、条目 9.3、条目 11.1、条目 11.2、条目 12.1、条目 12.3、条目 12.6 和条目 1.1。

（8）克龙巴赫 α 系数法：在某一维度下，若删除某个条目后该维度的克龙巴赫 α 系数有较大上升，则考虑删除，符合该删除标准的条目有 7 个，包括条目 1.5、条目 2.3、条目 5.3、条目 7.3、条目 8.3、条目 11.4 和条目 10.1。以维度 7 为例（表 7-5），维度 7 的克龙巴赫 α 系数为 0.561，在删除条目 7.3 后克龙巴赫 α 系数将上升至 0.644，因此建议删除条目 7.3。

（9）项目反应理论（IRT）

1）区分度参数（a）：区分度参数为 0.3 ~ 3 的予以保留，否则考虑删除，符合该删除标准的条目有 7 个，包括条目 2.1、条目 5.5、条目 6.8、条目 8.3、条目 12.3、条目 12.4 和条目 12.5。

2）阈值 [难度参数（b）]：b1 至 b4 的取值范围为 −4 ~ 4，且单调递增的予以保留，否则考虑删除。符合该删除标准的条目有 25 个，包括条目 1.5、条目 2.3、条目 2.2、条目 2.6、条目 3.2、条目 3.3、条目 3.4、条目 3.6、条目 5.1、条目 5.3、条目 6.6、条目 6.1、条目 6.3、条目 6.4、条目 6.5、条目 6.2、条目 7.3、条目 8.3、条目 9.5、条目 11.1、条目 11.3、条目 11.4、条目 10.3、条目 3.1 和条目 3.5。

3）项目信息函数（IIF）：条目共 67 个，预计删除 12 个条目，即保留 55 个条目。$16/55 = 0.291$，则 $\overline{I} > 0.291$ 认为可接受，否则考虑删除。符合该删除标准的条目有 20 个，包括条目 1.5、条目 2.6、条目 3.2、条目 3.3、条目 3.4、条目 3.6、条目 4.1、条目 5.3、条目 6.3、条目 6.4、条目 6.5、条目 6.2、条目 7.3、条目 8.3、条目 11.1、条目 11.3、条目 11.4、条目 10.3、条目 3.1 和条目 3.5。

以维度 6 为例（表 7-6），条目 6.8 的区分度参数（a）大于 3，可考虑删除。条目 6.6、条目 6.1、条目 6.3、条目 6.4、条目 6.5、条目 6.2 在阈值 [难度参数（b）] 上，虽然 b1 至 b4 均为单调递增的，但其取值范围不在 −4 ~ 4，可考虑删除。另外，条目 6.3、条目 6.4、条目 6.5、条目 6.2 的 $\overline{I}$ 小于 0.291，因此可考虑删除。

3. 条目筛选结果汇总与分析　在上述 67 个条目筛选分析中，共使用了 13 种条目需筛选方法，按照条目需符合不少于 10 种保留标准的条目筛选方法的标准，共有 42 个条目应予保留（表 7-7）。

表7-4 所有条目的R型聚类分析结果

聚类	条目	R^2		$1-R^2 \, \mathrm{Ratio} = \left(1-R_1^2\right) \, / \, \left(1-R_2^2\right)$
		与所属聚类的相关系数（R_1^2）	与相邻聚类的相关系数（R_2^2）	
1	条目 9.3	0.6662	0.2836	0.4659
	条目 9.4	0.6751	0.3145	0.4740
	条目 9.5	0.7115	0.3323	0.4321
	条目 7.7	0.4999	0.1917	0.6187
	条目 7.5	0.3673	0.1912	0.7822
	条目 8.4	0.6261	0.3640	0.5878
2	条目 11.4	0.1568	0.0493	0.8869
	条目 11.1	0.5887	0.1016	0.4578
	条目 11.2	0.4690	0.0983	0.5889
	条目 6.2	0.5243	0.1396	0.5529
	条目 11.3	0.3747	0.0861	0.6842
3	条目 1.3	0.4589	0.2805	0.7521
	条目 1.6	0.4996	0.1759	0.6072
	条目 1.4	0.5959	0.2967	0.5746
	条目 5.2	0.4744	0.1442	0.6141
	条目 5.4	0.5808	0.1527	0.4948
	条目 7.1	0.5690	0.1776	0.5241
	条目 8.1	0.5821	0.2796	0.5800
	条目 2.1	0.6653	0.2762	0.4624
	条目 2.5	0.4225	0.2474	0.7673
4	条目 3.3	0.6642	0.0970	0.3719
	条目 3.4	0.6682	0.1773	0.4033
	条目 3.1	0.4671	0.1686	0.6410
	条目 3.2	0.3535	0.1305	0.7435
	条目 3.6	0.3958	0.0927	0.6659
5	条目 12.1	0.6410	0.3099	0.5202
	条目 12.2	0.6022	0.3022	0.5702
	条目 12.3	0.6484	0.3323	0.5265
	条目 12.4	0.6746	0.2870	0.4564
	条目 12.5	0.7617	0.3471	0.3650
	条目 12.6	0.6100	0.2043	0.4902
	条目 6.8	0.7001	0.3518	0.4627
	条目 7.4	0.5059	0.2037	0.6205

续表

聚类	条目	R^2		$1-R^2 \text{ Ratio} = (1-R_1^2) / (1-R_2^2)$
		与所属聚类的相关系数（R_1^2）	与相邻聚类的相关系数（R_2^2）	
6	条目 6.6	0.6660	0.2804	0.4642
	条目 6.7	0.6792	0.1833	0.3928
	条目 6.1	0.5464	0.0962	0.5018
	条目 6.4	0.3521	0.0933	0.7146
7	条目 4.3	0.6261	0.1678	0.4493
	条目 4.4	0.5115	0.1572	0.5796
	条目 9.2	0.3463	0.1458	0.7653
	条目 4.1	0.4030	0.0607	0.6355
	条目 4.2	0.4991	0.1771	0.6087
8	条目 1.2	0.6242	0.1696	0.4525
	条目 1.5	0.4269	0.1220	0.6527
	条目 1.1	0.5879	0.2111	0.5224
	条目 2.3	0.4784	0.1331	0.6018
9	条目 4.5	0.5397	0.3309	<u>0.6879</u>
	条目 4.6	0.4005	0.1503	<u>0.7056</u>
	条目 8.2	0.4651	0.2099	<u>0.6770</u>
	条目 5.6	0.5109	0.1884	<u>0.6026</u>
	条目 5.5	0.6152	0.3229	0.5684
	条目 7.2	0.5254	0.2720	<u>0.6519</u>
	条目 10.1	0.3734	0.2004	<u>0.7837</u>
	条目 2.4	0.3731	0.2350	<u>0.8194</u>
10	条目 2.2	0.8107	0.2093	0.2394
	条目 2.6	0.8107	0.2076	0.2389
11	条目 6.3	0.6965	0.1140	0.3425
	条目 6.5	0.6965	0.0910	0.3339
12	条目 8.5	0.7476	0.2174	0.3225
	条目 8.6	0.6728	0.2556	0.4396
	条目 9.1	0.3813	0.1386	<u>0.7183</u>
13	条目 7.3	0.5882	0.0802	0.4477
	条目 8.3	0.5882	0.0314	0.4251
14	条目 10.3	0.7567	0.1105	0.2736
	条目 3.5	0.7567	0.2473	0.3233
15	条目 5.3	0.6572	0.0184	0.3492
	条目 5.1	0.6572	0.1632	0.4096

注：下划线表示 $1-R^2 \text{ Ratio} \geqslant 0.6$

表7-5 删除条目后的克龙巴赫α系数（以维度7为例）

条目	删除条目后克龙巴赫 α 系数
条目 7.7	0.489
条目 7.1	0.517
条目 7.2	0.468
条目 7.3	0.644
条目 7.4	0.486
条目 7.5	0.487

表7-6 项目反应理论（IRT）的项目参数及信息函数结果（以维度6为例）

条目	a	$b(1)$	$b(2)$	$b(3)$	$b(4)$	$\bar{I}$
条目 6.6	2.151	− 4.229	−1.369	−0.261	2.106	0.887
条目 6.7	1.778	− 2.937	−1.061	−0.048	2.547	0.741
条目 6.1	1.148	−4.475	−1.442	0.404	3.467	0.333
条目 6.3	0.857	−5.977	−1.222	0.311	3.926	0.191
条目 6.4	0.767	−6.182	−2.172	−0.041	5.199	0.149
条目 6.5	0.656	−5.726	−2.021	0.280	6.105	0.115
条目 6.8	3.277	−1.554	−1.341	−0.362	1.672	1.587
条目 6.2	0.838	−5.277	−1.112	0.813	4.383	0.187

注：下划线代表根据项目反应理论予以删除的条目

在另外被建议删除的 25 个条目中，结合之前的专家咨询结果，应将那些在每个维度中专家赋值的权重系数最大的条目予以保留（表6-5），符合该保留标准的共计 4 个条目：条目 3.6、条目 4.5、条目 5.3、条目 11.4（条目 7.4 虽然也符合该标准，但考虑到其与条目 12.6 的描述内容略有重复，因此仍然应予删除）。

按照上述条目筛选保留标准，维度 7 只保留了 2 个条目，不符合每个维度的条目个数不少于 3 个的测量学标准。因此，考虑到条目 7.1 和条目 7.2 与维度 5 之间的相关系数较高（分别为 0.488 和 0.464，参考相关系数法中条目 - 维度相关系数法的相关分析结果），因此将维度 7 合并至维度 5，并重新命名为"非惩罚性原则与风险预警"。

综上，通过上述条目筛选分析，原来的 12 个维度和 67 个条目被调整至 11 个维度和 46 个条目（表7-7，表7-8）。

表7-7 预调查中67个条目筛选结果汇总

维度	条目	相关系数法 频数分析	变异系数	高低分组比较	内部条目相关系数	条目-维度一致性	条目维度相关系数	因子分析	聚类分析	重测信度	克龙巴赫α系数	项目反应理论 区分度(a)	难度参数(b)	平均信息量($\bar{I}$)	符合个数	条目筛选结果
维度1	条目1.3	✓	✓	✓	✓	✓					✓	✓	✓	✓	9	待定
	条目1.2	✓	✓	✓	✓	✓	✓	✓	✓	✓	✓	✓	✓	✓	13	保留
	条目1.6	✓	✓	✓	✓	✓	✓	✓	✓	✓	✓	✓	✓	✓	11	保留
	条目1.5	✓	✓	✓	✓	✓	✓					✓			6	待定
	条目1.4	✓	✓	✓	✓	✓		✓	✓	✓	✓	✓	✓	✓	12	保留
维度2	条目2.1	✓	✓	✓	✓	✓		✓	✓	✓	✓	✓		✓	10	保留
	条目2.3	✓	✓	✓	✓	✓			✓		✓	✓	✓		8	待定
	条目2.5	✓	✓	✓	✓	✓	✓		✓	✓	✓	✓	✓	✓	10	保留
	条目2.2	✓	✓	✓	✓	✓	✓	✓	✓	✓	✓	✓	✓	✓	12	保留
	条目2.4	✓	✓	✓	✓	✓	✓	✓		✓	✓			✓	9	待定
	条目2.6	✓	✓	✓	✓	✓	✓	✓	✓	✓	✓	✓			11	保留
维度3	条目3.2	✓	✓	✓	✓	✓	✓	✓	✓	✓	✓	✓			10	保留
	条目3.3	✓	✓	✓	✓	✓		✓	✓	✓	✓	✓	✓		11	保留
	条目3.4	✓	✓	✓	✓	✓	✓	✓	✓	✓	✓	✓			11	保留
	条目3.6	✓	✓	✓	✓	✓	✓	✓		✓	✓	✓			9	待定
维度4	条目4.1	✓	✓	✓	✓	✓	✓	✓	✓	✓	✓	✓			11	保留
	条目4.2	✓	✓	✓	✓	✓		✓	✓	✓	✓	✓	✓		11	保留
	条目4.3	✓	✓	✓	✓	✓	✓	✓	✓	✓	✓	✓	✓	✓	12	保留
	条目4.4	✓	✓	✓	✓	✓	✓	✓	✓	✓	✓	✓	✓	✓	13	保留

续表

维度	条目	频数分析	变异系数	高低分组比较	内部条目相关系数	条目-维度一致性	条目维度相关系数	因子分析	聚类分析	重测信度	克龙巴赫α系数	区分度参数(a)	难度参数(b)	平均信息量($\bar{I}$)	符合个数	条目筛选结果
维度 4	条目 4.5	✓		✓		✓		✓		✓	✓	✓	✓	✓	9	待定
	条目 4.6	✓		✓	✓	✓	✓	✓		✓	✓	✓	✓	✓	11	保留
维度 5	条目 5.2	✓		✓	✓	✓	✓			✓	✓	✓	✓		10	保留
	条目 5.1	✓	✓	✓		✓			✓	✓	✓	✓	✓	✓	9	待定
	条目 5.3	✓		✓			✓			✓	✓	✓			8	待定
	条目 5.4	✓		✓	✓			✓	✓	✓	✓	✓	✓	✓	11	保留
	条目 5.6	✓		✓	✓				✓	✓	✓	✓	✓	✓	10	保留
	条目 5.5	✓		✓			✓	✓	✓	✓	✓	✓		✓	9	待定
维度 6	条目 6.6	✓		✓		✓	✓	✓	✓	✓	✓	✓	✓	✓	10	保留
	条目 6.7	✓		✓	✓	✓	✓		✓	✓	✓	✓	✓		11	保留
	条目 6.1	✓		✓	✓	✓	✓	✓	✓	✓	✓	✓			11	保留
	条目 6.3	✓	✓	✓		✓	✓	✓	✓	✓	✓	✓		✓	10	保留
	条目 6.4	✓		✓	✓		✓		✓	✓	✓	✓			8	待定
	条目 6.5	✓		✓					✓	✓	✓	✓	✓		9	待定
	条目 6.8	✓		✓		✓			✓	✓	✓	✓			8	待定
	条目 6.2	✓	✓	✓				✓	✓	✓	✓	✓			8	待定
维度 7	条目 7.7	✓		✓		✓			✓	✓	✓	✓		✓	9	待定
	条目 7.1	✓		✓	✓	✓			✓	✓	✓	✓	✓	✓	11	保留
	条目 7.2	✓		✓	✓	✓		✓	✓	✓	✓	✓		✓	10	保留

续表

维度	条目	频数分析	变异系数	高低分组比较	相关系数法			因子分析	聚类分析	重测信度	克龙巴赫α系数	项目反应理论			符合个数	条目筛选结果
					内部条目相关系数	条目-维度一致性	条目维度相关系数					区分度(a)	难度参数(b)	平均信息量(Ī)		
	条目7.3	√	√	√	√			√	√			√			6	待定
	条目7.4	√		√	√	√		√			√	√	√	√	9	待定
	条目7.5	√		√	√	√					√	√	√	√	8	待定
维度8	条目8.1	√		√	√	√		√	√	√		√	√	√	11	保留
	条目8.2	√		√	√	√				√		√	√	√	9	待定
	条目8.3	√	√	√		√			√			√			4	待定
	条目8.4	√		√	√	√	√		√	√	√	√	√	√	11	保留
	条目8.5	√	√	√	√	√	√			√	√	√	√	√	11	保留
	条目8.6	√	√	√	√	√	√	√	√	√	√	√	√	√	13	保留
维度9	条目9.1	√	√	√	√	√	√	√	√	√		√	√	√	9	待定
	条目9.2	√	√	√	√	√	√			√	√	√	√		10	保留
	条目9.3	√		√	√	√	√	√	√		√	√	√	√	11	保留
	条目9.4	√	√	√	√	√	√	√	√	√	√	√	√	√	12	保留
	条目9.5	√		√		√	√		√	√	√	√		√	9	待定
维度11	条目11.1	√	√	√	√	√	√	√	√	√	√	√	√	√	10	保留
	条目11.2	√	√	√	√	√	√				√	√	√	√	12	保留
	条目11.3	√	√	√		√		√	√	√	√	√			9	待定
	条目11.4	√	√	√		√			√	√	√	√			7	待定
维度12	条目12.1	√	√	√	√	√	√	√	√	√	√	√	√	√	11	保留

续表

维度	条目	频数分析	变异系数	高低分组比较	相关系数法			因子分析	聚类分析	重测信度	克龙巴赫α系数	项目反应理论			符合个数	条目筛选结果
					内部条目相关系数	条目-维度一致性	条目维度相关系数					区分度(a)	难度参数(b)	平均信息量($\bar{I}$)		
维度12	条目12.2	√		√	√	√	√	√	√	√	√	√	√	√	12	保留
	条目12.3	√	√	√	√	√	√	√	√		√		√	√	10	保留
	条目12.4	√	√	√	√	√	√	√	√	√	√		√	√	11	保留
	条目12.5	√		√	√	√	√	√	√	√	√	√	√	√	11	保留
	条目12.6	√		√	√	√	√	√	√		√	√	√	√	11	保留
维度10	条目10.1	√		√	√	√	√	√	√	√		√	√	√	7	待定
	条目10.3	√	√	√	√	√	√	√	√	√	√	√	√		11	保留
	条目1.1	√	√	√		√	√	√			√	√	√	√	11	保留
	条目3.1	√	√	√		√	√		√	√		√			7	待定
	条目3.5	√	√	√	√	√	√	√	√	√		√			11	保留

表7-8 综合分析判断后被保留的46个条目

维度	条目
1．管理层支持	1.2、1.6、1.4
2．工作制度和流程	2.1、2.5、2.2、2.6
3．人员配置	3.2、3.3、3.4、3.6
4．团队沟通与合作	4.1、4.2、4.3、4.4、4.5、4.6
5．非惩罚性原则与风险预警	5.2、5.3、5.4、5.6、7.1、7.2
6．对待负性事件的开放性沟通	6.6、6.7、6.1、6.3
8．持续性学习	8.1、8.4、8.5、8.6
9．个人工作状态	9.2、9.3、9.4
11．提供方的自我保护行为	11.1、11.2、11.4
12．患者参与患者安全	12.1、12.2、12.3、12.4、12.5、12.6
10．预防保健服务	10.3、1.1、3.5

三、讨论与小结

在本次预调查中，综合采用了经典测量理论（CCT）和项目反应理论（IRT）进行条目分析与筛选，其中经典测量理论（CCT）采用了10种条目分析方法或参数对条目进行筛选。项目反应理论（IRT）采用了3种项目参数，包括区分度参数、难度参数、平均信息量，对条目的适用性进行评价。

在上述13种条目分析方法中，按照条目需符合不少于10种保留标准的条目筛选方法的标准，有42个条目应予保留，结合前期Delphi专家咨询法中的专家赋值权重系数，又保留了4个条目，共计保留46个条目。另外，在删除条目后，维度7仅保留了2个条目，考虑到测量的稳定性（即应保证每个维度下的条目数≥3个），又将这2个条目合并至与其条目描述和测量目的均比较相近的维度5中，并重新命名为"非惩罚性原则与风险预警"，因此维度数也从原来的12个减少至11个。由此可见，在进行条目的定量评价及筛选时，不但应结合各种条目筛选方法的评价结果进行综合判断，还应结合考虑前期的定性评价结果（如专家咨询等），才能保证最终条目筛选结果的可靠性和稳定性。

第八章 量表的性能评价

在使用任何一个量表进行正式问卷调查或推广应用之前，要保证测量结果的正确性和科学性，就必须首先对量表进行性能评价。量表的性能评价通常包括信度评价、效度评价、可行性评价、可接受性评价和反应性评价，其中信度评价和效度评价是量表性能评价的关键环节。在本书的第四章和第七章中，均有关于信度和效度相关测量理论的详细介绍，在本章中将重点介绍几种常见的信度及效度评价方法。

第一节 信度评价

信度（reliability），即可靠性，又称一致性，指测量结果的可靠程度，是对测量结果的稳定性的评价。信度就是指真实分数与系统误差的方差之和在测量分数的方差中所占比例，反映了随机误差的大小，即随机误差越大，信度就越低；随机误差越小，信度就越高。根据误差来源的不同，信度评价指标也有所不同，常用的包括重测信度（test-retest reliability）、分半信度（split-half reliability）、复本信度（alternate-form reliability）、评分者信度（scorer reliability）、内部一致性系数（internal consistency reliability）等。

一、重测信度

重测信度又称稳定性系数，是指使用一个量表针对同一样本人群在间隔一段时间的前后两次调查中量表得分的相关系数。前后两次调查的间隔时长在 2 周左右为宜（参见第七章中的重测信度法部分）。前后两次调查中量表得分的重测信度越高，就表示量表越具有稳定性，一般以简单相关系数（r）或组内相关系数（intra-class correlation coefficient，ICC）表示，一般要求重测信度应该在 0.7 以上。计算简单相关系数时，如果数据符合正态分布，一般采用 Pearson 相关系数，如果数据不符合正态分布，则一般采用 Spearman 相关系数。计算 ICC 值时，一般采用方差分析的方法计算得到组间均方（MS_b）和组内均方（MS_w），然后采用公式：

$$\text{ICC} = \frac{MS_b - MS_w}{MS_b + (k-1)\,MS_w}$$

公式 8-1

计算得出 ICC 值，其中 k 为重复测量的次数，在量表的重测调查中取值为 2。

二、分半信度

分半信度又称折半信度，是指将条目分为相等的两部分（通常是分为奇数条目和偶数条目），先计算出两部分得分的简单相关系数（r）。由于条目被分为两半，常会造成信度偏低的现象。因此，当两部分得分具有相同的均数与标准差时，通常使用斯皮尔曼 - 布朗（Spearman-Brown）公式进行校正：

$$R = 2r / (1 - r) \qquad 公式\ 8\text{-}2$$

当两部分得分具有不同的均数与标准差时，通常使用卢伦（Rulon）公式进行校正：

$$R = 1 - S_d^2 / S_x^2 \qquad 公式\ 8\text{-}3$$

其中，S_d^2 为两部分得分之差的方差，S_x^2 为整个量表得分的方差。

三、复本信度

复本信度是指除了被评价的量表之外，再使用另外一个可视为等值的量表（即复本量表），在相同时间测量同一样本人群，两个量表得分的相关系数（r）即为复本信度。但在实际研究中，很难找到近乎等值的复本量表。因此，在实践中很少采用复本信度对量表进行评价。

四、评分者信度

评分者信度即通过专家主观判断结果对量表信度进行评价的一种方法，和第六章中 Delphi 专家咨询法的协调系数计算方法及评价标准相一致，在此不再赘述。计算公式如下：

$$W = \frac{12S}{m^2 (n^2 - n)} \qquad 公式\ 8\text{-}4$$

其中，n 指条目数，m 指专家总数，S 指秩和与其平均值之差的平方和。

五、内部一致性系数

内部一致性系数是检验量表及各维度（亚量表）内部条目之间一致性程度的评价指标，最常使用的是克龙巴赫 α 系数，计算公式如下：

$$\alpha = n\bar{r} / [(n-1)\bar{r} + 1] \qquad 公式\ 8\text{-}5$$

其中 $\bar{r}$ 为该维度下各条目之间的平均相关系数，一般认为克龙巴赫 α 系数 ≥ 0.7 代表条目之间的内部一致性较好。

第二节　效度评价

效度（validity），即有效性，又称真实性，代表了测量结果与真实情况的符合程度。效度就是指真实分数的方差在测量分数的方差中所占比例，反映了误差（包括随机误差和系统误差）的大小，即误差越大，效度就越低；误差越小，效度就越高。因此，如果一个量表的效度很高，则信度一定很高，但信度高却并不意味着效度也很高。由于无法准确得知测量的真实分数，因此效度的评价通常需要依赖外部标准进行比较判断，常用的效度指标包括：表面效度（face validity）、内容效度（content validity）、效标效度（criterion validity）、结构效度（contract validity）、判别效度（discriminating validity）等 [3,26]。

一、表面效度

表面效度是指从量表的表面形式来判断量表是否测量了它应该测量的特质，即通过主观判断量表中所包含的条目及维度是否与被测量的特质相关，一般由外行人员对量表进行表面化的评价判断，考察测量内容与测量目的之间明显的、直接的关系。如果一个量表从表面看起来跟它旨在测量的特质相似，那么就倾向于认为该量表具有表面效度，否则就倾向于认为该量表没有表面效度。

二、内容效度

内容效度是指量表内容是否能够真实反映出其测量目的及所指特质，用来考察测量内容与测量目的、总体内容之间的逻辑的、本质上的联系。通常采用专家主观判断打分的方法进行评价，一般以内容效度比（content validity ration，CVR）这一指标来衡量内容效度的大小，计算公式如下：

$$CVR = \frac{m - N/2}{N/2} \qquad 公式\ 8\text{-}6$$

其中 m 为认为该条目很好地反映了测量内容的专家人数，N 为专家总数。

三、效标效度

效标效度又称标准关联效度或实证效度，是指以一个公认有效的量表作为标准（即"金标准"或"效标"量表），检验新量表与效标量表测量得分之间的相关性。通常以两个量表得分之间的相关系数（r）表示校标效度，用于衡量两个量表测量结果之间的一致性。

四、结构效度

结构效度又称建构效度，旨在说明量表结构是否与编制量表时采用的理论相符，即量表测量结果的内在成分是否与预设相一致，主要采用探索性因子分析（exploratory factor analysis，EFA）和验证性因子分析（confirmatory factor analysis，CFA）进行评价。通常先采用探索性因子分析对量表结构进行探索性分析，形成一个预设模型，然后再采用 CFA 对该预设模型进行验证性评价。

在前面的相关章节内容中，已经对探索性因子分析方法作了详尽介绍，在此不再赘述。下面简要介绍验证性因子分析的基本统计思想，具体分析方法将在第九章中进行详细介绍。验证性因子分析属于结构方程模型（structural equation modeling，SEM）的一种方法，所谓结构方程模型是用以验证某一理论模型或假设模型适切与否的统计技术，是一种验证性而非探索性的统计方法。验证性因子分析就是采用结构方程模型的统计思想，用来测试一个因子与相对应的测度项之间的关系是否符合研究者所设计的理论关系，即用实际数据拟合特定的因子模型。分析因子模型的拟合程度，常用的统计参数有 χ^2 统计量、标准化残差均方根（standardized root mean residual，SRMR）、估计误差均方根（root mean square error of approximation，RMSEA）、比较拟合指数（comparative fit index，CFI）、拟合优度指数（goodness fit index，GFI）、调整拟合优度指数（adjusted goodness fit index，AGFI）、Tucker-Lewis 指数（Tucker-Lewis index，TLI）等，一般要求 $\chi^2/df < 3$，SRMR 和 RMSEA 小于 0.05，CFI、GFI、AGFI、TLI 大于 0.90，且各条目的因子负荷应不低于 0.40。经常使用 Amos、Mplus 等软件进行统计分析。总体来说，探索性因子分析是从数据中提炼出因子结构的过程，验证性因子分析是用数据检验因子结构的过程，二者之间的区别见表 8-1。此外，由于二者的理论假设不同，在探索性因子分析中要求正交旋转后所得因子之间保持互不相关，而在验证性因子分析中则允许因子之间存在相关性。因此，不能使用同一批数据做两种分析，通常会将调查数据随机分为两组，一组进行探索性因子分析，一组进行验证性因子分析，每组样本量一般应该达到条目总数的 5 ~ 10 倍以上。

表8-1　探索性因子分析与验证性因子分析的比较

探索性因子分析	验证性因子分析
无先验信息	有先验信息
理论产出（数据→理论）	理论检验（理论→数据）
理论启发（文献基础薄弱）	强势的理论 / 实证基础
决定因素的数目	因素的数目已经固定
变量可以自由归类所有因素	变量固定归类于某一特定因素

五、判别效度

判别效度又称区分效度，是指量表应该能够区分已知的几类不同的调查对象，常用 T 检验或卡方检验来比较不同人群之间的量表得分差异。如果 $P < 0.05$ 则说明差异有统计学意义，说明量表有区分不同人群的能力，判别效度良好。

第三节　其他量表性能评价方法

一、可行性评价

可行性（feasibility），即量表的适用性（practicality），主要评价量表是否容易被接受并轻松地完成。常用的衡量指标包括量表的接受率、完成率及完成时间。量表的接受率是指调查对象对量表的接受程度，常以量表的回收率表示，通常要求回收率不低于 85%。量表的完成率是指调查对象完成量表的情况（即应答率），通常要求不低于 85% 的应答率。量表的完成时间指调查对象完成一份量表所需要的时间，时间过长容易促使调查对象产生厌烦心理，影响量表的填写质量，通常要求完成一份量表的时间应控制在 20 分钟以内为宜 [3,26]。

二、可接受性评价

可接受性（acceptability），通常用调查对象完成量表的时间、接受率、调查对象对量表的理解程度和满意程度等指标进行评价。在一份量表中，问题数量应尽量减少，语言应尽量通俗易懂，才能保证调查对象有较高的依从性 [3]。

三、反应性评价

对于一个量表来说，反应性（responsiveness）也是一项重要的性能评价指标，因为它能够反映出该量表能够在多大程度上检测出被测概念纵向（在时间轴上）变化的能力。量表的反应性包含两大类型：内部反应性（internal responsiveness）和外部反应性（external responsiveness）。内部反应性是指一个量表能够检测出两个不同时间点发生变化的能力，外部反应性是指一个量表能够检测出"利用其他测量工具获得的参考变化值"的能力。这两种类型的反应性指标提供了不同但又互补的信息：内部反应性反映了个体水平的变化，而外部反应性则反映了利用其他测量工具对个体状态进行评价和比较的一种思维模式 [44]。

对于量表的内部反应性，首选应避免地板效应（floor effect）或天花板效应（ceiling effect），即条目得分为最低分或最高分的比例应低于 15%，否则不能反映出进一步的下降或上升变化趋势。另外，量表得分应该能够反映出干预措施的预期改变效果，可以采用双尾 T 检验、效应尺度（effect size）、标准化反应均数（standardized response mean）等统计分析方法或指标进行评价。双尾 T 检验用于比较干预前后的量表得分有无统计学意义上的显著差异，通常取 $a = 0.05$ 检验水平。效应尺度是指干预前后量表得分均值的差值与干预前量表得分的标准差（即基线标准差）之比，效应尺度 $\leqslant 0.20$ 表示不超过 1/5 的基线标准差变化幅度，通常被视为内部反应性较差；效应尺度 $\leqslant 0.50$ 则表示不超过 1/2 的基线标准差变化幅度，通常被视为内部反应性中等；效应尺度 $\geqslant 0.80$ 则表示不低于 4/5 的基线标准差变化幅度，通常被视为内部反应性较好。标准化反应均数，又被称为反应性 - 治疗系数（responsiveness-treatment coefficient）或效率指数（efficiency index），是指干预前后量表得分均值的差值与干预前后个体得分差值的标准差之比，取值判断标准与效应尺度类似[45-46]。

可以利用接受者操作特征曲线（receiver operating characteristic curve，ROC 曲线）、相关分析、回归模型等统计分析方法或指标进行评价。ROC 曲线是利用筛检试验的研究设计原理，绘制以"1 – 特异度"为横坐标，"灵敏度"为纵坐标的曲线，根据曲线下面积（area under the curve，AUC）判断量表的外部反应性，AUC 的取值范围在 0.5 ~ 1.0 之间，越接近 1.0 表示外部反应性越高，越接近 0.5 则表示外部反应性越低。相关分析法则可通过计算该量表与另一个测量工具得分之间的相关系数进行判断，相关系数在 0.25 ~ 0.49 之间表示外部反应性较差，在 0.50 ~ 0.74 之间表示外部反应性中等，相关系数 ≥ 0.75 则表示外部反应性较好。回归模型分析法则是通过建立效标与量表得分之间的回归模型，计算效标每改变 1 个单位或最小重要性差异值（minimal clinical important difference，MCID）时量表得分的变化值，用以表示量表得分改变多少才能够被视为有实际意义。但在使用"效标法"进行量表的外部反应性评价时，最大的问题是很难找到合适的效标以及如何确定 MCID[45-46]。

第四节　医学量表性能评价的实例操作

一、研究方法

1. 调查方法

（1）调查机构：于 2016 年 10 月至 2017 年 2 月，在浙江省的 14 个妇幼保健机构进行现场调查，其中省级妇幼保健院 1 个、市级妇幼保健院 3 个、区县级妇幼保健院 1 个、区县级妇幼保健所 9 个，调查机构的基本情况略。

（2）调查对象及内容：在上述 14 个调查机构中，采用中国妇幼保健机构患者安全文化量表（46 条目）（见附录 4）对调查期间的所有表示有意愿参与调查的在岗医务人员进行问卷调查，共发放问卷 1 379 份，回收问卷 1 298 份，回收率为 94.1%。按照有效应答条目个数占总条目个数的比例不低于 80% 的标准（即应答条目数不低于 37 个），确定有效问卷 1 256 份，有效应答率为 96.8%。其中回答全部 46 个条目的问卷数 1 143 份，占有效问卷总数的 91.0%。另外，同时还在被调查的医务人员中，招募了 70 人参与重测调查（前后间隔 2 ~ 3 周），重测调查方法与前期的预调查相同，最终回收重测问卷 63 份（90.0%）。

2. 统计分析方法

（1）维度及条目得分：各维度及条目得分计算方法与预调查时一致。

（2）量表性能评价：1 256 例样本被随机分成两组（628 例／组），一组进行探索性因子分析，另一组进行验证性因子分析。在探索性因子分析中，使用主成分分析法（最大方差旋转），提取因子个数由特征根值决定（$\lambda > 1$），如果某个条目的因子负荷 < 0.4 或在两个及以上因子上存在严重的交叉负荷（cross loading）则删除。在验证性因子分析中，由于数据不符合正态分布，因此采用稳健最大似然（robust maximum likelihood，MLR）估计法，对探索性因子分析中得到的因子模型进行拟合检验，指标包括：x^2 统计量（$x^2/df < 3$）、标准化残差均方根（SRMR < 0.05）、估计误差均方根（RMSEA < 0.05）、比较拟合指数（CFI > 0.90）和 Tucker-Lewis 指数（TLI > 0.90），另外还要求各条目的因子负荷应不低于 0.40。接下来，再将两组样本进行合并，利用克龙巴赫 α 系数分析量表的内部一致性信度，并利用 63 例重测调查数据计算前后两次量表得分的 Spearman 相关系数（数据不符合正态分布）以分析量表的重测信度。内部一致性信度和重测信度均要求大于 0.70。

在进行验证性因子分析时，常用的统计分析软件包括 Amos、Mplus 等，由于 Amos 为窗口式程序操作，相对简单易学，具体操作方法可参考相应的工具书籍[47-48]，在此不再赘述。下面将重点介绍 Mplus 的分析语句及结果解读。

本研究中使用的 Mplus 分析语句见下：

```
data：
file=CFA1.dat；
```
指定所使用的数据库名称为 CFA1.dat
```
VARIABLE：
NAMES= nt12 nt16 nt14 nt25 nt22 nt26 nt32；
NAMES= nt33 nt34 nt36 nt41 nt42 nt44 nt45 nt52；
NAMES= nt54 nt71 nt66 nt67 nt61 nt63 nt84 nt85；
NAMES= nt86 nt93 nt94 nt111 nt112 nt121 nt122 nt123；
NAMES= nt124 nt125 nt126 nt103 nt11 nt35 jibie job2；
```
使用 NAMES 语句定义数据库中的所有变量名
```
missing =all .；
```
定义缺失值为 " . "
```
usevariables= nt125 nt124 nt123 nt121 nt122 nt126；
usevariables= nt54 nt71 nt52 nt25；
usevariables= nt103 nt35 nt11 nt63 nt44；
usevariables= nt14 nt22 nt26 nt16；
usevariables= nt33 nt34 nt32；
usevariables= nt67 nt61 nt66；
usevariables= nt112 nt111；
usevariables= nt93 nt94 nt84；
usevariables= nt86 nt85；
```

usevariables= nt41 nt42；

使用 usevariables 语句定义在验证性因子分析中所使用的变量

analysis：estimator=mlr；

首先将参数估计方法选择为 MLR

model：

f1 by nt125 nt124 nt123 nt121 nt122 nt126；

nt125、nt124、nt123、nt121、nt122、nt126 共同构成因子 $f1$

f2 by nt54 nt71 nt52 nt25；

nt54、nt71、nt52、nt25 共同构成因子 $f2$

f3 by nt103 nt35 nt11 nt63 nt44；

nt103、nt35、nt11、nt63、nt44 共同构成因子 $f3$

f4 by nt14 nt22 nt26 nt16；

nt14、nt22、nt26、nt16 共同构成因子 $f4$

f5 by nt33 nt34 nt32；

nt33、nt34、nt32 共同构成因子 $f5$

f6 by nt67 nt61 nt66；

nt67、nt61、nt66 共同构成因子 $f6$

f7 by nt112 nt111；

nt112、nt111 共同构成因子 $f7$

f8 by nt93 nt94 nt84；

nt93、nt94、nt84 共同构成因子 $f8$

f9 by nt86 nt85；

nt86、nt85 共同构成因子 $f9$

f10 by nt41 nt42；

nt41、nt42 共同构成因子 $f10$

output：STDYX；

最后指定输出标准化后的路径系数（STDYX，即因子负荷）

下面是从 Mplus 语句的运行输出结果中节选出来的部分分析结果：

- 描述数据的基本情况

SUMMARY OF ANALYSIS

Number of groups　1

分组数为 1

Number of observations　579

观察样本 579 例（仅分析不存在任何缺失值的样本）

Number of dependent variables   34

自变量 34 个

Number of independent variables   0

因变量 0 个

Number of continuous latent variables   10

连续型的潜变量 10 个（即因子个数）

- 模型拟合信息

MODEL FIT INFORMATION

Number of Free Parameters   149

自由参数 149 个

Loglikelihood

   H0 Value   -17787.495

   H0 Scaling Correction Factor   1.6079

   for MLR

   H1 Value   -17281.548

   H1 Scaling Correction Factor   1.3334

   for MLR

对数似然法模型拟合信息

Information Criteria

   Akaike（AIC）   35872.989

AIC 模型拟合信息

   Bayesian（BIC）   36522.823

BIC 模型拟合信息

   Sample-Size Adjusted BIC   36049.807

   （n* =（n + 2）/ 24）

调整 AIC 模型拟合信息

Chi-Square Test of Model Fit

   Value   810.717*

   Degrees of Freedom   480

   P-Value   0.0000

   Scaling Correction Factor   1.2481

   for MLR

卡方模型拟合信息

RMSEA（Root Mean Square Error Of Approximation）
　　Estimate　0.034
　　90 Percent C.I.　0.030　0.039
　　Probability RMSEA < = .05　1.000
RMSEA 模型拟合信息及其 90% 置信区间

CFI/TLI
　　CFI　0.938
CFI 模型拟合信息
　　TLI　0.928
TLI 模型拟合信息

Chi-Square Test of Model Fit for the Baseline Model
　　Value　5911.132
　　Degrees of Freedom　561
　　P-Value　0.0000
基线模型拟合信息：χ^2 自由度、P 值
SRMR（Standardized Root Mean Square Residual）
　　Value　0.043
SRMR 模型拟合信息

- 模型拟合结果

表 8-2 列出了标准化路径系数（即各条目在所属因子上的因子负荷）的估计值、标准误、估计值 / 标准误和 P 值的统计分析结果。

表8-2　模型拟合结果

标准化路径系数				
条目	所属因子	因子负荷估计值	标准误	估计值/标准误	P值
	nt125	0.820	0.031	26.429	0.000
	nt124	0.868	0.022	38.602	0.000
	nt123	0.796	0.035	22.983	0.000
1	nt121	0.688	0.039	17.435	0.000
	nt122	0.610	0.048	12.626	0.000
	nt126	0.700	0.039	18.147	0.000

续表

		标准化路径系数			
条目	所属因子	因子负荷估计值	标准误	估计值/标准误	*P*值
	Nt54	0.828	0.025	33.441	0.000
2	Nt71	0.669	0.048	13.885	0.000
	Nt52	0.784	0.026	30.217	0.000
	Nt25	0.694	0.035	20.110	0.000
	Nt103	0.584	0.062	9.467	0.000
3	Nt35	0.507	0.054	9.309	0.000
	Nt11	0.527	0.049	10.677	0.000
	Nt63	0.483	0.050	9.677	0.000
	Nt44	0.553	0.052	10.666	0.000
	Nt14	0.691	0.043	16.184	0.000
4	Nt22	0.618	0.042	14.659	0.000
	Nt26	0.614	0.041	14.979	0.000
	Nt16	0.589	0.054	10.925	0.000
	Nt33	0.770	0.038	20.236	0.000
5	Nt34	0.771	0.038	20.256	0.000
	Nt32	0.509	0.047	10.823	0.000
	Nt67	0.794	0.035	22.960	0.000
6	Nt61	0.594	0.042	14.301	0.000
	Nt66	0.837	0.030	28.141	0.000
7	Nt112	0.548	0.071	7.722	0.000
	Nt111	0.753	0.066	11.405	0.000
	Nt93	0.631	0.064	9.797	0.000
8	Nt94	0.743	0.049	15.189	0.000
	Nt84	0.651	0.051	12.704	0.000
	Nt86	0.814	0.045	18.245	0.000
9	Nt85	0.790	0.046	17.069	0.000
	Nt41	0.641	0.046	14.004	0.000
10	Nt42	0.880	0.051	17.181	0.000

二、研究结果

1. 一般情况 由于 1 256 例调查对象随机分成两组分别进行探索性因子分析和验证性因子分析，因此，需要比较两组之间的一般情况特征是否具有可比性。如表 8-3 所示，两组在年龄、性别、受教育程度、工作年限、平均每周工作时长（小时）、是否直接接触患者、机构级别、工作岗位等方面均具有可比性（$P < 0.05$）。

2. 量表的结构效度 通过探索性因子分析得到了一个包括 10 因子、37 条目的量表结构。在原来的 46 个条目中，9 个条目被删除：4 个条目（Q92、Q56、Q43、Q46）由于较低的因子负荷被删除（因子负荷 ≤ 0.40），3 个条目（Q21、Q81、Q114）由于在两个及以上因子上存在交叉负荷被删除，1 个条目（Q53）由于其所属因子只有它单独一个条目被删除，1 个条目（Q72）偏离了它原本应该属于的因子（因子 2）而被删除。针对最新得到的 10 因子、37 条目的量表结构，验证性因子分析显示，该量表结构具有良好的模型拟合检验结果：$\chi^2 = 1040.263$，df = 571，$P < 0.001$，$\chi^2/df = 1.822$，SRMR = 0.048，RMSEA = 0.038（90% 置信区间为 0.034 ~ 0.041），CFI = 0.921，TLI = 0.907。此外，所有 37 个条目的因子负荷均大于 0.40（表 8-4）。

3. 37 个保留条目的描述性分析 每个条目及维度得分的缺失值均不超过 15%（即量表的完成率在 85% 以上）。每个条目及维度得分均不存在地板效应（floor effect）或天花板效应（ceiling effect），即条目或维度得分为最低分（1 分）或最高分（5 分）的比例均低于 15%。另外，依据各条目及维度得分的均数、标准差、偏度系数（skewness 系数）、峰度系数（kurtosis 系数）进行判断，数据不完全符合正态分布（当偏度系数等于 0 时，数据分布左右对称；当偏度系数小于 0 时，数据分布左偏，反之则右偏。当峰度系数等于 3 时，数据分布为正态分布，其值大于 3 时数据分布为厚尾，其值小于 3 时数据分布为瘦尾）。因此，后面的相关性分析均采用 Spearman 相关系数法（表 8-5）。

4. 维度之间的相关性分析及量表信度 除了维度 5"人员配置和工作量"之外，各维度之间均存在弱或中等强度的正相关性。"人员配置和工作量"与"负性事件上报"及"工作奉献"之间存在负相关性，而与"患者参与""患者安全风险的管理应对"及"转诊及交接班"之间没有相关性。

总量表的克龙巴赫 α 系数为 0.890。在 10 个维度中，7 个维度的克龙巴赫 α 系数超过了 0.7，另有 3 个维度的克龙巴赫 α 系数低于 0.7，其中最低为 0.591（接近 0.6），提示总量表及各维度的内部一致性程度可接受。此外，在 63 例重测调查中，总量表的重测信度为 0.810，有 8 个维度的重测信度超过 0.7，另外 2 个维度也超过了 0.6，提示总量表及各维度的重测信度可接受（表 8-6）。

表8-3　调查对象的一般情况

一般情况特征	总样本 ($N = 1\ 256$)	EFA样本 ($N = 628$)	CFA样本 ($N = 628$)	χ^2	P
年龄（岁）				3.787	0.285
≤ 24	9.39	9.71	9.08		
25 ~ 34	39.65	40.29	39.01		
35 ~ 44	28.98	26.59	31.37		
≥ 45	21.89	23.25	20.54		
缺失值	0.08	0.16	0.00		
性别				0.157	0.692
男	12.74	12.42	13.06		
女	83.52	84.24	82.80		
缺失值	3.74	3.34	4.14		
受教育程度				2.344	0.504
高中及以下	7.56	8.60	6.53		
大专	20.14	20.06	20.22		
本科	61.23	59.87	62.58		
硕士及以上	10.75	11.15	10.35		
缺失值	0.32	0.32	0.32		
工作年限（年）				4.906	0.428
< 1	6.69	7.17	6.21		
1 ~ 5	22.45	21.82	23.09		
6 ~ 10	21.89	23.73	20.06		
11 ~ 15	12.98	11.46	14.49		
16 ~ 20	13.06	12.74	13.38		
≥ 21	22.61	22.77	22.45		
缺失值	0.32	0.32	0.32		
平均每周工作时长（小时）				2.420	0.298
≤ 8	63.61	64.65	62.58		
9 ~ 10	28.82	27.23	30.41		
≥ 11	7.17	7.96	6.37		
缺失值	0.40	0.16	0.64		
是否直接接触患者				0.228	0.633

续表

一般情况特征	总样本 （N = 1 256）	EFA样本 （N = 628）	CFA样本 （N = 628）	χ^2	P
是	85.51	85.99	85.03		
否	9.08	9.55	8.60		
缺失值	5.41	4.46	6.37		
机构级别				0.336	0.953
省级妇幼保健院	23.57	23.25	23.89		
地市级妇幼保健院	41.64	41.40	41.88		
区县级妇幼保健院	7.88	8.28	7.48		
区县级妇幼保健站	26.91	27.07	26.75		
工作岗位				1.714	0.974
管理人员	7.56	7.48	7.64		
临床医生	29.14	29.14	29.14		
护士	24.12	23.41	24.84		
医技人员	12.98	13.22	12.74		
助产士	3.98	3.82	4.14		
药剂师	4.62	5.10	4.14		
公共卫生人员	11.86	12.42	11.31		
其他	5.65	5.25	6.05		
缺失值	0.08	0.16	0.00		

注：由于四舍五入，百分比相加可能不等于100%。

三、讨论与小结

由上述结果可见，调整后的妇幼保健机构患者安全文化量表包括 10 个维度和 37 个条目，信度和效度可接受，其中有 3 个维度的克龙巴赫 α 系数低于 0.7，其中最低的为 0.591，提示可对该量表的条目进行进一步的评价和筛选，但由于篇幅有限，在此不再赘述。此外，和中国的其他卫生医疗机构相类似，妇幼保健机构在"人员配置和工作量"上的得分非常低，且与"负性事件上报"和"工作奉献"之间呈负相关，对此现象的解释应该慎重而谨慎。可能的原因推测为：①存在混杂因素，如在患者人满为患、一号难求的大医院里，人员配置不足、超负荷工作的现象更为严重（即"人员配置和工作量"得分偏低），但由于医务人员整体素质较高，且医院的各项管理流程相对标准规范，"负性事件上报"和"工作奉献"得分可能

表8-4 量表的结构效度分析结果

条目	EFA (N = 628)											CFA (N = 628)
	1	2	3	4	5	6	7	8	9	10	11	
1. 患者参与												
Q125	**0.852**	0.113	0.078	0.104	0.002	0.017	0.052	0.150	-0.003	0.077	-0.001	0.793
Q124	**0.805**	0.132	0.036	0.195	-0.033	0.109	0.116	0.174	0.079	0.074	0.022	0.844
Q123	**0.786**	0.120	0.026	0.163	-0.014	0.050	0.103	0.119	0.147	0.108	0.015	0.813
Q121	**0.772**	0.168	0.072	-0.051	-0.021	0.075	0.024	0.099	0.127	0.062	0.067	0.681
Q122	**0.767**	0.092	0.092	0.051	0.073	0.145	0.017	0.099	0.080	0.003	0.009	0.599
Q126	**0.701**	0.132	0.042	0.271	-0.041	0.151	0.031	0.050	0.051	0.059	0.002	0.708
Q72	0.445	0.281	0.115	-0.018	-0.073	0.304	0.089	0.269	0.173	0.230	0.003	—
2. 患者安全风险的管理应对												
Q54	0.194	**0.701**	0.179	0.175	0.064	0.197	0.059	0.117	0.087	0.125	-0.085	0.740
Q71	0.201	**0.694**	0.108	0.154	-0.020	0.027	0.022	0.098	-0.034	0.101	-0.043	0.603
Q52	0.233	**0.662**	0.198	0.255	-0.048	0.207	0.028	0.122	0.098	0.114	-0.073	0.773
Q25	0.205	**0.600**	0.030	0.259	0.003	0.192	0.136	0.243	0.145	0.132	0.008	0.766
Q21	0.259	**0.461**	0.047	**0.430**	-0.019	0.103	0.176	0.250	0.294	0.071	0.095	—
3. 感知到的管理支持												
Q103	0.026	0.155	**0.746**	-0.050	0.166	0.002	0.056	0.101	0.109	-0.028	0.028	0.524
Q35	0.061	0.250	**0.699**	0.086	0.129	0.033	0.147	-0.081	0.064	0.002	0.111	0.459
Q11	0.097	0.249	**0.605**	0.041	-0.024	0.043	0.278	0.061	-0.057	0.135	0.132	0.561
Q63	0.149	-0.128	**0.596**	0.050	0.106	0.216	0.046	0.154	0.121	-0.039	-0.126	0.470

续表

条目	EFA（N=628）											CFA（N=628）
	1	2	3	4	5	6	7	8	9	10	11	
Q44	0.183	0.163	**0.434**	0.271	0.091	-0.011	0.327	0.036	0.017	0.226	-0.338	0.551
4. 员工赋权												
Q14	0.242	0.254	0.109	**0.723**	0.021	0.102	0.002	-0.006	0.052	0.237	-0.012	0.690
Q22	0.040	0.189	0.030	**0.702**	0.118	0.149	0.002	0.084	0.179	0.043	-0.125	0.617
Q26	0.134	0.073	-0.045	**0.649**	0.154	0.165	-0.039	0.108	0.225	-0.006	0.090	0.617
Q16	0.276	0.298	0.204	**0.544**	-0.004	0.031	-0.068	0.060	-0.011	0.226	-0.025	0.585
Q81	0.200	0.373	0.090	0.444	-0.034	0.040	0.080	0.306	**0.400**	-0.086	0.032	—
5. 人员配置和工作量												
Q33	-0.024	-0.042	0.047	0.017	**0.788**	-0.081	0.098	-0.031	-0.031	0.052	-0.029	0.765
Q34	-0.007	-0.025	0.148	0.043	**0.775**	-0.027	0.107	-0.034	0.106	0.063	-0.037	0.780
Q32	-0.013	-0.037	0.203	0.132	**0.593**	-0.042	0.088	-0.017	-0.197	0.070	-0.088	0.504
Q36	-0.022	0.086	-0.156	0.011	**0.565**	0.004	-0.279	-0.033	0.363	0.158	0.129	0.425
Q92	-0.002	0.221	0.287	0.145	**0.404**	0.060	0.264	0.251	0.001	-0.050	0.002	—
6. 负性事件上报												
Q67	0.166	0.139	0.047	0.217	-0.065	**0.775**	0.113	0.099	0.062	0.092	0.113	0.789
Q61	0.071	0.128	0.080	0.087	0.042	**0.771**	-0.055	0.075	0.094	0.019	-0.084	0.589
Q66	0.292	0.149	0.097	0.112	-0.176	**0.697**	0.093	0.131	-0.015	0.113	0.098	0.846
Q56	**0.310**	0.268	0.057	0.075	-0.104	**0.325**	0.250	**0.300**	0.240	0.233	-0.058	—

续表

条目	EFA (N=628)											CFA (N=628)
	1	2	3	4	5	6	7	8	9	10	11	
7. 防御性行为												
Q112	0.067	0.075	0.065	-0.054	0.012	-0.019	**0.737**	0.010	0.130	0.027	0.007	0.461
Q111	0.138	-0.027	0.136	-0.034	0.154	0.111	**0.710**	0.036	0.202	-0.084	0.056	0.542
Q12	0.044	0.250	0.299	-0.041	0.118	0.067	**0.527**	0.069	-0.113	0.149	0.090	0.572
Q114	0.018	-0.113	**0.436**	0.240	0.057	0.073	0.457	0.136	-0.129	0.057	0.194	—
Q43	0.017	0.075	**0.325**	0.255	0.119	-0.070	0.366	0.085	-0.030	0.229	**-0.365**	—
8. 工作奉献												
Q93	0.216	0.203	0.035	0.095	-0.013	0.119	0.052	**0.743**	0.030	0.045	-0.096	0.634
Q94	0.243	0.145	0.062	0.152	0.055	0.184	0.115	**0.695**	-0.016	0.122	0.015	0.736
Q84	0.333	0.233	0.231	0.021	-0.103	0.002	-0.055	**0.534**	0.012	0.127	0.173	0.655
9. 培训												
Q86	0.157	0.078	0.060	0.276	0.064	0.084	0.141	0.043	**0.728**	0.087	-0.057	0.792
Q85	0.202	0.104	0.105	0.168	-0.009	0.072	0.098	-0.028	**0.721**	0.189	-0.024	0.804
10. 转诊及交接班												
Q41	0.118	0.211	-0.042	0.113	0.221	0.125	0.009	0.018	0.110	**0.727**	-0.072	0.606
Q42	0.137	0.187	0.041	0.176	0.157	0.063	0.074	0.173	0.125	**0.720**	0.052	0.734
Q45	0.292	-0.035	0.331	0.041	-0.220	0.137	0.015	0.311	0.298	**0.433**	0.118	0.534
Q46	0.281	-0.081	0.309	0.101	-0.131	0.099	0.036	**0.388**	**0.378**	**0.394**	0.000	—
Q53	0.110	-0.072	0.150	0.018	-0.049	0.038	0.162	0.021	-0.035	0.038	**0.782**	—

注：灰色背景表明条目的因子负荷符合要求，黑体表示需要删除的条目。

表8-5　37个条目的描述性分析结果（$N = 1\,256$）

维度/条目	缺失值占比（%）	得分均数（标准差）	存在天花板效应者占比（%）	存在地板效应者占比（%）	偏度系数	峰度系数
1. 患者参与	**1.59**	**3.93（0.47）**	**4.38**	**0.24**	**−0.894**	**5.623**
Q125	1.67	3.99（0.52）	10.83	0.24	−0.805	4.562
Q124	1.75	3.97（0.57）	12.18	0.32	−0.843	3.696
Q123	1.75	3.91（0.56）	9.39	0.24	−0.890	3.220
Q121	1.75	3.97（0.58）	12.42	0.56	−1.124	4.793
Q122	1.59	3.89（0.62）	9.63	0.48	−1.205	3.526
Q126	1.59	3.87（0.58）	8.44	0.24	−0.833	2.588
2. 患者安全风险的管理应对	**0.00**	**3.77（0.50）**	**3.11**	**0.00**	**−0.329**	**0.783**
Q54	0.08	3.78（0.60）	6.21	0.00	−0.699	1.053
Q71	0.32	3.72（0.65）	5.41	0.16	−0.899	1.172
Q52	0.00	3.74（0.62）	6.69	0.08	−0.518	0.701
Q25	0.08	3.85（0.59）	7.80	0.08	−0.884	2.122
3. 感知到的管理支持	**0.00**	**3.40（0.62）**	**0.64**	**0.00**	**−0.137**	**−0.134**
Q103	0.32	3.46（0.96）	10.43	1.83	−0.436	−0.499
Q35	0.40	3.14（0.93）	5.49	1.83	−0.015	−0.785
Q11	0.24	3.48（0.83）	6.61	0.64	−0.452	−0.286
Q63	0.08	3.40（0.90）	6.21	1.11	−0.444	−0.598
Q44	0.40	3.53（0.85）	6.29	0.80	−0.713	−0.152
4. 员工赋权	**0.00**	**3.52（0.61）**	**1.51**	**0.16**	**−0.416**	**0.561**
Q14	0.00	3.60（0.74）	6.21	0.80	−0.672	0.693
Q22	0.08	3.35（0.89）	4.54	2.71	−0.598	−0.173
Q26	0.16	3.37（0.86）	4.78	1.43	−0.483	−0.387
Q16	0.24	3.74（0.67）	7.01	0.72	−0.958	1.919
5. 人员配置和工作量	**0.00**	**2.37（0.65）**	**0.16**	**2.23**	**0.346**	**0.345**
Q33	0.08	2.18（0.89）	0.88	20.78	0.673	0.199
Q34	0.48	2.29（0.94）	1.43	16.24	0.775	0.110
Q32	0.08	2.35（0.86）	0.48	11.78	0.619	−0.106

续表

维度/条目	缺失值占比（%）	得分均数（标准差）	存在天花板效应者占比（%）	存在地板效应者占比（%）	偏度系数	峰度系数
Q36	0.56	2.67（0.95）	1.67	6.53	0.369	−0.781
6. 负性事件上报	**0.00**	**3.70（0.55）**	**3.34**	**0.00**	**−0.512**	**1.069**
Q67	0.00	3.71（0.69）	6.21	0.16	−0.869	0.919
Q61	0.80	3.49（0.73）	3.66	0.16	−0.518	−0.190
Q66	0.00	3.89（0.57）	8.52	0.08	−1.042	2.989
7. 防御性行为	**0.00**	**3.45（0.67）**	**1.27**	**0.24**	**−0.458**	**0.042**
Q112	1.75	3.50（0.87）	6.61	0.72	−0.626	−0.378
Q111	1.67	3.47（0.91）	7.48	1.04	−0.545	−0.484
Q12	0.00	3.40（0.89）	4.94	1.67	−0.585	−0.419
8. 工作奉献	**0.08**	**4.02（0.44）**	**5.10**	**0.00**	**−0.557**	**2.617**
Q93	0.16	3.93（0.56）	9.32	0.32	−1.178	4.415
Q94	0.08	3.97（0.52）	10.59	0.00	−0.673	2.887
Q84	0.08	4.16（0.55）	23.81	0.00	−0.176	1.040
9. 培训	**0.08**	**3.54（0.75）**	**4.70**	**0.32**	**−0.532**	**0.046**
Q86	0.24	3.44（0.88）	6.69	0.80	−0.472	−0.516
Q85	0.40	3.64（0.76）	6.69	0.64	−0.820	0.659
10. 转诊及交接班	**0.00**	**3.88（0.49）**	**4.46**	**0.00**	**−0.258**	**0.748**
Q41	0.16	3.73（0.69）	7.88	0.16	−0.727	0.807
Q42	0.16	3.84（0.63）	9.79	0.16	−0.666	1.414
Q45	1.11	4.08（0.58）	19.82	0.00	−0.254	0.926

会较高；②在人员配置严重不足的情况下，医务人员更倾向于通过主动上报负性事件（"负性事件上报"）以及激发自身的责任感和主观能动性（"工作奉献"）以确保卫生保健服务质量和患者安全水平。这两种猜测性假说均有待进一步的实证研究论证。

表8-6 各维度的相关系数、克龙巴赫α系数及重测信度

	维度/条目									
	1	2	3	4	5	6	7	8	9	10
Spearman 等级相关系数										
维度 1	1									
维度 2	0.518**	1								
维度 3	0.256**	0.353**	1							
维度 4	0.454**	0.591**	0.272**	1						
维度 5	−0.042	−0.014	0.080*	0.183**	1					
维度 6	0.428**	0.446**	0.239**	0.359**	−0.056*	1				
维度 7	0.232**	0.268**	0.416**	0.130**	0.085*	0.182**	1			
维度 8	0.450**	0.436**	0.252**	0.293**	−0.111**	0.294**	0.158**	1		
维度 9	0.376**	0.382**	0.224**	0.430**	0.140**	0.303**	0.237**	0.212**	1	
维度 10	0.415**	0.448**	0.336**	0.390**	0.033	0.331**	0.229**	0.321**	0.401**	1
克龙巴赫α系数	0.900	0.828	0.726	0.760	0.690	0.774	0.591	0.730	0.789	0.657
重测信度	0.835	0.868	0.816	0.831	0.874	0.713	0.839	0.634	0.805	0.697

注：** 代表 $P < 0.001$；* 代表 $P < 0.05$。

第九章 量表的模型修正

在整个量表研究中，无论是在量表的开发过程还是在量表的应用过程，都可能出现预设模型与数据拟合不好的情况。这种情况就需要对模型进行修正，决定如何删除、增加或修改模型中的参数，通过重新设定参数以提高模型拟合度。在实际研究过程中，可能会重复进行多次的模型修正，并进行模型之间的比较，以最终选择出拟合度最佳的模型。在本章中，将首先介绍与模型修正有关的结构方程模型的基础理论知识，其次介绍验证性因子分析中模型修正的具体操作方法，最后仍以中国妇幼保健机构患者安全文化量表研究为例介绍具体的实例操作。

第一节 结构方程模型的基础理论知识

结构方程模型（structural equation modeling，SEM）是用以检验、证实某一理论模型或假设模型是否有适切性的统计技术，是一种验证性而非探索性的统计方法。结构方程模型也是一种建立、估计和检验因果关系模型的方法，模型中既包含有可观测的外显变量（manifest variable），也可能包含无法直接观测的潜变量（latent variable）。因此有些时候也把结构方程模型称为潜变量模型（latent variable modeling，LVM），该方法可以替代多元回归、路径分析、因子分析、协方差分析等多种传统的统计学分析方法，近年来在医学研究中的应用也变得越来越广泛。验证性因子分析（confirmatory factor analysis，CFA）属于结构方程模型中最经典、最具代表性的方法之一（在结构方程模型出现的最初期阶段，两者时常被混用），就是采用结构方程模型的统计思想，用来测试一个因子与相对应的测度项之间的关系是否符合研究者所设计的理论关系。它用实际数据拟合特定的因子模型，分析因子模型的拟合程度，并实现对模型参数的删除、增加或修改等。一般来说，结构方程模型（或验证性因子分析）的建模过程可大致划分为 5 个基本步骤（图 9-1）：模型描述（model formulation）、模型识别（model identification）、模型估计（model

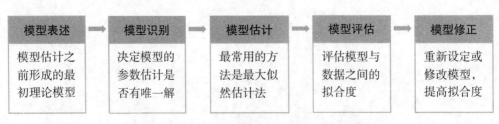

图9-1 结构方程模型建模过程的 5 个基本步骤

estimation)、模型评估（model evaluation）和模型修正（model modification）。下面将按照这 5 个步骤介绍结构方程模型的一些基础理论知识。

一、模型表述

在结构方程模型中，通常采用路径图（path diagram）对模型进行描述，而且也已经确立了一些基本的标示规则。例如用正方形或长方形表示观察变量（observed variable；又称测量变量，measured variable；或外显变量，manifest variable），用圆或椭圆表示潜变量（latent variable；又称未观察变量，unobserved variable）。观察变量的误差项在本质上也属于潜变量的一种特殊类型，因此也通常用圆或椭圆来表示。变量之间的关系用线条表示，单向箭头表示两个变量之间具有效应（effect）关系，箭头所指的变量受另一个变量的影响，其效应参数通常被称为路径系数（β）。双向箭头表示变量之间具有关联（association）关系，其关联参数通常被称为相关系数（γ）。一个结构方程模型通常包括两个部分：一是测量模型（measurement model），用来建立潜变量与观察变量之间的联系；二是结构模型（structural model），用来建立潜变量与潜变量之间的联系。此外，根据潜变量（因子）之间的层阶关系，又可以将潜变量分为一阶潜变量（一阶因子）或高阶潜变量（高阶因子），高阶潜变量说明多个一阶潜变量之间存在一个共同的更高阶的潜概念，一般以二阶潜变量（二阶因子）最为常见。在典型的验证性因子分析模型中，一阶因子模型如图 9-2 所示，二阶因子模型如图 9-3 所示。

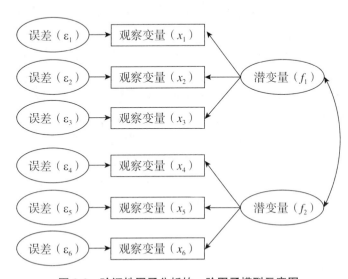

图 9-2　验证性因子分析的一阶因子模型示意图

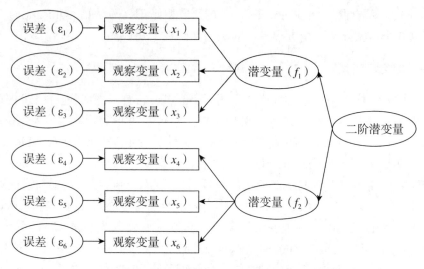

图 9-3 验证性因子分析的二阶因子模型示意图

二、模型识别

根据自由度（df）的大小和方向，模型识别包括 3 种类型：正好识别（just-identified）、过度识别（over-identified）、低度识别（under-identified）。在结构方程模型中，自由度等于数据点个数与参数个数的差值，数据点个数是指样本方差与协方差的总数目，参数个数是指模型中待估计参数的总数目。根据自由度的正负号，可进行整体模型识别：① df = 0 表示数据点数目与模型中待估计参数数目相同，此时模型中所有参数只能有唯一解，因此被称为正好识别模型或饱和模型。但由于这类模型无法进行假设检验，因此没有实际价值。② df < 0 表示数据点数目少于模型中待估计参数数目，即模型中所提供的信息量少于待估计的信息量。因此参数估计结果可能有无限个解，无法获得唯一解，被称为低度识别模型。③ df > 0 表示数据点数目大于模型中待估计参数数目，此时的模型被称为过度识别模型，这样的情况下才能进行模型适配度的检验，以判断模型是否合适。如果模型不合适，可以进行下一步的模型修正。另外，即使在模型合适的情况下，也可以继续进行简约模型的检验[47,49]。

三、模型估计

结构方程模型估计与多元回归不同，它不是极小化因变量拟合值与观察值之间的差异，而是极小化样本方差 / 协方差与模型估计的方差 / 协方差之间的差异[49]。最广泛使用的模型估计方法是最大似然（maximum likelihood，ML）法，适用于大样本并且观察数据符合多元正态性的情况。如果数据为大样本，但观察数据不符合多元正态性，则通常采用稳健最大似然估计法（robust maximum likelihood estimator，MLR）、一般化最小二乘法（generalized least square，GLS）等估计方法。如果数据为小样本时，则可选用贝叶斯估计法（Bayesian estimation，BE）。在使用 AMOS 或 Mplus 软件进行结构方程模型分析时，可根据数据特征选择使用相应的模型估计方法。

四、模型评估

在结构方程模型中，对整体模型拟合度进行检验的零假设为样本方差 / 协方差矩阵与模型估计的方差 / 协方差矩阵之间无差异。目前有多种方法可以评估样本方差 / 协方差矩阵与模型估计的方差 / 协方差矩阵之间的接近程度，也就是通常所说的模型适配指标（model fit index）。模型适配指标又可分为三大类：绝对适配指标（absolute fit index）、相对适配指标（relative fit index）、简约适配指标（parsimonious fit index）（表 9-1）。

1. 绝对适配指标 绝对适配指标是指直接评估设定模型与样本数据之间的拟合情况，实际上就是将设定模型与饱和模型进行比较，绝对适配指标包括模型卡方统计（model chi-square statistic）、残差均方和平方根（root mean-square residual，RMR）、标化残差均方和平方根（standardized root mean-square residual，SRMR）、渐进残差均方和平方根（root mean-square error of approximation，RMSEA）、适配度指数（goodness-of-fit index，GFI）和调整适配度指数（adjusted goodness-of-fit index，AGFI）等。

（1）模型卡方统计：卡方值越小（$P > 0.05$，拒绝 H_0），表示模型与数据越适配。然而，当样本量较大时，卡方值就越容易呈显著性，单纯以卡方值是否有显著性判断可能会存在假阳性的风险。因此，通常用卡方与自由度的比值（χ^2/df）检验模型的适配度来判断，其数值 ≤ 3 为适配。

（2）RMR、SRMR 和 RMSEA：RMR 为残差均方和平方根，SRMR 为标化后的残差均方和平方根，RMSEA 为考虑了自由度的渐进残差均方和平方根。RMEA 的值越小越好，通常要求其数值 ≤ 0.05，有时也适当放宽至 0.08 或 0.10。

（3）GFI 和 AGFI：GFI 相当于偏回归分析中的决定系数（R^2），代表可解释的变异大小。AGFI 为调整后的适配度指数，其数值越接近 1 越好，通常要求其数值 > 0.90。

2. 相对适配指标 相对适配指标，是指将设定模型与基准模型进行比较，检验设定模型相比基准模型的改善比例。基准模型是数据拟合最差的模型，假定所有观察变量之间彼此相互独立、完全没有相关（变量间的协方差假定为 0），又称"独立模型"或"零模型"。相对适配指标的值越大，说明相比基准模型而言，设定模型的改善比例越大，模型拟合度就越好。相对适配指标包括规准适配指数（normed fit index，NFI）、相对适配指数（relative fit index，RFI）、增值适配指数（incremental fit index，IFI）、Tucker-Lewis 指数（Tucker-Lewis index，TLI）、非规准适配指数（non-normed fit index，NNFI）、比较适配指数（comparative fit index，CFI）等，其数值越接近 1 越好，通常要求其数值 > 0.90。

3. 简约适配指标 根据模型建立的"简约原则"，建立的模型不仅拟合要最好，而且还应该是最简约的。模型越复杂，模型估计中的自由参数就越多，此类简约适配指标的取值就越低。包括击弛信息准则（Akaike information criterion，AIC）、Bayesian 信息准则（Bayesian information criterion，BIC）、一致 AIC（consistent Akaike information criterion，CAIC）、简约规准适配指数（parsimony normed fit index，PNFI）、简约适配度指数（parsimony goodness-of-fit index，PGFI）、临界样本数（critical N，CN）等。

（1）AIC、BIC 和 CAIC：AIC 和 BIC 用于比较多个模型的精简程度，CAIC 则是考虑了样本大小的影响。它们的数值越小越好，若在多个模型中进行选择时，应当选择 AIC、BIC 和 CAIC 值中最小者。

（2）PNFI 和 PGFI：其数值越大代表模型越简约，通常要求其数值 > 0.50。

（3）CN：指在统计检验的基础上，得到一个理论模型适配的程度所需要的最低样本量，通常要求其数值 ≥ 200。

五、模型修正

在进行整体模型适配检验之前，需先检验模型是否违反估计，以确保参数估计值的合理性。模型违反估计的常见情形包括：①出现负的误差方差；②协方差间标准化估计值的相关系数大于 1，此时 R^2 值也会大于 1；③协方差矩阵或相关矩阵不是正定矩阵，估计得出的参数会超出合理界限范围，不是一个可接受解；④标准化系数超过或非常接近 1（一般情况应不超过 0.95），代表变量之间存在极强的共线性；⑤出现非常大的标准误；⑥在验证性因子分析中，当条目（观察变量）在相应因子（潜变量）上的因子负荷（标准化系数）< 0.4 时，提示其在因子上的贡献不大，也应考虑删除该条目。如果出现上述模型违反估计的情形，说明模型是脆弱的，不完整的，需要进行模型的调整和修正。

此外，如果上述模型适配指标不佳，可参考模型修正指标（MI）和期望参数改变量（EPC）对模型进行修正。MI 是指若将限制参数及固定参数改成自由参数（即自由度设为 1）值，前后两个估计模型卡方值之间的差异值。较大的 MI 值搭配较大的 EPC 值表示该参数应该被释放，释放后可以使卡方值降低，而且能够获得较大的参数改变。由于每次模型修正都会导致模型估计参数的变化，因此模型修正必须一个步骤接一个步骤地进行，每次建议仅修正一个参数。模型参数的修正包括删除路径、限制路径或释放原先限制的路径，但增列的参数关系不能违反结构方程模型的假定[48]。

表9-1 结构方程模型分析中常用的模型适配指标及判别标准

模型适配指标	判别标准
绝对适配统计量	
卡方值	越小越好
P 值	> 0.05
χ^2/df	≤ 3
RMR	≤ 0.05
SRMR	≤ 0.05
RMSEA	≤ 0.05
GFI	> 0.90
AGFI	> 0.90
相对适配指标	
NFI	> 0.90
RFI	> 0.90
IFI	> 0.90
TLI	> 0.90
NNFI	> 0.90
CFI	> 0.90
简约适配指标	
AIC	多模型比较时，选其值最小者
BIC	多模型比较时，选其值最小者
CAIC	多模型比较时，选其值最小者
PNFI	> 0.50；多模型比较时，选其值最大者
PGFI	> 0.50；多模型比较时，选其值最大者
PCFI	> 0.50；多模型比较时，选其值最大者
CN	≥ 200

第二节　验证性因子分析中的模型修正

本节将以 AMOS 软件为例，介绍验证性因子分析中模型修正的具体操作流程和方法。

一、建立预设模型

验证性因子分析的第一步骤就是建立一个简单的预设模型。一个完全理想化的验证性因子分析模型应具备以下几个条件：①只包含测量模型，即潜变量之间不存在效应关系（或路径关系）；②观察变量的误差项之间相互独立，不存在共变关系；③每个观察变量只反映一个潜在概念（潜变量），模型中没有跨概念的观察变量。另外，在利用 Amos 软件画出预设模型时，还应将每个观察变量的测量误差项的路径系数设定为 1（或其方差设定为 1，如图 9-4）；同时，在每个因子（潜变量）的测量模型中，都必须将其中一个观察变量的路径系数设定为 1（任意选择一个观察变量即可）；此外，所有因子（潜变量）之间要建立共变关系（相关关系），这也说明在验证性因子分析模型中各因子之间相互不独立，类似探索性因子分析中的斜交旋转模型（各因子轴间的夹角非 90° 直角，各因子之间存在相关性）。在 Amos 软件中，一个完整的结构方程模型如图 9-4 所示，x_1—x_{12} 是观察变量，其测量误差项 e_1—e_{12} 的路径系数均设定为 1。f_1—f_4 这 4 个潜变量的测量模型中，均有一个观察变量的路径系数设定为 1。f_1 和 f_2 为内因潜变量（f_1 受到 f_4 的效应影响，f_2 受到 f_3 和 f_4 的效应影响），均设置了相应的残差项 err_1 和 err_2，且残差项的路径系数也设定为 1。f_3 和 f_4 为外因潜变量，二者之间用双箭头建立了关联关系[47]。

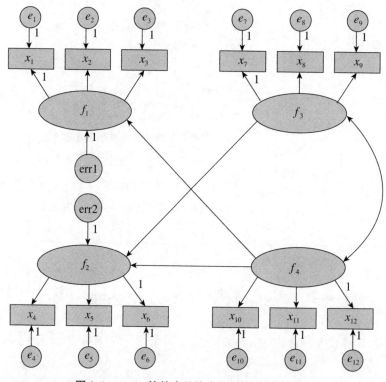

图 9-4　Amos 软件中结构方程模型的参数设定

二、模型估计和检验

在 Amos 软件中，验证性因子分析的模型估计和检验操作步骤如下：

步骤 1　选取 SPSS 数据文件。点击"Select data files（选择数据文件）"工具图像按钮，选取目标数据文件。

步骤 2　设定模型估计方法及结果中输出的各种统计量。点击"Analysis Properties（分析属性）"工具图像按钮，勾选模型估计方法及结果中要输出的统计量。模型估计方法默认选择"最大似然法（Maximum likelihood）""估计均数及交互项（Estimate means and intercepts）"和"拟合饱和及独立模型（Fit the saturated and independence models）"；结果输出统计量通常选择"标准化估计值（Standardized estimates）""多元相关系数平方（Squared multiple correlations）""修正指标（Modification indices）"（可设置阈值，一般设为 4、10 或根据具体情况而定）"间接 / 直接 / 总效应（Indirect，direct & total effects）""正态性与极端值检验（Tests for normality and outliers）"等选项。

步骤 3　进行模型估计。点击"Calculate estimates（计算估计值）"工具图像钮，估计模型的参数。

步骤 4　查看模型估计结果。

（1）点击"查看输出路径图（View the output path diagram）"的图标，可通过点击"非标准化估计（Unstandardized estimates）"和"标准化估计（Standardized estimates）"，查看带有非标准化回归系数和标准化回归系数的结构方程模型图。

（2）点击"查看文档（View text）"的图标，可查看详细的模型估计输出结果。

步骤 5　判断模型与数据是否适配。

（1）需要检验样本数据是否符合正态性，并选择恰当的模型估计方法：在结构方程模型分析中，一个重要的前提假设是数据分布要呈多变量正态性。判断数据正态性通常采用偏态检验和峰度检验两种方法，在结构方程模型分析的输出结果中报告了每个变量的偏态系数（skewness 系数）和峰度系数（kurtosis 系数）。偏态检验通常对于平均数的差异检验有重要影响，而峰度检验则对方差与协方差的影响较为显著。由于结构方程模型的分析是根据数据的共变结构，因此数据分布的多变量峰度变化情况显得更为重要。若变量的偏态系数绝对值大于 3、峰度系数绝对值大于 8，表示数据分布可能不是正态，如果峰度系数绝对值大于 20，则表示数据分布严重偏离正态性。若数据分布严重偏离正态性，则不宜采用模型估计方法默认选择最大似然法（maximum likelihood，ML）或一般化最小平方方法（generalized least squares，GLS），应在模型估计方法中改用渐近自由分布法（asymptotically distribution-free，ADF）。但在使用 ADF 进行模型估计时，数据必须是大样本数据，最少要求样本数应为模型中被估计自由参数的 10 倍以上，否则会影响模型估计结果的正确性。

（2）判断模型是否共线性问题。输出结果中的相关系数矩阵显示了变量之间的相关系数，如果相关系数 > 0.95，说明代表变量之间存在极强的共线性。如果在同一潜概念下的测量变量间存在共线性，则将导致潜变量对测量变量的路径系数可能出现不合理的解值或无法解释的参数。这提示需要进行变量合并或从假定模型中删掉其中一个变量。

（3）根据自由度的正负号，进行整体模型识别：自由度等于数据点个数与参数个数的差值，其中，数据点个数是指样本方差与协方差的总数目，即独特样本矩个数（number of distinct sample moments）。参数个数是指模型中待估计参数的总数目，即：被估计独特参数的个数（number of distinct parameters to be estimated）。模型的自由度（degrees of freedom）即二者之差值。只有当自由度为正数、表示模型为过度识别模型时，才可以顺利估计出参数。

（4）参数估计值的统计显著性检验：在 Amos 软件的输出结果中，以临界比（critical ratio，CR）判断参数估计值是否显著。临界比等于参数估计值与其标准误的比值，相当于 t 检验值，若 CR > 1.96，则说明参数估计值达到显著水平。路径系数估计值检验在于判断其是否等于 0，如果达到显著水平（CR > 1.96 或 P < 0.05），表示路径系数参数显著不等于 0；如果没有达到显著水平，则说明该路径对模型而言并不是重要的路径，可考虑从模型中删除。

（5）根据标准化路径系数，判断潜变量对测量变量的影响：在验证性因子分析中，标准化路径系数（或标准化回归系数，standardized regression weight）也称为因子负荷（factor loading）。因子负荷的数值越大，表示测量变量能够被潜变量解释的信息量就越多，测量变量就能有效反映潜变量的潜在特质，一般取值为 0.4 ～ 0.95。因子负荷 < 0.4，提示测量变量无法有效反映出潜变量的潜在特质，说明该变量效度欠佳，可考虑将该测量变量从模型中删除；因子负荷 > 0.95，提示存在共线性问题，模型违反估计，也应将该测量变量从模型中删除。

（6）判断是否存在负的误差方差：估计参数中没有出现负的误差方差而且标准误估计值均很小，表示模型的基本适配度良好。方差为标准差的平方，理论上来说不应该出现负值。如果输出结果中出现负的误差方差，则表示模型界定有问题，需要对模型进行重新界定，尤其是参数的限制部分可能要放宽，或者移除限制参数。

（7）测量变量的项目信度（individual item reliability）以及潜变量的组合信度（composite reliability）：测量变量的项目信度（R^2）就是其标准化路径系数的平方，其意义和上面提到的标准化路径系数一样。潜变量的组合信度（一致性系数）越高，说明在某个潜变量下的测量变量之间的关联程度就越大，即测量变量之间的同构性或一致性就越好，通常要求其值大于 0.6 或 0.7。在 Amos 软件的输出结果中，没有直接呈现潜在变量的组合信度值，可通过以下公式进行计算：

$$\rho = \frac{(\Sigma \lambda^2)}{[(\Sigma \lambda^2) + \Sigma \theta]}$$

公式 9-1

其中，ρ 指潜变量的组合信度；λ 指测量变量的标准化路径系数，即因子负荷；

θ 指测量变量的误差方差，即残差协方差（residual covariance）。

（8）标准化残差（standardized residual）的绝对值应该小于 2.58（或 3）。标准化残差为非标准化残差值与残差标准误的比值，与实际测量尺度无关，服从标准正态分布，在 $\alpha = 0.01$ 检验水平下对应的界值为 2.58。

（9）修正指数（modification index，MI）和期望参数改变量（expected parameter change，EPC）：如前所述，MI 值是指若将限制参数及固定参数改成自由参数（即自由度设为 1），模型的卡方值将减少多少。由于当 df = 1 时，在 $\alpha = 0.05$ 的检验水平下卡方值的临界值是 3.84。因此，当 MI 值大于 3.84 时，则表示如果将原来的限制参数或固定参数改为自由参数之后将显著改善模型的适配度。但是，在实际应用中，并没有严格规定 MI 值的临界值，可根据研究实际情况确定。实际研究中经常被使用的几个界值点为 8、10 或 20。除了 MI 值之外，在进行模型修正时还需要参考 EPC 值。EPC 值为当限制参数及固定参数被放宽修正而重新估计时，所期望获得的该参数估计值的改变量。如果 MI 值较大，且对应的 EPC 值也比较大，表示修正该参数不仅能够明显降低卡方值，而且带来的期望参数改变量的数值也较大，这种模型修正操作才具有实质性的意义。如果仅 MI 值较大，但对应的 EPC 值较小，则说明修正该参数的实质性意义不大。在 Amos 软件的输出结果中，"Modification Indices-Covariances" 中的 "Par Change" 即代表释放该路径后的 EPI 值。

（10）整体模型适配度指标：包括表 9-1 中列出的各种模型整体适配度指标及判别标准，来对模型外在质量进行评估。

三、模型修正的注意事项

当模型进行参数估计后，发现假设模型与观察数据的适配度不佳，就提示研究者需要对模型进行适当修正，以提高模型适配度。另外，有时虽然假设模型与观察数据已经适配，但研究者为了使模型的适配度更佳而达到简化模型的目的，也会进行模型的修正。但是，值得注意的是，一个适配良好的模型通常是不稳定的，当将该模型复制到另一组观察数据时，原本适配良好的模型与新一组的观察数据适配度可能不佳。因此，在进行模型修正时，绝不能完全是数据驱动（data-driven），而应和之前的理论基础进行综合判断，即应是"数据驱动"和"理论驱动"（theory-driven）的结合。也就是说，要在理论知识和实践经验的基础上对模型进行调整，不能单纯地仅以提高模型适配度为目的进行模型修正，还要确保模型中所有参数估计都具有实际意义。

模型参数的修正包括删除路径、限制路径或释放原先限制的路径。在模型修正程序中最常使用的有两类：①增列变量间协方差，即建立共变关系；②增列变量的路径系数，即建立路径因果关系。在 Amos 软件中提供了这两类的 MI 值和 EPC 值，但并未考虑到如此的修正操作是否违反结构方程模型的假定，或修改后的模型是否具有实质意义。因此，研究者不能仅根据 Amos 软件提供的修正指标进行机械的模型修正，还应考虑修正操作是否合理、是否违反了结构方程模型的假定。在增列变量间协方差时，就是要建立两个变量之间的共变关系，表示两个变量相关。研究者应首先考虑建立同一测量模型中观察变量误差项间的共变关系，其次考虑建立不同测量模型中观察变量误差项间的共变关系。但是残差项与任何观察变量或潜变量间都不能建立共变关系，否则就违反了结构方程模型的基本假定。在增列变量的路径系数时，就是要建立两个变量之间的路径因果关系，表示两个变量间存在影响关系。如果增加的路径系数正负号与原先理论文献或经验法则相反，则就不应该增列此路径系数，另外，增列的路径因果关系也不能违反结构方程模型的假定，如：①观察变量的误差项对潜变量的影响路径；②观察变量对其他观察变量的影响路径；③观察变量的误差项对其他观察变量的影响路径；④观察变量的误差项对其他观察变量的误差项的影响路径等。这些路径关系都违反了结构方程模型的基本假定[48]。

如前所述，不能单纯以 MI 值的大小判断是否进行修正，一个较大的 MI 值搭配一个较大的 EPC 值，才表示该参数应该被修正。修正可以使整体模型的卡方值降低，而且能够获得较大的参数改变，符合建立结构方程模型时应遵守的"简约原则"。另外，修正操作还应符合既往的理论或经验，不能违反基本常识，不能违反结构方程模型的基本假定。通过这样的综合判断，选取恰当的模型修正策略。此外，由于每次模型修正都会导致模型估计参数的变化，因此模型修正必须一个步骤接一个步骤地进行。每次建议仅修正一个参数，再对模型加以估计，然后再修正下一个参数。依次进行此类模型修正操作，直至获得适配度更好或更简化的模型。

第三节　医学量表模型修正的实例操作

一、预调查样本数据的探索性模型结构分析

在第七章中，利用预调查中 429 例样本数据进行条目筛选后保留了 46 个条目。接着，继续采用主成分分析法（正交旋转），对保留的 46 个条目进行探索性因子分析。模型检验结果显示，KMO=0.881（接近 0.9），说明各条目间的相关程度无太大差异。Bartlett 球形检验的 χ^2 = 8393.884（df = 1035，$P < 0.001$），说明各条目间并非独立。这提示数据适合做探索性因子分析。

在特征值 $\lambda \geq 1$ 的提取标准下，共提取 11 个公因子，累积贡献率 63.806%，提示模型可接受（表 9-2）。正交旋转后的因子负荷矩阵结果（表 9-3）显示，条目 4.4 和条目 9.2 的因子负荷小于 0.4，条目 2.2、条目 2.6、条目 4.3 和条目 1.1 均存在双重负荷。此外，一些维度的条目散布在多个公因子上。这提示公因子结构与维度结构不相符，除预设模型之外可能存在竞争模型。

对各条目描述和因子负荷矩阵结果进行分析发现，条目 1.2 与防御性行为有关，可调整至维度 11 "提供方的自我保护行为"；条目 8.1 与管理层有关，可调整至维

度 1 "管理层支持"; 条目 8.4 与个人状态有关, 可调整至维度 9 "个人工作状态"; 条目 8.5 和条目 8.6 与工作制度有关, 可调整至维度 2 "工作制度和流程"。

进一步比较预设模型与竞争模型的内部一致性信度, 预设模型的 11 个维度的克龙巴赫 α 系数为 0.525 ~ 0.896, 竞争模型 10 个维度的克龙巴赫 α 系数为 0.570 ~ 0.896, 涉及调整的 4 个维度的克龙巴赫 α 系数均有明显升高, 提示竞争模型存在一定的合理性 (表 9-4)。

但在本次预调查研究中, 并未直接根据探索性因子分析结果对预设理论模型进行调整或修正。主要原因包括以下几点: ①预设理论模型建立在前期的扎根理论分析和 Delphi 专家咨询法的基础上, 也具有坚实的理论基础和实证依据; ②每一次的探索性因子分析仅能提供一种可能的模型, 但对于一组数据来说, 可能存在很多不同的模型都能够适用于该组数据; ③探索性因子分析无法进行多个模型之间的比较, 而验证性因子分析则可进行多个竞争性模型之间的比较; ④探索性因子分析是依据样本数据初步了解数据的因子结构, 而验证性因子分析则是对预设理论模型进行验证性分析; ⑤在做因子分析时, 需要对缺失值进行处理, 在本研究中对存在缺失值的条目采取 "删除个案" 的处理方法, 预调查中全部条目均应答的样本例数仅 379 例, 因子分析所需样本量应至少是条目数的 5 ~ 10 倍, 因此预调查数据虽然可以用于进行初步的因子分析, 但由于样本量相对较小, 不能仅以因子分析结果就对预设理论模型进行调整或修正。因此, 在后期的量表评价与应用研究中, 应该扩大样本量, 并采取探索性因子分析方法对预设模型和竞争模型进一步进行比较分析及适当的调整或修正。

表9-2　46条目的探索性因子分析的因子提取结果

因子	初始特征值 (λ)			提取平方和载入			旋转平方和载入		
	合计	占方差的比例 (%)	累积比例 (%)	合计	占方差的比例 (%)	累积比例 (%)	合计	占方差的比例 (%)	累积比例 (%)
1	10.851	23.589	23.589	10.851	23.589	23.589	5.516	11.991	11.991
2	4.062	8.830	32.420	4.062	8.830	32.420	4.456	9.687	21.678
3	2.918	6.343	38.762	2.918	6.343	38.762	3.310	7.196	28.874
4	2.034	4.421	43.184	2.034	4.421	43.184	2.822	6.136	35.009
5	1.840	3.999	47.183	1.840	3.999	47.183	2.375	5.162	40.172
6	1.553	3.377	50.560	1.553	3.377	50.560	2.076	4.514	44.685
7	1.388	3.017	53.577	1.388	3.017	53.577	2.033	4.420	49.105
8	1.322	2.875	56.451	1.322	2.875	56.451	2.023	4.398	53.503
9	1.244	2.704	59.155	1.244	2.704	59.155	1.977	4.298	57.801
10	1.125	2.446	61.601	1.125	2.446	61.601	1.493	3.246	61.047
11	1.014	2.205	63.806	1.014	2.205	63.806	1.269	2.759	63.806

表9-3　46条目的探索性因子分析的正交旋转因子负荷矩阵

条目	因子1	因子2	因子3	因子4	因子5	因子6	因子7	因子8	因子9	因子10	因子11
条目 1.2	0.262	0.055	-0.028	0.093	0.084	0.213	0.123	**0.698**	0.010	0.034	0.173
条目 1.6	**0.678**	0.122	0.039	0.076	-0.059	-0.007	0.138	0.145	-0.001	0.111	0.058
条目 1.4	**0.689**	0.141	0.093	0.173	0.005	0.023	0.182	0.077	0.145	0.258	0.033
条目 2.1	**0.694**	0.329	0.095	0.004	0.039	0.028	0.186	0.193	-0.037	0.146	0.060
条目 2.5	**0.580**	0.280	0.203	-0.038	-0.002	0.007	0.023	0.181	0.116	-0.132	-0.103
条目 2.2	**0.489**	-0.039	-0.001	0.201	-0.023	-0.034	0.095	0.107	0.112	**0.600**	-0.157
条目 2.6	**0.514**	-0.074	0.006	0.107	0.062	-0.125	0.044	0.009	0.114	**0.565**	-0.155
条目 3.2	0.025	-0.106	0.024	**0.586**	-0.068	0.131	0.098	0.214	0.144	-0.178	-0.078
条目 3.3	-0.066	0.103	-0.073	**0.817**	-0.015	0.073	-0.018	0.051	0.009	0.026	-0.076
条目 3.4	0.084	0.099	-0.042	**0.759**	0.059	0.152	0.021	0.089	0.152	0.189	-0.041
条目 3.6	0.103	0.041	0.005	**0.605**	0.138	0.048	0.192	-0.128	-0.154	0.241	0.138
条目 4.1	0.289	-0.129	0.218	**0.442**	-0.057	-0.183	0.007	0.081	0.181	-0.208	0.373
条目 4.2	**0.450**	-0.033	0.221	0.308	0.051	-0.135	0.000	0.232	0.183	-0.110	0.263
条目 4.3	0.332	0.076	0.049	0.290	-0.036	-0.062	0.163	0.397	**0.406**	-0.037	0.062
条目 4.4	0.230	0.066	0.058	0.318	0.073	0.004	0.352	0.343	**0.383**	0.081	0.024
条目 4.5	0.112	0.254	**0.613**	-0.059	0.168	-0.009	0.310	0.059	0.195	-0.121	-0.084
条目 4.6	0.089	0.222	**0.429**	0.031	0.139	-0.113	0.385	0.191	0.349	0.024	-0.180
条目 5.2	**0.691**	0.140	0.134	0.038	0.208	0.111	-0.035	-0.146	0.159	0.029	-0.130
条目 5.3	0.048	0.137	-0.047	-0.079	-0.013	-0.061	-0.046	0.026	0.131	-0.042	**0.779**
条目 5.4	**0.742**	0.171	0.059	0.038	0.161	0.106	0.073	-0.042	0.009	-0.082	0.170

续表

条目	因子1	因子2	因子3	因子4	因子5	因子6	因子7	因子8	因子9	因子10	因子11
条目 5.6	0.071	0.141	**0.488**	0.033	0.358	0.189	0.215	0.020	0.027	0.109	0.090
条目 7.1	**0.729**	0.139	0.128	-0.042	0.218	0.047	0.047	0.019	0.005	-0.037	0.041
条目 7.2	0.105	0.327	**0.431**	-0.061	0.394	0.245	0.070	0.074	-0.069	0.108	0.205
条目 6.6	0.129	0.198	0.283	0.000	**0.717**	0.207	0.058	0.030	0.024	-0.105	0.068
条目 6.7	0.155	0.185	0.098	0.035	**0.774**	-0.077	0.078	-0.074	0.182	-0.030	-0.048
条目 6.1	0.088	0.010	0.065	0.055	**0.773**	-0.075	0.145	0.125	0.058	0.117	-0.055
条目 6.3	-0.022	-0.031	0.097	-0.010	0.048	0.286	0.237	0.175	0.278	**0.470**	0.332
条目 8.1	**0.663**	0.163	0.117	-0.009	0.033	0.078	0.345	0.069	-0.079	0.193	0.029
条目 8.4	0.156	0.293	**0.705**	0.019	0.054	0.052	0.053	0.043	0.122	-0.016	-0.027
条目 8.5	0.231	0.183	0.094	0.099	0.189	0.005	**0.723**	-0.048	0.061	0.063	-0.002
条目 8.6	0.335	0.090	0.048	0.134	0.116	0.012	**0.733**	0.013	-0.031	0.068	-0.024
条目 9.2	0.277	-0.029	0.222	**0.373**	0.083	0.161	0.034	0.333	0.142	-0.018	-0.102
条目 9.3	0.187	0.284	**0.754**	0.028	0.048	0.061	-0.054	0.012	-0.110	0.005	0.066
条目 9.4	0.144	0.339	**0.710**	-0.011	0.115	0.014	-0.069	0.032	-0.004	0.068	-0.042
条目 11.1	-0.010	0.038	-0.013	0.081	0.089	0.105	0.055	0.100	**0.724**	0.069	0.094
条目 11.2	0.151	0.034	0.100	0.063	0.116	0.248	-0.085	-0.016	**0.688**	0.090	0.092
条目 11.4	-0.065	0.179	0.053	0.161	0.016	-0.098	-0.265	**0.595**	0.153	0.262	-0.110
条目 12.1	0.040	**0.734**	0.353	0.020	0.092	0.048	-0.020	0.039	-0.001	0.047	0.061
条目 12.2	0.123	**0.723**	0.249	0.057	0.114	0.081	0.047	-0.001	0.043	-0.101	0.022
条目 12.3	0.344	**0.740**	0.074	0.075	0.115	-0.063	0.179	0.120	0.006	-0.045	-0.005

续表

条目	因子1	因子2	因子3	因子4	因子5	因子6	因子7	因子8	因子9	因子10	因子11
条目 12.4	0.278	**0.762**	0.149	0.027	0.127	-0.030	0.139	0.098	-0.006	-0.069	0.010
条目 12.5	0.150	**0.827**	0.256	-0.023	-0.004	0.134	0.050	-0.017	0.001	-0.045	0.033
条目 12.6	0.186	**0.705**	0.181	0.017	0.087	-0.110	0.051	0.028	0.147	0.206	0.060
条目 10.3	0.076	0.032	0.008	0.212	-0.011	**0.720**	-0.013	-0.026	0.187	0.052	-0.060
条目 1.1	0.086	0.063	0.181	0.034	0.003	**0.537**	0.014	**0.597**	0.037	-0.093	0.015
条目 3.5	0.043	-0.003	0.102	0.104	0.045	**0.814**	0.011	0.162	0.090	-0.039	-0.032

注：黑体表示条目在某因子上的因子负荷 > 0.4

表9-4　预设模型与竞争模型的条目分布及克龙巴赫α系数比较

维度	预设模型		竞争模型	
	条目分布	克龙巴赫α系数	条目分布	克龙巴赫α系数
1. 管理层支持	1.2、1.6、1.4	0.653	1.6、1.4、8.1	0.749
2. 工作制度和流程	2.1、2、5、2.2、2.6	0.700	2.1、2、5、2.2、2.6、8.5、8.6	0.739
3. 人员配置	3.2、3.3、3.4、3.6	0.722	3.2、3.3、3.4、3.6	0.722
4. 团队沟通与合作	4.1、4.2、4.3、4.4、4.5、4.6	0.726	4.1、4.2、4.3、4.4、4.5、4.6	0.726
5. 非惩罚性原则与风险预警	5.2、5.3、5.4、5.6、7.1、7.2	0.637	5.2、5.3、5.4、5.6、7.1、7.2	0.637
6. 对待负性事件的开放性沟通	6.6、6.7、6.1、6.3	0.610	6.6、6.7、6.1、6.3	0.610
8. 持续性学习	8.1、8.4、8.5、8.6	0.694	—	—
9. 个人工作状态	9.2、9.3、9.4	0.601	9.2、9.3、9.4、8.4	0.670
11. 提供方的自我保护行为	11.1、11.2、11.4	0.525	11.1、11.2、11.4、1.2	0.570
12. 患者参与患者安全	12.1、12.2、12.3、12.4、12.5、12.6	0.896	12.1、12.2、12.3、12.4、12.5、12.6	0.896
10. 预防保健服务	10.3、1.1、3.5	0.718	10.3、1.1、3.5	0.718

二、利用验证性因子分析进行模型修正

1. 调查机构、对象及方法　与第八章第四节的调查机构、对象及方法相同。

2. 最小样本量计算标准　本次调查中，需采用探索性因子分析方法对46个条目进行模型比较与修正以及结构效度评价，根据因子分析所需样本量不低于10倍条目数的计算标准，即最小样本量应不低于 $46 \times 10 = 460$ 例。

此外，在因子分析时，本研究中均采取"删除个案"的方法处理各条目的缺失值；同时在样本量测算时，还需要考虑问卷回收率和有效应答率。在预调查中，问卷回收率为75.8%，其中有效应答率为94.9%（在有效问卷中，全部条目应答率为88.3%）。因此，在本次调查中，预估问卷回收率为70%、有效应答率为80%（其中全部条目应答率为80%），则约需发放的问卷不低于1 028份，约需回收问卷不低于719份，约需回收有效问卷不低于575份，以保证在删除有条目缺失值的个案之后，仍能达到460例的最小样本量要求。

3. 模型修正　在预调查中，对保留的46个条目进行了探索性模型结构分析，

提示除预设模型之外还存在竞争模型，而且竞争模型也有一定的合理性。因此，本研究中分别采用这两个模型进行验证和调整（需要注意的是，在建立模型时，应首先建立一阶模型，在模型估计及修正过程中再考虑是否有必要建立二阶模型。在本研究中，所有模型的一阶模型适配度均不佳，由于篇幅所限，文中不再赘述）。

预设模型（图9-5）和竞争模型（图9-6）两个模型检验中均未出现模型违反估计的情况，提示两个模型均有一定的合理性；但是两个模型的适配指标均表现较差，提示两个模型均需要修正才能与实际测量数据更契合。

在进行模型修正时，预设模型在模型修正过程中不能收敛为一个较为稳定的模

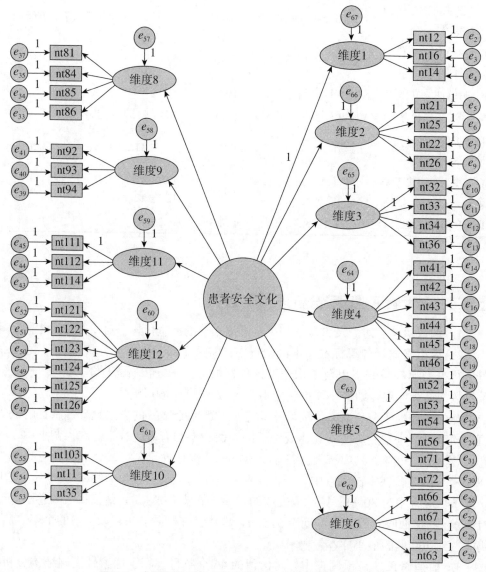

图 9-5　中国妇幼保健机构患者安全文化量表的预设模型

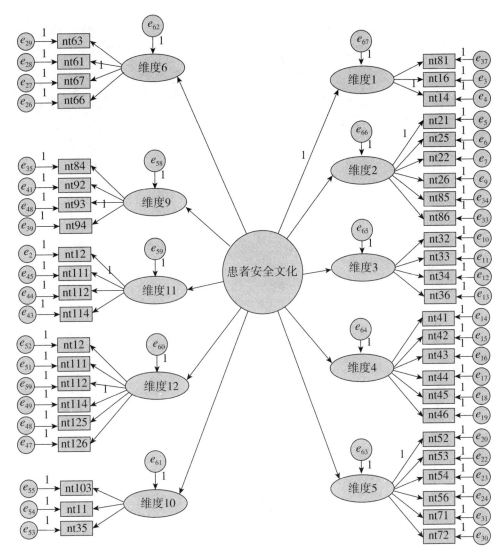

图 9-6 中国妇幼保健机构患者安全文化量表的竞争模型

型结构，而根据竞争模型进行逐步地模型修正时则可收敛为一个稳定的修正模型结构（图 9-7），这提示，竞争模型比预设模型更符合数据实际情况。

在对竞争模型进行逐步修正的过程中，做如下调整：

（1）由于维度 3 与患者安全文化之间的偏回归系数不显著（$P > 0.05$），因此删除"维度 3 ← 患者安全文化"的影响路径；而如果将维度 3 及其所含条目直接从模型中剔除出去的话，则模型不能被收敛修正为一个稳定的结构。因此，仍然在模型中保留了维度 3 及其所含条目。而且，在最终模型检验中，由于维度 3 与患者安全文化之间无相关性，因此将二者之间的共变参数限制为 0。

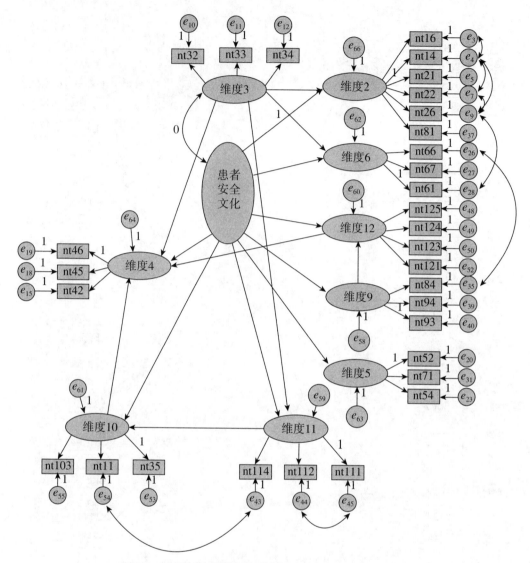

图 9-7　中国妇幼保健机构患者安全文化量表的修正模型

（2）由于在相应维度上的因子负荷 < 0.4，相继删除条目 3.6、条目 5.3、条目 6.3、条目 9.2、条目 4.3、条目 4.1。

（3）由于一些条目在多个维度或条目上的 MI 值和 EPC 值均较大，提示其对模型拟合影响较大，相继删除条目 7.2、条目 4.4、条目 1.2、条目 5.6、条目 8.6、条目 8.5、条目 12.6、条目 2.5、条目 12.2。

（4）由于在模型修正过程中维度 1 和维度 2 之间出现共线性（$r > 0.90$），因此将维度 1 合并至维度 2 中，并重新命名为"组织环境与管理支持"。

（5）参考 MI 值和 EPC 值，相继增设影响路径：维度 10 ←维度 11、维度 10 ←

维度 3、维度 11 ←维度 3、维度 6 ←维度 3、维度 12 ←维度 9、维度 4 ←维度 10、维度 4 ←维度 3。

（6）参考 MI 值和 EPC 值，相继增设共变关系：$e3 \leftrightarrow e4$、$e4 \leftrightarrow e7$、$e4 \leftrightarrow e9$、$e7 \leftrightarrow e9$、$e9 \leftrightarrow e28$、$e26 \leftrightarrow e35$、$e44 \leftrightarrow e45$、$e54 \leftrightarrow e43$。

经过上述模型修正，竞争模型从 10 个维度和 46 个条目调整至修正模型的 9 个维度和 31 个条目。修正模型的模型检验结果显示，$\chi^2 = 1\,147.767$，$P < 0.001$，但是卡方值和 P 值受样本量的影响较大，这两个指标不适用于大样本数据的适配度评价，大样本时应以卡方与自由度的比值（χ^2/df）来判断。$\chi^2/df = 2.799$，表示模型与实际测量数据相契合。RMR = 0.022，RMSEA = 0.040，两者均小于 0.05 表示模型适配度非常好。GFI = 0.939，AGFI = 0.926，它们相当于偏回归分析中的决定系数（R^2），大于 0.90 表示可解释的变异量越大。NFI、RFI、IFI、TLI、CFI 均是适配指标，大于 0.90 表示模型适配度佳。简约适配指标均用于多个模型比较中，修正模型的 AIC/CAIC 最小，其 PNFI、PGFI、PCFI 则最大，表示应选取修正模型作为实际测量数据的解释模型。此外，在数据修正过程中也需要参考这些指标以选取更适宜的模型修正方向。CN 值为 456，CN 值指如果根据模型的参数数目，估计需要产生一个适配度符合的假设模型时所需的最小样本量。CN 值 ≥ 200 即表示模型可以反映实际样本的性质，也同样说明修正模型能更好地反映实际测量数据的性质。综上，修正模型的各项适配度指标均满足判别标准，提示修正模型的适配度更好（表 9-5）。

表9-5 3个修正模型之间的模型适配度检验结果比较

适配指标	判别标准	预设模型	竞争模型	修正模型	修正模型适配判断
绝对适配指标					
卡方值	越小越好	6187.467	6114.145	1147.767	不适用
P 值	> 0.05	< 0.001	< 0.001	< 0.001	不适用
χ^2/df	≤ 3	6.327	6.245	2.799	是
RMR	≤ 0.05	0.052	0.050	0.022	是
RMSEA	≤ 0.05	0.068	0.068	0.040	是
GFI	> 0.90	0.768	0.778	0.939	是
AGFI	> 0.90	0.744	0.755	0.926	是
增值适配指标					
NFI	> 0.90	0735	0.739	0.922	是
RFI	> 0.90	0.720	0.724	0.911	是
IFI	> 0.90	0.767	0.771	0.948	是

续表

适配指标	判别标准	预设模型	竞争模型	修正模型	修正模型适配判断
TLI	> 0.90	0.753	0.757	0.941	是
CFI	> 0.90	0.767	0.770	0.948	是
简约适配指标					
AIC/CAIC	多模型比较时，选其值最小者	0.911	0.911	0.717	是
PNFI	> 0.50；多模型比较时，选其值最大者	0.695	0.699	0.813	是
PGFI	> 0.50；多模型比较时，选其值最大者	0.695	0.705	0.776	是
PCFI	> 0.50；多模型比较时，选其值最大者	0.725	0.729	0.836	是
CN	≥ 200	195	197	456	是

另外，在修正模型中，患者安全文化和 8 个维度（除维度 3）之间的影响路径系数、增列的各维度之间的影响路径系数、各条目与相应维度的影响路径系数均有显著性（$P < 0.05$），表示所有影响路径系数有统计学意义。而且各条目在相应维度上的标准化回归系数（即因子负荷）均大于 0.4，说明各条目对相应维度的贡献性均较大。此外增列的各条目残差间的共变参数也均有显著性（$P < 0.05$），详见表 9-6。

进一步分析患者安全文化以及各维度之间的标准化回归系数（图 9-8），按照患者安全文化对各维度的标准化回归系数（即因子负荷，也为影响程度大小）从大到小进行排序，依次是维度 2 "组织环境与管理支持"（0.856）、维度 5 "非惩罚性原则与风险预警"（0.843）、维度 9 "个人工作状态"（0.704）、维度 6 "对待负性事件的开放性沟通"（0.677）、维度 12 "患者参与"（0.485）、维度 11 "提供方的防御性行为"（0.414）、维度 4 "团队沟通与合作"（0.378）、维度 10 "预防保健服务"（0.138）。其中，维度 4 和维度 10 的负荷量相对较小，这主要是由于各维度之间还存在一定的影响路径关系，维度 11 在维度 10 上的载荷量为 0.695、维度 9 在维度 12 上的载荷量为 0.282，维度 10、维度 12 在维度 4 上的载荷量分别为 0.223 和 0.264。

此外，维度 3 "人员配置"和患者安全文化之间既无影响路径关系也无相关关系，分析其原因，可能是由于机构中普遍存在人员不足的问题，维度本身差异区分度不大。而且人员配置得分可能会显著低于其他维度得分，维度之间的数据差异较大，导致模型匹配性差。但是模型修正过程中也提示如果直接删除维度 3 将导致模型更加不稳定，而且维度 3 在维度 11、维度 2 上有一定的正向影响（标准化回归系数为 0.291、0.092），而在维度 4、维度 6 上有一定的负向影响（标准化回归系数

表9-6 修正模型中影响路径和共变关系的参数估计

变量关系			未标准化回归系数	标准误	临界比	P	标准化回归系数
影响路径							
维度 11	< ---	维度 3	0.285	0.049	5.840	< 0.001	0.291
维度 9	< ---	患者安全文化	0.668	0.039	16.944	< 0.001	0.704
维度 11	< ---	患者安全文化	0.432	0.057	7.513	< 0.001	0.414
维度 10	< ---	维度 11	1.044	0.123	8.518	< 0.001	0.695
维度 12	< ---	维度 9	0.349	0.063	5.504	< 0.001	0.282
维度 12	< ---	患者安全文化	0.571	0.060	9.493	< 0.001	0.485
维度 10	< ---	患者安全文化	0.217	0.073	2.967	0.003	0.138
维度 4	< ---	维度 10	0.161	0.030	5.456	< 0.001	0.223
维度 4	< ---	维度 12	0.254	0.046	5.565	< 0.001	0.264
维度 6	< ---	维度 3	−0.131	0.040	−3.273	0.001	−0.105
维度 4	< ---	维度 3	−0.131	0.036	−3.612	< 0.001	−0.123
维度 2	< ---	维度 3	0.102	0.030	3.344	< 0.001	0.092
维度 2	< ---	患者安全文化	1				0.856
维度 6	< ---	患者安全文化	0.895	0.051	17.566	< 0.001	0.677
维度 5	< ---	患者安全文化	0.996	0.048	20.885	< 0.001	0.843
维度 4	< ---	患者安全文化	0.427	0.065	6.609	< 0.001	0.378
条目 21	< ---	维度 2	1				0.847
条目 26	< ---	维度 2	0.883	0.052	17.053	< 0.001	0.517
条目 42	< ---	维度 4	0.651	0.044	14.763	< 0.001	0.500
条目 45	< ---	维度 4	0.912	0.042	21.566	< 0.001	0.772
条目 46	< ---	维度 4	1				0.759
条目 52	< ---	维度 5	1				0.819
条目 54	< ---	维度 5	0.984	0.035	28.158	< 0.001	0.830
条目 66	< ---	维度 6	0.816	0.034	23.935	< 0.001	0.798
条目 67	< ---	维度 6	1				0.822
条目 61	< ---	维度 6	0.792	0.039	20.238	< 0.001	0.610
条目 94	< ---	维度 9	1				0.785
条目 93	< ---	维度 9	0.901	0.045	19.836	< 0.001	0.661
条目 114	< ---	维度 11	1.269	0.123	10.326	< 0.001	0.620

续表

变量关系			未标准化回归系数	标准误	临界比	P	标准化回归系数
条目 112	< ---	维度 11	0.788	0.071	11.057	< 0.001	0.401
条目 111	< ---	维度 11	1				0.491
条目 125	< ---	维度 12	0.858	0.024	36.146	< 0.001	0.836
条目 124	< ---	维度 12	1				0.880
条目 123	< ---	维度 12	0.944	0.027	35.604	< 0.001	0.835
条目 121	< ---	维度 12	0.826	0.030	27.649	< 0.001	0.712
条目 35	< ---	维度 10	1				0.718
条目 11	< ---	维度 10	0.832	0.050	16.728	< 0.001	0.676
条目 103	< ---	维度 10	0.891	0.053	16.704	< 0.001	0.627
条目 71	< ---	维度 5	0.859	0.038	22.472	< 0.001	0.667
条目 84	< ---	维度 9	0.843	0.048	17.447	< 0.001	0.619
条目 81	< ---	维度 2	0.973	0.035	28.002	< 0.001	0.764
条目 14	< ---	维度 2	0.905	0.043	21.074	< 0.001	0.629
条目 16	< ---	维度 2	0.784	0.040	19.840	< 0.001	0.593
条目 32	< ---	维度 3	1				0.525
条目 33	< ---	维度 3	1.587	0.108	14.707	< 0.001	0.811
条目 34	< ---	维度 3	1.493	0.103	14.541	< 0.001	0.729
条目 22	< ---	维度 2	0.900	0.053	17.006	< 0.001	0.519
共变关系							
维度 3	< -->	患者安全文化	0				0
e3	< -->	e4	0.119	0.010	11.524	< 0.001	0.401
e4	< -->	e9	0.061	0.012	5.070	< 0.001	0.149
e9	< -->	e28	0.038	0.013	2.930	0.003	0.089
e9	< -->	e7	0.155	0.018	8.619	< 0.001	0.286
e4	< -->	e7	0.083	0.012	6.684	< 0.001	0.199
e26	< -->	e35	0.029	0.006	4.936	< 0.001	0.192
e44	< -->	e45	0.231	0.025	9.309	< 0.001	0.364
e43	< -->	e54	0.047	0.019	2.529	0.011	0.107

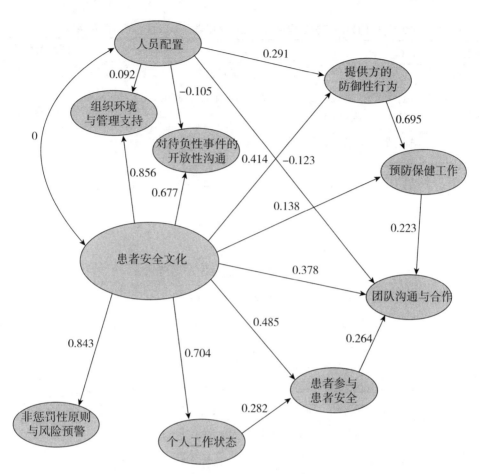

图 9-8 患者安全文化与各维度之间影响路径的标准化回归系数示意图

为 –0.123、–0.105）。这些都说明，"人员配置"对于患者安全文化来说是一个不可或缺的测量维度。

至此，中国妇幼保健机构患者安全文化量表的结构被修正，共包括 9 个维度和 31 个条目："组织环境与管理支持"（6 个条目）、"人员配置"（3 个条目）、"团队沟通与合作"（3 个条目）、"非惩罚性原则与风险预警"（3 个条目）、"对待负性事件的开放性沟通"（3 个条目）、"个人工作状态"（3 个条目）、"提供方的防御性行为"（3 个条目）、"患者参与患者安全"（4 个条目）、"预防保健工作"（3 个条目），详见表 9-7。

表9-7 中国妇幼保健机构患者安全文化量表（31条目）的维度及条目

维度	条目	原始条目编号
A：组织环境与管理支持	A1：管理层重视医院环境和医疗设施的改善	1.6
	A2：管理层重视为我们营造良好的工作氛围（如人文氛围、人际关系、团结协作等）	1.4
	A3：管理层重视工作人员的持续性培训和学习	8.1
	A4：我们机构重视工作制度和流程的持续性改进	2.1
	A5：机构的激励机制（如收入分配、职称晋升、提拔机会和荣誉等）是公平合理的	2.2
	A6：一线工作人员能够参与到管理决策中	2.6
B：人员配置	*B1：工作时，我总感觉自己忙不过来	3.2
	*B2：工作人员的数量远远不足以应对现有的工作量	3.3
	*B3：由于工作负荷过大，我们无法向服务对象提供尽己所能的服务	3.4
C：团队沟通与合作	C1：本机构与所属辖区内上下级妇幼保健机构能较好地进行工作督导和配合	4.2
	C2：我们交接班时认真谨慎	4.5
	C3：我所在部门内部的工作人员之间能够良好的沟通与合作	4.6
D：非惩罚性原则与风险预警	D1：管理层鼓励一线工作人员主动上报负性事件	5.2
	D2：负性事件被上报后，管理层会给出及时的反馈	5.4
	D3：除了大的医疗纠纷之外，管理层也重视小的差错或隐患	7.1
E：对待负性事件的开放性沟通	E1：已经发生了的负性的，并且可能会对服务对象造成伤害的事件，我会主动上报	6.6
	E2：已经发生了的负性的，但不会对服务对象造成伤害的事件，我仍然会主动上报	6.7
	E3：当发现别的同事出现负性事件时，如果我发现了也会上报	6.1
F：个人工作状态	F1：我需要持续不断的学习	8.4
	F2：我有耐心和好的服务态度	9.4
	F3：我能够同情和理解我的服务对象	9.3
G：提供方的防御性行为	*G1：为了避免高风险，我们会拒绝或转诊实际上能够处理的服务对象	11.1
	*G2：为了避免纠纷，我会听从服务对象的个人意愿，而非坚持医疗原则	11.2
	*G3：我承认，由于各种原因或目的（如多留证据、保护自己、盈利等），我们机构存在过度医疗的现象	11.4

续表

维度	条目	原始条目编号
H：患者参与患者安全	H1. 对待服务对象，我会做到充分地告知（如医疗保健方案、风险等）	12.1
	H2. 我们机构会积极征求并重视服务对象提出的问题和改进意见	12.3
	H3. 我们重视对服务对象的健康教育	12.4
	H4. 我会在充分沟通的基础之上，尊重服务对象的意愿和权利	12.5
I：预防保健工作	*I1：在我们机构里，预防保健部门及人员易被用"遗忘"或易被"异样的眼光看待"	10.3
	*I2：管理层并不支持我们完成所有的预防保健工作	1.1
	*I3：与临床医疗部门相比，预防保健部门得不到管理层足够的资源配置和支持	3.5

注：*表示条目为负向条目

4. 内部一致性信度和重测信度   总量表的克龙巴赫 α 系数是 0.880（大于 0.6），A 到 G 这 9 个维度的克龙巴赫 α 系数分别是 0.823、0.714、0.690、0.818、0.774、0.730、0.603、0.882、0.708，均大于 0.6，提示总量表及各维度的内部一致性信度较好。

此外，还对其中 67 人进行了重测调查，总量表的重测信度是 0.670（大于 0.6），A 到 G 这 9 个维度的重测信度系数分别为 0.738、0.870、0.579、0.907、0.817、0.607、0.763、0.705、0.865（均接近或大于 0.6），提示总量表及各维度的重测信度较好。

5. 小结   通过对预调查中提出的预设模型（11 个维度）和竞争模型（10 个维度）分别进行验证性因子分析，进行逐步验证、比较、修正后，进而得出了更加符合实际测量数据的修正模型（9 个维度），条目数也从 46 个降至 31 个，符合因子分析的降维简约原则[47]。在此基础上修改的中国妇幼保健机构的患者安全文化量表（31 条目）也更加简短，更易于调查和填写操作。

此外，从修正模型结果可见，患者安全文化在"组织环境与管理支持""非惩罚性原则与风险预警""个人工作状态""对待负性事件的开放性沟通""患者参与""提供方的防御性行为" 6 个维度上的影响程度较大，因子负荷量在 0.414 ~ 0.856 之间；而在"团队沟通与合作""预防保健服务"两个维度上直接的因子负荷量较低（分别是 0.378 和 0.138）。这主要是由于各维度之间还存在一定的影响路径关系，如"提供方的防御性行为"在"预防保健工作"上的因子负荷量高达 0.695，"预防保健工作"和"患者参与患者安全"在"团队沟通与合作"上的因子负荷量也分别为 0.223 和 0.264。

另外，"人员配置"虽然和患者安全文化之间既无直接的影响路径关系也无相关关系，可能是由于"人员配置"得分显著低于其他维度（在后续的量表应用分析结果中已得到证实），维度之间的数据差异性较大。但是其却与多个维度之间存在正向或负向的关系，而且如果删除"人员配置"维度的话，将无法得到一个稳定的修正模型，说明"人员配置"是患者安全文化不可或缺的维度之一。这些都提示患者安全文化各维度之间并非相互独立，而是存在着相互之间的交织影响。

进一步分析表明，"人员配置"在"组织环境与管理支持"和"提供方的防御性行为"上存在正向影响，提示如果人员配置充足时，医务人员可能感知到的组织环境与管理支持也会相应较高，而且也会降低服务提供方的防御性行为。"人员配置"在"对待负性事件的开放性沟通"和"团队沟通与合作"上存在负向影响，提示在人员配置不足的情况下，医务人员可能更倾向于依赖开放性沟通与团队合作以确保卫生保健服务质量，也更进一步地说明开放性沟通与团队合作在保障患者安全和服务质量上的重要性。

此外，修正模型的各项模型适配度指标均较好，提示量表有较好的结构效度，而且量表总分及各维度的内部一致性信度均较好，重测信度也均可接受，提示量表可靠、稳定，可用于测量中国妇幼保健机构的患者安全文化水平。

第十章　医学量表的应用研究

第一节　量表的调查技术

一、调查方案的设计

量表调查属于问卷调查法的范畴，因此，量表调查技术也遵循问卷调查法的一般性原则，涉及调查研究资料的收集、整理和分析全过程[31,50]。调查方案设计的目的是获得符合统计学要求的调查资料及预期的结果，其要点是要将调查研究目的转化为拟分析的指标，再将分析指标转化为调查项目，并制定调查表进行资料的收集、整理和分析。量表调查方案的设计大致可分为调查计划和资料整理与分析计划两部分内容。

1. 调查计划

（1）要明确量表调查的目的和具体指标：各种量表调查的具体目的不同，可以是了解某一人群的现状水平、比较不同人群之间的差异、评估某项干预措施实施前后的效果、对量表进行条目筛选或性能评价等。研究者可根据不同的调查目的，选取恰当的量表工具，有时也可只选取量表中的部分维度或条目。除了量表中涉及的调查指标之外，研究者还应该根据具体的调查目的，设计其他关键指标纳入到调查指标体系之中。例如在进行老年人生活质量调查时，除了选取恰当的老年人生活质量评估量表之外，还应考虑到哪些因素可能会影响老年人生活质量状况，如年龄大小、是否丧偶、是否独居、是否患有慢性病或存在其他健康问题等。这些可能的影响因素都应该被纳入到调查指标当中。

（2）确定观察对象和观察单位：要根据调查目的和指标，确定调查对象，即划清调查总体的同质范围。组成总体或样本的观察单位可以是一个人、一个家庭、一个集体单位，也可以是"人次"或采样点等。

（3）确定抽样方法、调查样本量及调查方法：研究者可根据不同的调查目的选用相应的抽样及调查方法。例如，想了解总体参数，可用普查或随机抽样方法；想说明事物的典型特征，可用典型抽样的方法；如果既要了解总体参数，又要确定相关特征，可以把上述抽样方法结合使用。另外，还需要根据选取的具体抽样方法，计算调查所需的最小样本量。此外，量表的调查方法也多种多样，根据问卷填答方式的不同，可分为受试者自填式和调查员代填式；根据调查途径的不同，可分为现场访问式、邮寄式、电话式或网络在线式等。选取何种调查方式应视调查目的和实际情况而定。

（4）确定调查项目和调查表：根据调查指标确定对每个观察单位的调查项目，包括分析项目和备查项目。分析项目是直接用于计算调查指标以及分析时排除混杂因素影响所必须的内容；备查项目是为了保证分析项目填写完整、正确，便于对其核查、补填和更正而设置的，通常不直接用于分析。调查项目要精简，分析项目一个也不可少，备查项目则不宜多。除了调查项目之外，调查表中一般还应包括项目简介、知情同意书、调查表填写指导语及结束语等内容，必要时还应该对调查项目中出现的相关定义或描述加以说明。

（5）制定调查的组织实施计划：包括组织领导、宣传动员、时间进度、调查员培训、人物分工与联系、经费预算、调查表和宣传资料的准备、调查质量控制措施等内容。在正式调查之前，应先做小范围的试点调查，以便检验和修改调查计划。

2. 资料整理与分析计划

（1）确定调查表的接收和核查方案。调查表的接收是整理工作的第一步，要认真管理好回收的问卷，并做好专门的记录，包括问卷完成日期、收回日期、掌握问卷的收回情况。另外，在调查表收回后或收回时，在编码录入之前，应先进行调查表的核查工作。主要包括完整性核查和逻辑核查。完整性核查是对调查表的所有项目进行检查，核对填写是否有缺项，缺项内容应立即返回调查补填。完整性核查一般应在调查现场进行，否则弥补困难。逻辑核查主要检查调查内容逻辑上是否存在矛盾之处。有些逻辑核查工作可在调查现场进行人工核查，有些逻辑核查工作可在数据录入之后由软件程序进行自动核查。

（2）确定数据编码和录入方式。数据编码即对每条调查项目的所有可能的调查结果分配一个代码。问卷设计时的编码为事前编码，编码要方便调查员和调查对象对调查问题的理解和作答。数据收集后的编码为事后编码，编码要方便数据录入人员和分析人员对调查数据的录入、归纳和分析。在进行数据录入时，一般应采取平行双录入法，以便进行数据录入质量的评价与核对。如果数据录入工作量过于庞大，也可以选择按照一定比例抽样双录入。

（3）确定数据分析方法。研究者应根据研究目的和预期分析指标设计相应的数据分析方法，如一般性的统计描述方法、单因素及多因素统计分析方法等。另外，最好能提前设计出来数据整理表和数据分组，这样既能够使得调查目的更加具体、明确，又是预期结果的表达形式。

（4）制定资料整理与分析的组织实施计划：一般包括组织分工、时间进度和数据分析要求等，特别是在大规模的协作调查中，有明确的组织实施计划才能使各协作单位步骤一致，按期完成研究工作。

二、调查前的准备工作

研究者在进行调查之前的准备工作主要包括以下几个方面：

（1）完成调查方案的设计工作，包括上述提到的调查计划和资料整理与分析计划。

（2）准备调查所需的各种资料，包括调查问卷（文字版、邮寄版或网络调查版等）、调查员培训手册、抽样框架、宣传资料等。

（3）根据事先撰写的调查员培训手册，招募并培训调查员，统一调查步骤、方法和标准。

（4）进行调查现场的联系协调工作，征求现场"守门人"的同意和意见，并讨论确定具体的调查时间、地点和形式等（"守门人"是指那些在研究对象群体内对被抽样的人具有权威的人，他们可以决定或影响这些人是否参加研究，如社区的居委会主任、医院的管理者、学校的校长、公司的负责人等）。

（5）任何一项调查研究工作，必须事先获得伦理委员会的审核和批准，并在调查开始之前，获得调查对象的知情同意，由本人（或法定代理人）签订书面的知情同意书。

（6）另外，研究者还应考虑如何处理在现场调查中可能遇到的各类阻碍、问题或突发情况，并提前准备好回答策略或应对方法。

（7）在开展调查工作前，还应提前为研究团队、调查团队及其他相关工作人员做好食宿、交通、通讯等各项后勤保障工作。

（8）在正式进行调查前，建议先开展一个小范围内的预调查，对上述准备工作或应对策略进行查漏补缺，进一步优化调查方案和各项准备工作，以确保正式调查工作的顺利实施。

第二节　量表的数据分析方法

在完成量表调查工作之后，就需要对收集到的数据进行录入、整理和分析。根据量表研究的特性以及量表调查中的实际应用场景或问题，本节将重点围绕量表数据分析中的信度和效度检验、缺失值处理、横向资料分析方法和纵向资料分析方法进行介绍。

一、信度和效度的检验

在任何一个量表的开发过程中，受当时研究空间、时间和人群的限制，开发出来的量表及其背后所蕴含的测量理论，从根本上来说只适用于当时的研究环境和条件。因此，在利用任何一个量表对不同国家、地域、文化、时代背景和人群进行调查时，不假思索的"拿来主义"或"生搬硬套"往往是行不通的，通常需要首先检验该量表及其测量理论在本次调查人群中的可适用性，即检验调查数据和量表模型之间的匹配度。数据和模型之间的匹配度，可通过量表的若干信度和效度指标进行评价，包括重测信度、内部一致性信度（克龙巴赫 α 系数）、结构效度（在该阶段通常使用验证性因子分析法)、判别效度等。这些信度和效度评价方法在前面的章节中已经进行了很详细的介绍,在本节中不再赘述。需要特别强调的是,由于调查对象的"三间"(人间、空间、时间)分布肯定都是动态变化、无法完全保持一致的。因此,在每一次的量表调查中,都应该报告数据和模型之间的匹配度检验结果,如果二者之间的匹配度较好(即信度和效度评价结果可接受),才能按照原始量表的测量理论及评分方法进行后续的数据处理和统计分析;如果二者之间的匹配度不好,则需要对原始量表的测量结构进行重新调整和修正(具体方法见前面的相关章节);如果调整或修正幅度过大,则提示该量表不适用于调查对象人群,需要重新选择更加适用于调查对象人群的新量表,或者进行正式的量表修订研究(详见本章第四节)。因此,在进行大样本或跨文化的量表调查之前,建议先开展一个小范围内的预调查,对量表进行初步的适用性评价,必要时对量表结构或内容进行调整和修正,然后再开展正式的量表调查。

二、缺失值的处理

1. 缺失值的来源和分类　数据缺失(data missing)是量表调查中经常遇到的问题,主要包括两大类:第一类可称之为条目的应答缺失,即调查对象没有回答某些条目,可能的原因包括疏忽漏填、由于涉及隐私等原因不愿意填写、因不能理解问题的含义等原因无法作答;第二类可称为问卷的应答缺失,即调查对象没有接受问卷调查,可能的原因包括拒访、失访、中途离访、没有在规定时间内完成调查等。缺失值(missing data)给研究结果带来的危害程度取决于数据缺失的方式、缺失数据的数量和造成缺失的原因,其中最为重要的是数据缺失方式。数据缺失方式可分为完全随机缺失(missing completely at random,MCAR)、随机缺失(missing at random,MAR)和非随机缺失(missing at non-random,MANR)[50]。

完全随机缺失是指缺失现象随即发生,和自身或其他变量的取值无关,此类缺失会导致信息的损失。若缺失数量较少(如不超过5%的完全随机缺失值),无论采取何种处理方式,对统计分析结果影响都不大,这类缺失在实际研究中较为少见。评估是否属于完全随机缺失的方法是以某变量是否存在缺失值建立一个新的分组变量,以分析的主要变量为因变量,进行两组比较的t检验。如果两组之间无显著性差别,则可判断为完全随机缺失,当数据缺失数量较少时,无论采取何种处理方式,对统计分析结果影响都不大;反之,如果两组之间有显著性差别,则提示该变量不属于完全随机缺失,对缺失数据不能随意删除。

随机缺失是指缺失情况的发生与资料中其他无缺失变量的取值有关。这种数据缺失较为常见,不仅会导致信息损失,更可能导致分析结论发生偏差。例如量表应答情况受到年龄、性别或受教育程度的影响,缺失值主要发生在某一年龄组、性别组或受教育程度组,如果直接删除由缺失值的个案,就可能造成量表测量结果的不准确。

非随机缺失是指数据缺失不仅与其他变量有关，而且还和自身取值有关。例如在量表中存在一些敏感条目，通常会导致对这些条目较为敏感的受试人群应答率低。常见的缺失值处理方法对此类缺失往往无法做出有效调整，因此在量表设计时就应该考虑到如何尽量避免此类缺失。

2. 缺失值的处理方法

（1）删除存在缺失值的个案：如果缺失值仅集中在少数个案，并且这些个案是总体的一个随机子样本，就可以考虑删除这些个案，这一般用于完全随机缺失的情况。

（2）删除变量法：这有另外一类针对缺失值的删除法，指如果缺失值仅集中在少数变量，并且这些变量不是分析的主要变量，或这些变量与其他某些无缺失的变量高度相关时，可以考虑删除这些有缺失值的变量。从这个定义来看，删除变量法不适用于量表研究，因为量表中的每一个条目都带有明确的、意有所指的测量靶标，不能随意删除任何一个条目。

（3）估计缺失值：即利用辅助信息，为每个缺失值寻找替代值，一般用于随机缺失的情况。常用的估计方法包括先验法、均数替代法、回归估计法、期望最大化法和多重填补法。

1）先验法（prior knowledge）：适用于样本足够大、缺失数据少，并且研究者在该领域具有丰富经验，能够确保凭借自身经验对缺失值的估计接近该变量的中位数水平或能代表特定个案的观察值水平时。此种方法已不常用。

2）均数替代法（mean substitution）：以该变量中未缺失观察值的均数来估计存在的缺失值。当缺乏其他更多信息时，该方法较为常用，且处理简单；但是，此种方法可能会低估变量的变异程度。因此，有学者提出了进一步的改良方法，即对于成组资料，可以缺失变量各组的均数作为该组中所有变量缺失数据的估计值。因此，在量表研究中，对于存在缺失值的条目，可以用该条目所属维度的所有条目的均数替代该条目下的缺失值。

3）回归估计法（regression）：以存在缺失值的变量为应变量，以其他全部或部分变量为自变量，用无缺失的数据你和回归方程，以方程的预测值作为该记录缺失值的初步估计值，再以全部数据拟合回归方程……如此迭代，直至两次方程预测值基本一致，并以此作为缺失值的估计值。该方法较为客观，但仍存在对方差的低估，适用于有合适的自变量完整数据存在时。在量表研究中，可以存在缺失值的条目作为因变量，以该条目所属维度下的其他条目作为自变量进行回归估计。

4）期望最大化法（expectation maximization，EM）：进行最大似然估计的一种有效方法。其主要特征是每一次迭代由两个步骤组成：第一步，利用数据的已有信息，求缺失数据的期望值，称为 E 步；第二步，假定缺失值被替代的基础上做出最大似然估计，称为 M 步。如此迭代直至收敛，并以最终缺失数据的期望值作为估计值。该方法能够得到对方差的真实估计，但收敛速度较慢、计算复杂，一般适用于大样本资料。

5）多重填补法（multiple imputation，MI）：是指根据缺失数据的先验分布，给每个缺失值填补 m 个值（一般 m 在 5 ~ 10 之间），构造 m 个"完全"数据集，然后采用相应的完全数据分析法对每个填补后的新样本进行分析，再综合 m 次分析结果，从而得到未知参数的估计。与一般缺失值估计方法相比，多重填补法考虑了缺失数据填补的不确定性，并且对数据缺失方式无特殊要求，但计算较为复杂。

3. 需要注意的问题 在进行缺失值处理之前，首先需要了解数据缺失的原因和方式，明确是否随机缺失，以此作为缺失值处理方法选择的前提。另外，由于很多缺失值的处理方法可能涉及量表测量结构（维度及条目）的评分方法，因此建议在实际的具体操作过程中，应在进行量表适用性的评价和调整之后，再进行缺失值的处理。此外，若在数据分析中对缺失值进行了估计，建议分别用缺失值替代以后的数据集和删除缺失值后仅完整数据组成的数据集进行重复分析，必要时可以报告两次量表的信度和效度评价结果。尤其是当样本量小、数据缺失比例较多，或数据缺失方式为非随机缺失时，此步骤尤为重要。当重复分析结果差异较大时，应当查找缺失原因，分析哪个结果更可信或同时报告两个结果。

三、量表调查资料的分析方法

量表调查研究中获得的数据资料可以是多终点的，即可获得不同维度、不同条目的得分；也可以是多时点的，即可以进行单次横断面测量或多次重复测量。因此，根据调查次数（同一时点或多个时点）的不同，量表调查资料也可分为两类：一类是同一时点的横向资料，另一类是多个时点的纵向资料。如果研究者是在特定的时间、空间和人群中进行一次横断面的量表调查，那么得到的调查资料就属于横向资料。对于横向资料，可以进行一般性的统计学描述、分不同组别的单因素分析、包含多个影响因素的多因素分析以及与量表常模进行比较分析等数据分析处理。如果研究者对同一人群在不同时间点上进行了多次调查，那么得到的调查资料就属于纵向资料。对于纵向资料，可以把每个不同时点的数据资料都单独看作一批横向资料进行相应的数据分析处理。另外，对于多次测量获得的数据，还可以进行重复测量资料的统计分析。因为重复测量数据一般不独立，具有一定的自相关性，因此可按区组设计资料来处理：把个体看作区组变量，时间作为处理因素进行相应的数据分析处理。

第三节 量表的常模

一、常模的定义

常模是指一定人群在测验所测特性上的普遍水平或水平分布状况，是提供给使用者的可供比较的参考标准，由标准化样本测试结果计算而来。对于任何一种测量工具，测量结果必须与某种标准比较，才能显示出测量结果所代表的实际意义。因此，一个理想的、完整的量表应建立常模，可根据受试者的应答得分，评价其在该量表所测特性上所处的水平或等级。

二、标准化样本

由上述常模的定义可知，建立常模之前，首先要对标准化样本进行调查。那么，如何确定"标准化样本"（standardization sample）就是常模是否可靠的关键决定因素。所谓标准化样本，又称常模样本，是指为建立常模而从将来适用的测验对象总体中抽取的用于先行试测的代表性样本。要求它能够代表总体，人数必须达到足以产生稳定分数，其先行试测的得分作为编制常模的依据。因此，确定标准化样本包含两个关键性操作：①随机抽样，即通过单纯随机抽样、机械抽样、整群抽样、分层抽样或多阶段分层抽样等随机抽样方法，从总体中抽取具有代表性的样本。②最小样本量计算，即在保证一定精度和检验效能的前提下，确定最少的观察单位数。研究者可根据抽样方法的不同，选取相应的估计样本含量的计算公式。此外，还应结合考虑有效应答率、失访率等情况进一步扩大样本容量。

在大样本的现场调查中，通常采取多阶段分层整群抽样的方法确定标准化样本。即根据一定的划分标准（如地域、经济水平、人口结构等），将总体划分为若干个一级抽样单位，从中随机抽选若干个一级抽样单位入样。再将入样的每个一级单位划分为若干个二级抽样单位……依次类推，一般细分到三级或四级抽样单位。最后，在最小的抽样单位中，随机抽选出若干个抽样单位，被抽选的抽样单位中的所有个体都被纳入到抽样样本中。此外，还可采用概率比例规模抽样（probability-proportional-to-size sampling，PPS抽样），又称"容量比例概率抽样"或"人口比例抽样"，其原理可以通俗地理解为以暂时的、群体的不等概率换取最终的、总体的等概率。具体做法是将总体划分为不同的群体，每个群体按照其在总体中的人口比例被给予大小不等的抽取概率，使大样本的入样概率大，小样本的入样概率小，从而提高样本对总体的代表性，减少抽样误差。例如假设要从 N 个总体中抽取 1 000 个样本，已知总体中农村人口占 40%，城市人口占 60%，那么，我们就首先需要将总体分为农村和城市两组，然后再从农村总体和城市总体中分别抽取 400 例样本和 600 例样本作为调查样本。

三、常模的分类及计算方法

常见的常模类型包括发展常模、均数常模、百分位常模、标准分常模和划界常模。一个量表可以建立不同类型的常模，使用者可根据不同的测量目的，选取不同类型的常模作为参考标准。

1. 发展常模 就是根据不同年龄上各种发展水平的人的平均表现（如智力、技能、感觉、运动等方面的发展水平）所制定的量表及参考标准。发展常模又可分为两个类型：①发展顺序量表及参考标准，如《年龄与发育进程问卷（第 3 版）》（ASQ-3），是一种被广泛使用评价 1 ~ 66 月龄儿童的发育筛查及发育监测量表。它按照不同年龄组的发育特征，将 1 ~ 66 月龄儿童划分为 20 个不同年龄段，针对每一个年龄段都设计了涵盖沟通、粗大动作、精细动作、解决问题、个人-社会 5 个发育能区的问题条目，根据每个能区的得分进行判断：能区得分高于常模人群中的"均数 ($\bar{x}$) - 标准差 (s)"，表明儿童在该能区发育正常；能区得分 > $\bar{x} - 2s$，但得分 ≤ $\bar{x} - s$，表明儿童在该能区发育处于监测区，1 个或多个能区得分处于监测区提示可疑发育迟缓风险；能区得分 ≤ $\bar{x} - 2s$，表明有发育迟缓风险[51-52]。②发育年龄，是指儿童在某个发育能区上表现出来的能力已达到了常模人群中某个年龄段的平均能力。例如 Peabody 运动发育量表是用来评估 0 ~ 5 岁儿童的运动技能，分为反射、姿势、移动、实物操作、抓握、视觉-运动整合 6 个分测验。每个测验都包括一组测试项目，每个项目对应一个相当月龄（为在常模样本中 50% 的儿童掌握该项目的年龄）。测试项目按照相当月龄顺序进行依次测试，当一个孩子连续 3 个测试项目都未通过时，则在该发育能区上的测试就结束了，顶部项目（能够通过的最后一个测试项目）所对应的相当月龄即为该能区的发育年龄[53-54]。

2. 均数常模 是指通过对常模样本中量表得分的性别、年龄等特征进行分析，根据其差异性建立均数常模，一般包括均数和标准差两个指标，通常适用于大样本正态分布资料。

3. 百分位常模 一个量表得分的百分位等级是指在常模样本中低于该分数的人数百分比，代表个体在常模人群中所处的位置。百分位等级越低，个体所处的位置就越低，可提供常模样本测量结果的四分位数或十分位数作为参考标准，通常适用于小样本资料或偏态分布资料。

4. 标准分常模 适用于大样本的正态分布资料，又称为 Z 分法，计算公式为：

$$Z = (x - \bar{x}) / s \qquad \text{公式 10-1}$$

其中 x 为原始分数，$\bar{x}$ 为常模样本均数，s 为常模样本标准差，Z 分数则表示测量得分与平均数之差是标准差的几倍。

5. 划界常模 用一个给定的界值来判断受试者的某种特质是否异常或风险高低，通常适用于筛查量表或预测量表，如针对精神疾病患者的攻击风险筛查量表[55]、针对 ICU 患者的压疮风险预测量表[56] 等。具体操作方法类似诊断试验，即将量表测量结果与金标准或预测结局相比较，以 ROC 曲线判断任意界值时的量表筛查或预测能力，一般选取 ROC 曲线左上角一点对应的界值。该处量表的灵敏度及特异度均较高，得到假阳性和假阴性的总数最少，提示量表使用该界值进行风险筛查或预测时的判别能力最强。

四、使用常模的注意事项

如上所述，量表常模是从标准化样本的测量结果中根据一定的统计学原理建立而来的，反映的是标准化样本的普遍水平或水平分布状况。在使用常模时，研究者一定要考虑到调查样本是否与标准化样本相一致，在进行跨人群、跨区域、跨文化研究时，可能需要考虑建立新的量表常模，必要时还需要对量表进行重新修订和调整。

第四节 量表的编译与修订

量表旨在测量受试者在某一特质上的水平，而且，在整个量表开发过程中，都时刻围绕着具体的测量对象和测量情景。因此，研究者在使用量表进行跨文化或跨国别研究时，应当考虑到人口背景在文化、语言和种族等方面具有的多样性，需要采用标准化程序对量表进行编译与修订。而且，一个量表在不同文化、语言或种族人群中经过多次、反复的使用、验证和修订，也能够不断提高它的测量效度和可推广性。跨文化的量表编译与修订是一项费时费力的研究工作，需要周密的计划，经过严格的方法学操作过程，从而得到一个适用于跨文化目标人群的、可靠、有效的测量工具。

一、量表编译与修订操作指南

学术界针对量表的编译与修订已提出多项共识或指南，尽管具体的操作过程或方法不尽一致，但均指出应采用一个综合性的、多阶段的方法学过程对量表进行翻译、改编和交叉验证。Valmi D. Sousa 等在综述和分析众多共识或指南的基础之上，提出了一个对于研究者来说更加清晰、友好的 *A Guideline for Translation*，*Adaptation and Validation of Instruments or Scales for Cross-Cultural Health Care Research*（《跨文化卫生保健研究工具或量表的翻译，修订与效度指南》，下文简称《指南》）[57]。

1. 方法学原理　翻译包括对称性翻译（symmetrical translation）和非对称性翻译（asymmetrical translation）两大类别。其中，对称性翻译是最被推荐的方法，是指在源语言（source language）和目标语言（target language）中都能做到忠于本意和口语化，而不仅仅是文字上的简单直译，其目标是在源语言和目标语言之间获得等效性（equivalence）。与之相对应地，非对称性翻译则是指在源语言和目标语言之间不等效，通常会导致语意信息的减少或歪曲。

2. 操作步骤及关键点

第一步：将量表从源语言翻译成目标语言，即正向翻译（forward translation）或单向翻译（one-way translation）。其中的关键点包括：①由至少两名翻译人员分别独立地将量表从源语言翻译成目标语言，形成两个不同翻译版本的量表。②这两名翻译人员必须同时通晓这两种语言并具备双重文化背景，而且母语必须是目标语言；但是，他们应该具有不同的背景，一名翻译人员必须熟悉目标语言中的相关专业术语和知识，另一名翻译人员必须熟悉目标语言中细微的文化及语意差别。③有时也可以使用两个独立的翻译团队。上述对翻译人员的要求同样适用于翻译团队，而且由于引入了更多不同背景翻译人员参与翻译工作，翻译的质量会大大提高。

第二步：比较两个不同翻译版本的量表，并讨论确定一个初始翻译版本的量表。其中的关键点包括：①邀请第三个独立翻译人员，比较两个不同翻译版本的量表，并与原始量表进行比较，分析是否存在表达模棱两可以及词语、句子和意思上有差异的情况。②对于每一处存在模棱两可或差异的地方进行小组讨论和仲裁，小组成员包括第一步中的两名独立翻译人员、第二步邀请的第三个独立翻译人员、研究者及研究小组中的其他成员等；③根据小组讨论和仲裁结果，形成一个初始翻译版本的量表。

第三步：对初始翻译版本的量表进行盲目反向翻译（blind backward translation）或盲目双向翻译（blind double translation）。其中的关键点包括：①邀请另外两名独立翻译人员，对上述形成的初始翻译版本的量表进行反向翻译，即将其从目标语言再回译成源语言，形成两个不同版本的回译量表。②翻译过程中，翻译人员不被允许参考原始量表，但允许对回译的文字和句子进行详细阐述或解释说明。③这两名翻译人员必须同时通晓这两种语言并具备双重文化背景，而且母语必须是源语言；但是，他们应该具有不同的背景，一名翻译人员必须熟悉源语言中的相关专业术语和知识，另一名翻译人员必须熟悉源语言中细微的文化及语意差别。④有时也可以使用 2 个独立的翻译团队，上述对翻译人员的要求同样适用于翻译团队。同样地，由于引入了更多不同背景翻译人员参与翻译工作，翻译的质量大大提高了。

第四步：比较两个不同版本的回译量表，并确定形成一个使用目标语言的翻译量表。其中的关键点包括：①比较两个不同版本的回译量表，并与原始量表进行比较，从文字、句子结构、语意和相关性等方面评价量表、条目及应答形式的相似性。②组建一个多学科小组进行上述评价。该多学科小组应该包括 1 名方法学专家（最好是研究者或研究小组成员）、1 名相关学科领域专家、第一步和第四步中的全部翻译人员。③如果可能的话，最好能邀请到原始量表的开发者参与讨论。④在多学科小组的讨论过程中，如果模棱两可或差异的地方无法得到解决，就需要重复第一步至第四步的整个过程直至解决为止，也可以只对那些存在问题的条目重复上述步骤。

第五步：对第四步中确定形成的使用目标语言的翻译量表，在使用目标语言的人群中进行预调查。其中的关键点包括：①对 10 ~ 40 名小样本受试者进行调查，受试者应从量表的目标人群中进行招募，评估量表、条目和应答形式是否清晰。每一名受试者都被邀请采用二分类法进行打分（"清晰"或"不清晰"，对于打分"不清晰"的部分，邀请受试者提供相应的修改建议。那些被 20% 及以上受试者打分为"不清晰"的部分，需要进行修改和重新评估）。②另外，极力推荐组织一个专家小组对量表进行更深入的评价。一般邀请6～10名相关领域专家，具体的打分方法和操作标准同上。除此之外，每一名专家还被邀请对每一个条目的内容等效性（content equivalence）进行评价，通常采用四分制法，即1分为"不相关"，2分为"无法评价是否相关"，3分为"相关但需要稍微调整"，4分为"非常相关且简洁明了"。1～2分的条目需要重新修订。另外，还可以计算出来每个条目或整个量表的内容效度指数（content validity index，CVI）和 *Kappa* 值，每个条目的内容效度指数（I-CVI）是指该条目上评分3～4分的专家人数占总人数的比例，整个量表的内容效度指数（S-CVI）通常采用平均数法，即等于所有条目 I-CVI 的平均值。以一个10人规模的专家组为例，I-CVI 一般要求达到0.78及以上，S-CVI 一般要求达到0.90及以上，*Kappa* 值一般要求达到0.60及以上，否则就需要进行修改和重新评估。

第六步：使用双语样本对翻译量表进行初步的性能评估。这个步骤极少被使用，因为在实际研究中很少机会能够获得一个足够的双语样本，一般情况下可以直接跳至第七步。如果能够获得足够的双语样本时（样本量至少是条目数的5倍），如从语言学校、使领馆、国际贸易公司、旅行社或货币兑换机构等场所的目标人群中进行招募，其中的关键点包括：①首先邀请受试者填写翻译量表，之后再邀请他填写原始量表，翻译量表和原始量表的顺序应不一致；②通过前后两个量表的应答结果评价二者之间的标准等效性（criterion equivalency），可以通过描述性分析、相关系数、配对 t 检验或方差分析等方法检验前后两次调查结果的一致性。另外，还可以通过前面几个章节中介绍的量表及条目评价方法对量表及条目性能进行评价，从而比较两个量表之间的性能差异。

第七步：在目标人群中对翻译量表进行性能评估。其中的关键点包括：①要求样本量至少是条目数的10倍；②评估内部一致性信度（或灵敏度和特异度）、稳定性、可靠性、同质性、结构相关效度、标准相关效度、因子分析以及模型拟合指标等；③根据量表及条目性能评价结果对量表及条目进行修改和优化，并形成最终版本的翻译量表；④另外要求保留300～500例的样本量，对最终版本的翻译量表进行验证性因子分析或功效分析（power analysis）。验证性因子分析方法如前所述；功效分析则是指在特定的自由度数值，且 α 为0.05或0.01的检验水平下，检验功效（power，即 $1-\beta$）一般要求达到0.80及以上。

二、等效性评价标准

量表编译与修订的关键是获得翻译量表和原始量表二者之间的等效性。Patrick A. Palmieri 等在参考既往研究的基础之上，提出了判断翻译量表和原始量表等效性的5个方面[58]，包括内容等效性（content equivalence）、语意等效性（semantic equivalence）、技术等效性（technical equivalence）、标准等效性（criterion equivalence）和概念等效性（conceptual equivalence），具体定义、操作条件及过程见表10-1。

表10-1　翻译量表和原始量表等效性评价的5个方面

分类	定义	操作条件及过程总结
内容等效性	量表中每一个条目的内容都和被研究的文化现象相关	- 研究小组专家 - 临床实践专家 - 相关主题专家 - 内容效度指数 - 带注释的调查工具文本
语意等效性	在使用目标语言进行翻译和习语化（书面化或口语化）之后，每一个条目的意思都和原始条目相同	- 翻译指南 - 高质量或经验丰富的翻译人员 - 正向翻译及反向翻译 - 预调查（文化相关性或可读性） - 通过受试者访谈及专家评价确定翻译版本
技术等效性	利用数据进行评价的方法是可比的	- 翻译指南 - 高质量或经验丰富的翻译人员 - 相关主题专家 - 预调查（测量得分） - 受试者访谈
标准等效性	对每一个变量测量结果的解读相同	- 研究小组专家 - 相关主题专家 - 预调查（测量得分） - 受试者访谈
概念等效性	量表测量的理论结构相同	- 翻译指南 - 高质量或经验丰富的翻译人员 - 正向翻译及反向翻译 - 条目与维度的筛选及匹配 - 利用内容效度指数和预调查进行双重评分

第五节　医学量表应用研究的实例操作

一、妇幼保健机构患者安全文化量表的调查研究

1. 数据来源和处理　利用妇幼保健机构患者安全文化量表（46条目）（附录4）在北京3家、浙江14家和江西8家（合计25家）妇幼保健机构对医务人员进行问卷调查，共收集到2 021份有效问卷，其中135例参与了间隔10～14天的重测调查。

在进行维度和量表分数换算时，采用10维度、37条目的量表结构，即维度1为"患者参与"（6条目），维度2为"患者安全风险的管理应对"（4条目），维度

3 为"感知到的管理支持"（5 条目）、维度 4 为"员工赋权"（4 条目）、维度 5 为"人员配置和工作量"（4 条目），维度 6 为"负性事件上报"（3 条目），维度 7 为"防御性行为"（3 条目），维度 8 为"工作奉献"（3 条目），维度 9 为"培训"（2 条目）、维度 10 为"转诊及交接班"（3 条目）。

2. 主要结果

（1）测量数据与理论结构的适配度检验：从表 10-2 可见，验证性因子分析结果显示，各维度在总量表上的因子负荷在 0.417 ~ 0.846 之间，各条目在所属维度上的因子负荷也均大于 0.4。验证性因子分析模型的拟合度检验指标为：SRMR=0.050、RMSEA=0.039、CFI=0.914、TLI=0.901，提示测量数据与理论结构的拟合度较好。总量表的克龙巴赫 α 系数和重测信度分别为 0.890 和 0.939，各维度的克龙巴赫 α 系数和重测信度分别为 0.564 ~ 0.896 和 0.702 ~ 0.893，提示测量数据与理论结构的拟合信度较好。

（2）量表调查结果的描述性分析：患者安全文化的平均得分为 3.55±0.35，各维度得分在 2.46 ~ 4.02 之间，最低得分的维度是"人员配置和工作量"，最高维度是"工作奉献"。除"感知到的管理支持"和"工作奉献"之外，总量表和其他各维度在不同地区之间均存在显著差异；除"负性事件上报"和"工作奉献"之外，总量表和其他各维度在不同等级的机构（省级妇幼保健院、市级妇幼保健院、县级妇幼保健院和县级妇幼保健所）之间均存在显著差异。另外，不同规模的妇幼保健机构（职工数、床位数、患者量、分娩量）在总量表和各维度得分上也存在显著差异，详见图 10-1 和表 10-2、表 10-3、表 10-4。

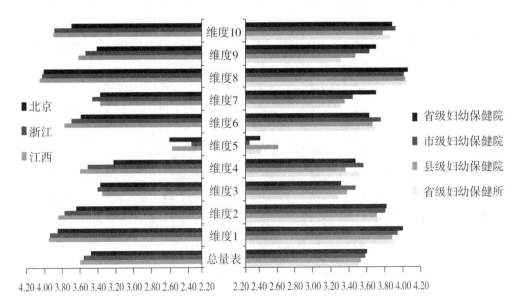

图 10-1 不同地区、不同级别机构的总量表及各维度得分比较

3. 讨论

（1）从表10-2可见，总量表及各维度的最高分（ceiling）及最低分（floor）占比均不高。这主要是由于在东亚文化圈内，调查对象往往避免选择极端选项[27]。因此，在这种情况下，研究者也可以选择使用正向应答率评分法，以避免受到中间选项或极端选项的影响（详见第一章第二节）。

（2）在使用量表进行调查研究时，首先需要对测量数据与量表理论结构的适配度进行检验，也就是说，首先需要验证该量表是否适合应用于调查对象。如果适配度不好，需要对量表进行适当的修正之后才能应用于调查对象，有时甚至需要重新开发或换用新的量表。

（3）建立量表常模的难度较大，需要首先建立标准化样本。因此，在一般的量表调查研究中，即使样本量较大、覆盖范围较广，但如果不符合标准化样本的要求，其测量结果也不能随意称之为常模。这种情况下，通常可称之为"基准数据"（benchmark data），它可对不同特征人群进行分类描述及相互比较，并对后续研究提供可供参考的比较数据。

表10-2　患者安全文化量表调查中测量数据与理论结构之间的适配度评价

总量表/维度	最高分占比（%）	最低分占比（%）	均数（标准差）	CFA因子负荷	克龙巴赫α系数	重测信度（$n=135$）
总量表	0.0	0.0	3.55（0.35）	0.417～0.846	0.890	0.939
1．患者参与（6条目）	4.0	0.2	3.92（0.46）	0.690～0.846	0.896	0.744
2．患者安全风险的管理应对（4条目）	3.1	0.0	3.76（0.51）	0.637～0.776	0.818	0.856
3．感知到的管理支持（5条目）	0.6	0.0	3.39（0.62）	0.506～0.584	0.709	0.878
4．员工赋权（4条目）	1.5	0.2	3.47（0.65）	0.525～0.831	0.776	0.866
5．人员配置和工作量（4条目）	0.1	2.0	2.46（0.69）	0.425～0.806	0.702	0.893
6．负性事件上报（3条目）	3.4	0.0	3.69（0.56）	0.590～0.803	0.765	0.820
7．防御性行为（3条目）	1.3	0.1	3.42（0.66）	0.508～0.603	0.564	0.702
8．工作奉献（3条目）	4.7	0.0	4.02（0.45）	0.603～0.676	0.739	0.839
9．培训（2条目）	5.0	0.3	3.53（0.77）	0.780～0.804	0.776	0.703
10．转诊及交接班（3条目）	4.3	0.0	3.84（0.52）	0.417～0.766	0.618	0.840

表10-3　不同地区、机构和个体特征的患者安全文化得分的描述性分析和组别对比

特征	总量表	维度 1	2	3	4	5	6	7	8	9	10
省份											
北京	3.48 (0.36)	3.85 (0.47)	3.64 (0.52)	3.37 (0.60)	3.23 (0.71)	2.61 (0.73)	3.59 (0.58)	3.37 (0.67)	4.00 (0.48)	3.41 (0.80)	3.70 (0.54)
浙江	3.56 (0.34)	3.93 (0.47)	3.77 (0.50)	3.40 (0.62)	3.52 (0.61)	2.37 (0.66)	3.70 (0.55)	3.46 (0.66)	4.02 (0.44)	3.54 (0.75)	3.88 (0.49)
江西	3.60 (0.35)	3.94 (0.42)	3.84 (0.52)	3.35 (0.64)	3.60 (0.66)	2.58 (0.71)	3.78 (0.56)	3.37 (0.67)	4.05 (0.43)	3.62 (0.77)	3.89 (0.53)
	F=13.578	F=5.807	F=16.141	F=1.149	F=40.316	F=26.680	F=10.953	F=4.226	F=1.086	F=7.455	F=22.714
	$P<0.001$	P=0.003	$P<0.001$	P=0.317	$P<0.001$	$P<0.001$	$P<0.001$	P=0.015	P=0.338	P=0.001	$P<0.001$
机构											
省级妇幼保健院	3.60 (0.32)	3.99 (0.54)	3.81 (0.48)	3.32 (0.61)	3.48 (0.59)	2.42 (0.67)	3.63 (0.61)	3.70 (0.60)	4.05 (0.37)	3.70 (0.71)	3.88 (0.50)
市级妇幼保健院	3.58 (0.35)	3.94 (0.45)	3.80 (0.50)	3.48 (0.59)	3.56 (0.61)	2.30 (0.65)	3.75 (0.57)	3.44 (0.65)	4.00 (0.47)	3.63 (0.71)	3.90 (0.51)
县级妇幼保健院	3.52 (0.36)	3.88 (0.46)	3.71 (0.53)	3.38 (0.63)	3.37 (0.72)	2.63 (0.70)	3.66 (0.56)	3.35 (0.66)	4.02 (0.47)	3.46 (0.80)	3.77 (0.54)
县级妇幼保健所	3.51 (0.33)	3.91 (0.39)	3.73 (0.51)	3.29 (0.64)	3.51 (0.59)	2.42 (0.68)	3.69 (0.51)	3.31 (0.67)	4.03 (0.44)	3.31 (0.79)	3.86 (0.46)
	F=20.412	F=11.010	F=16.506	F=8.104	F=18.501	F=53.511	F=3.023	F=39.774	F=0.041	F=47.394	F=18.539
	$P<0.001$	P=0.001	$P<0.001$	P=0.004	$P<0.001$	$P<0.001$	P=0.082	$P<0.001$	P=0.839	$P<0.001$	$P<0.001$
年龄（岁）											
≤34	3.58 (0.36)	3.94 (0.49)	3.78 (0.52)	3.44 (0.60)	3.51 (0.66)	2.48 (0.71)	3.72 (0.57)	3.46 (0.66)	4.01 (0.47)	3.62 (0.77)	3.88 (0.54)
35～54	3.51 (0.33)	3.90 (0.43)	3.73 (0.51)	3.32 (0.63)	3.43 (0.65)	2.42 (0.65)	3.66 (0.56)	3.37 (0.67)	4.04 (0.43)	3.42 (0.76)	3.81 (0.48)
≥55	3.51 (0.31)	3.88 (0.34)	3.72 (0.40)	3.34 (0.65)	3.40 (0.56)	2.60 (0.70)	3.58 (0.57)	3.46 (0.67)	3.96 (0.42)	3.47 (0.72)	3.71 (0.52)
	F=11.833	F=2.429	F=2.842	F=9.981	F=3.574	F=3.789	F=4.364	F=4.659	F=2.294	F=16.635	F=7.888

注：均数（标准差）

续表

特征	总量表	维度									
		1	2	3	4	5	6	7	8	9	10
性别											
男	3.46（0.35）	3.83（0.45）	3.68（0.53）	3.29（0.60）	3.41（0.68）	2.42（0.69）	3.56（0.57）	3.21（0.69）	3.94（0.51）	3.47（0.73）	3.73（0.51）
女	3.57（0.35）	3.93（0.46）	3.77（0.51）	3.41（0.62）	3.48（0.65）	2.46（0.69）	3.71（0.55）	3.46（0.65）	4.03（0.44）	3.54（0.77）	3.86（0.52）
	$F=24.602$	$F=11.420$	$F=6.772$	$F=8.833$	$F=2.919$	$F=0.844$	$F=16.245$	$F=35.279$	$F=10.041$	$F=1.878$	$F=16.203$
	$P<0.001$	$P=0.001$	$P=0.009$	$P=0.003$	$P=0.088$	$P=0.358$	$P<0.001$	$P<0.001$	$P=0.002$	$P=0.171$	$P<0.001$
受教育程度											
本科以下	3.56（0.33）	3.89（0.43）	3.74（0.48）	3.34（0.63）	3.48（0.62）	2.64（0.66）	3.71（0.55）	3.38（0.67）	4.00（0.43）	3.59（0.72）	3.83（0.50）
本科	3.55（0.35）	3.93（0.47）	3.77（0.53）	3.42（0.61）	3.47（0.67）	2.35（0.68）	3.70（0.56）	3.43（0.66）	4.03（0.46）	3.51（0.78）	3.85（0.52）
硕士及以上	3.52（0.36）	3.93（0.51）	3.71（0.51）	3.38（0.60）	3.40（0.68）	2.44（0.72）	3.56（0.61）	3.55（0.65）	4.04（0.42）	3.40（0.82）	3.85（0.51）
	$F=0.953$	$F=1.850$	$F=1.625$	$F=3.852$	$F=1.186$	$F=39.683$	$F=5.817$	$F=4.507$	$F=0.758$	$F=5.225$	$F=0.408$
	$P=0.386$	$P=0.158$	$P=0.197$	$P=0.021$	$P=0.306$	$P<0.001$	$P=0.003$	$P=0.011$	$P=0.469$	$P=0.005$	$P=0.665$
在卫生行业的工作年限（年）											
0～10	3.59（0.36）	3.93（0.50）	3.78（0.52）	3.45（0.61）	3.53（0.65）	2.52（0.72）	3.72（0.57）	3.47（0.66）	4.01（0.48）	3.63（0.76）	3.88（0.54）
11-20	3.48（0.33）	3.89（0.44）	3.71（0.51）	3.27（0.63）	3.38（0.68）	2.35（0.64）	3.63（0.58）	3.36（0.69）	4.01（0.43）	3.43（0.78）	3.81（0.48）
≥21	3.51（0.31）	3.91（0.39）	3.75（0.48）	3.36（0.60）	3.41（0.62）	2.42（0.64）	3.68（0.52）	3.39（0.64）	4.07（0.40）	3.38（0.74）	3.79（0.48）
	$F=20.270$	$F=1.632$	$F=3.209$	$F=16.189$	$F=12.346$	$F=11.928$	$F=5.024$	$F=5.390$	$F=2.883$	$F=21.852$	$F=6.928$
	$P<0.001$	$P=0.196$	$P=0.041$	$P<0.001$	$P<0.001$	$P<0.001$	$P=0.007$	$P=0.005$	$P=0.056$	$P<0.001$	$P=0.001$
在调查机构的工作年限（年）											
0～10	3.58（0.36）	3.93（0.48）	3.78（0.52）	3.44（0.60）	3.51（0.65）	2.50（0.72）	3.71（0.57）	3.45（0.65）	4.01（0.47）	3.58（0.77）	3.87（0.53）
11～20	3.50（0.32）	3.90（0.43）	3.72（0.50）	3.26（0.66）	3.42（0.67）	2.35（0.64）	3.63（0.56）	3.36（0.71）	4.03（0.40）	3.49（0.77）	3.81（0.48）

续表

特征	总量表	\begin{center}维度\end{center}									
		1	2	3	4	5	6	7	8	9	10
≥21	3.50(0.31)	3.89(0.40)	3.73(0.49)	3.34(0.60)	3.37(0.63)	2.43(0.62)	3.68(0.52)	3.41(0.65)	4.04(0.42)	3.36(0.73)	3.77(0.49)
	$F=11.918$	$F=1.257$	$F=2.093$	$F=14.974$	$F=7.374$	$F=7.460$	$F=3.160$	$F=2.818$	$F=0.711$	$F=10.692$	$F=6.200$
	$P<0.001$	$P=0.285$	$P=0.124$	$P<0.001$	$P=0.001$	$P=0.001$	$P=0.043$	$P=0.060$	$P=0.491$	$P<0.001$	$P=0.002$
工作日平均工作时长（小时）											
≤8	3.57(0.35)	3.93(0.43)	3.76(0.50)	3.38(0.64)	3.49(0.66)	2.59(0.68)	3.70(0.57)	3.41(0.66)	4.03(0.43)	3.55(0.75)	3.85(0.51)
9~10	3.52(0.33)	3.89(0.51)	3.77(0.52)	3.38(0.57)	3.45(0.63)	2.28(0.64)	3.69(0.53)	3.46(0.67)	4.01(0.45)	3.47(0.78)	3.84(0.51)
≥11	3.48(0.36)	3.91(0.56)	3.68(0.55)	3.49(0.60)	3.35(0.71)	2.05(0.67)	3.60(0.61)	3.42(0.68)	3.99(0.57)	3.49(0.82)	3.82(0.56)
	$F=6.688$	$F=1.513$	$F=1.788$	$F=2.438$	$F=3.464$	$F=76.008$	$F=2.097$	$F=0.941$	$F=1.096$	$F=2.207$	$F=0.220$
	$P=0.001$	$P=0.221$	$P=0.168$	$P=0.088$	$P=0.032$	$P<0.001$	$P=0.123$	$P=0.390$	$P=0.335$	$P=0.110$	$P=0.803$
是否与患者直接接触											
否	3.51(0.35)	3.81(0.48)	3.68(0.54)	3.37(0.60)	3.54(0.56)	2.59(0.64)	3.64(0.59)	3.30(0.60)	3.93(0.50)	3.48(0.64)	3.73(0.52)
是	3.55(0.35)	3.93(0.46)	3.76(0.51)	3.40(0.62)	3.45(0.67)	2.43(0.69)	3.70(0.57)	3.45(0.66)	4.03(0.44)	3.52(0.78)	3.86(0.52)
	$F=2.520$	$F=9.502$	$F=3.685$	$F=0.280$	$F=2.619$	$F=7.449$	$F=1.221$	$F=7.119$	$F=8.279$	$F=0.363$	$F=9.430$
	$P=0.113$	$P=0.002$	$P=0.055$	$P=0.596$	$P=0.106$	$P=0.006$	$P=0.269$	$P=0.008$	$P=0.004$	$P=0.547$	$P=0.002$
工作岗位											
管理人员	3.56(0.37)	3.86(0.49)	3.81(0.53)	3.47(0.64)	3.65(0.55)	2.51(0.64)	3.64(0.59)	3.40(0.69)	3.99(0.57)	3.46(0.79)	3.80(0.53)
一线员工	3.55(0.35)	3.92(0.46)	3.75(0.51)	3.38(0.62)	3.45(0.66)	2.45(0.66)	3.69(0.56)	3.43(0.66)	4.02(0.44)	3.53(0.77)	3.85(0.51)
	$F=0.143$	$F=2.545$	$F=1.748$	$F=2.971$	$F=13.461$	$F=0.974$	$F=1.154$	$F=0.203$	$F=0.881$	$F=1.187$	$F=1.364$
	$P=0.706$	$P=0.111$	$P=0.186$	$P=0.085$	$P<0.001$	$P=0.324$	$P=0.283$	$P=0.652$	$P=0.348$	$P=0.276$	$P=0.243$

均数（标准差）

注：黑体表示有统计学意义

表10-4 机构规模特征在患者安全文化得分上的组别对比

机构规模特征		总量表	维度 均数（标准差）									
			1	2	3	4	5	6	7	8	9	10
职工数（人）												
<100	476 (23.6%)	3.53 (0.33)	3.91 (0.38)	3.75 (0.51)	3.26 (0.65)	3.56 (0.60)	2.54 (0.69)	3.72 (0.51)	3.26 (0.65)	4.04 (0.43)	3.40 (0.78)	3.85 (0.46)
100~299	350 (17.3%)	3.48 (0.35)	3.88 (0.43)	3.70 (0.53)	3.38 (0.60)	3.26 (0.74)	2.53 (0.72)	3.61 (0.57)	3.34 (0.64)	4.02 (0.44)	3.41 (0.81)	3.66 (0.54)
300~499	610 (30.2%)	3.55 (0.36)	3.88 (0.49)	3.72 (0.51)	3.49 (0.60)	3.46 (0.65)	2.44 (0.69)	3.70 (0.57)	3.43 (0.67)	3.98 (0.51)	3.56 (0.74)	3.89 (0.52)
500~999	101 (5.0%)	3.66 (0.39)	4.01 (0.46)	3.92 (0.53)	3.50 (0.58)	3.59 (0.66)	2.31 (0.73)	3.80 (0.63)	3.69 (0.65)	4.06 (0.46)	3.73 (0.76)	4.00 (0.55)
≥1000	484 (23.9%)	3.59 (0.33)	3.98 (0.51)	3.82 (0.49)	3.37 (0.61)	3.52 (0.60)	2.38 (0.65)	3.69 (0.59)	3.58 (0.63)	4.05 (0.39)	3.65 (0.71)	3.88 (0.50)
		$F=8.755$ $P<0.001$	$F=5.138$ $P<0.001$	$F=6.916$ $P<0.001$	$F=10.190$ $P<0.001$	$F=13.389$ $P<0.001$	$F=5.456$ $P<0.001$	$F=3.153$ $P=0.014$	$F=20.389$ $P<0.001$	$F=2.149$ $P=0.072$	$F=10.746$ $P<0.001$	$F=15.364$ $P<0.001$
床位数（张）												
无	327 (16.2%)	3.51 (0.33)	3.91 (0.39)	3.73 (0.51)	3.29 (0.64)	3.51 (0.59)	2.42 (0.68)	3.69 (0.51)	3.31 (0.67)	4.03 (0.44)	3.31 (0.79)	3.86 (0.46)
<100	437 (21.6%)	3.51 (0.34)	3.88 (0.41)	3.72 (0.53)	3.33 (0.63)	3.37 (0.73)	2.64 (0.71)	3.65 (0.56)	3.29 (0.64)	4.02 (0.43)	3.47 (0.78)	3.68 (0.53)
100~199	532 (26.3%)	3.56 (0.34)	3.88 (0.47)	3.72 (0.50)	3.46 (0.60)	3.48 (0.61)	2.46 (0.70)	3.70 (0.57)	3.42 (0.66)	3.97 (0.50)	3.60 (0.71)	3.88 (0.50)

续表

机构规模特征	总量表	维度 均数（标准差）									
		1	2	3	4	5	6	7	8	9	10
200~499 140 (6.9%)	3.54 (0.39)	3.91 (0.55)	3.76 (0.52)	3.50 (0.63)	3.40 (0.77)	2.36 (0.65)	3.70 (0.53)	3.40 (0.70)	4.04 (0.47)	3.36 (0.87)	3.93 (0.56)
500~999 183 (9.1%)	3.66 (0.37)	4.02 (0.47)	3.94 (0.50)	3.50 (0.62)	3.64 (0.64)	2.32 (0.68)	3.82 (0.61)	3.62 (0.64)	4.07 (0.45)	3.74 (0.73)	3.98 (0.53)
≥1000 402 (19.9%)	3.58 (0.33)	3.97 (0.51)	3.79 (0.49)	3.34 (0.59)	3.48 (0.59)	2.39 (0.65)	3.66 (0.59)	3.59 (0.63)	4.04 (0.38)	3.64 (0.72)	3.86 (0.50)
	$F=7.046$ $P<0.001$	$F=4.239$ $P=0.001$	$F=6.623$ $P<0.001$	$F=6.659$ $P<0.001$	$F=5.302$ $P<0.001$	$F=9.314$ $P<0.001$	$F=2.574$ $P=0.025$	$F=14.167$ $P<0.001$	$F=2.222$ $P=0.050$	$F=12.659$ $P<0.001$	$F=13.112$ $P<0.001$
患者量（千人）											
<50 310 (15.3%)	3.55 (0.34)	3.91 (0.39)	3.76 (0.51)	3.29 (0.61)	3.58 (0.62)	2.60 (0.68)	3.72 (0.52)	3.26 (0.61)	4.04 (0.42)	3.45 (0.79)	3.85 (0.48)
50~199 474 (23.5%)	3.48 (0.33)	3.88 (0.40)	3.70 (0.52)	3.33 (0.64)	3.33 (0.69)	2.51 (0.71)	3.63 (0.55)	3.32 (0.68)	4.02 (0.45)	3.38 (0.79)	3.70 (0.52)
200~499 652 (32.3%)	3.55 (0.36)	3.88 (0.49)	3.72 (0.51)	3.47 (0.61)	3.46 (0.65)	2.43 (0.69)	3.70 (0.57)	3.42 (0.67)	3.99 (0.50)	3.54 (0.76)	3.89 (0.52)
500~999 101 (5.0%)	3.66 (0.39)	4.01 (0.46)	3.92 (0.53)	3.50 (0.58)	3.59 (0.66)	2.31 (0.73)	3.80 (0.63)	3.69 (0.65)	4.06 (0.46)	3.73 (0.76)	4.00 (0.55)
≥1000 484 (23.9%)	3.59 (0.33)	3.98 (0.51)	3.82 (0.49)	3.37 (0.61)	3.52 (0.60)	2.38 (0.65)	3.69 (0.59)	3.58 (0.63)	4.05 (0.39)	3.65 (0.71)	3.88 (0.50)
	$F=9.201$	$F=5.057$	$F=7.057$	$F=7.403$	$F=9.385$	$F=7.329$	$F=2.389$	$F=19.069$	$F=1.862$	$F=10.512$	$F=13.097$

续表

机构规模特征	分娩量	总量表	均数（标准差） 维度									
			1	2	3	4	5	6	7	8	9	10
		$P < 0.001$	$P < 0.001$	$P < 0.001$	$P < 0.001$	$P < 0.001$	$P < 0.001$	$P=0.049$	$P < 0.001$	$P=0.114$	$P < 0.001$	$P < 0.001$
	无 327 (16.2%)	3.51 (0.33)	3.91 (0.39)	3.73 (0.51)	3.29 (0.64)	3.51 (0.59)	2.42 (0.68)	3.69 (0.51)	3.31 (0.67)	4.03 (0.44)	3.31 (0.79)	3.86 (0.46)
	<500 175 (8.7%)	3.47 (0.34)	3.88 (0.45)	3.69 (0.53)	3.44 (0.56)	3.23 (0.71)	2.49 (0.67)	3.58 (0.56)	3.32 (0.65)	4.04 (0.43)	3.47 (0.80)	3.55 (0.54)
	500～999 214 (10.6%)	3.50 (0.33)	3.88 (0.37)	3.69 (0.52)	3.18 (0.64)	3.45 (0.73)	2.76 (0.71)	3.68 (0.55)	3.20 (0.60)	4.00 (0.44)	3.44 (0.77)	3.76 (0.47)
	1000～4999 678 (33.5%)	3.56 (0.35)	3.88 (0.48)	3.73 (0.51)	3.49 (0.60)	3.47 (0.65)	2.46 (0.69)	3.70 (0.56)	3.44 (0.67)	3.98 (0.50)	3.56 (0.74)	3.89 (0.52)
	5000～9999 143 (7.1%)	3.61 (0.39)	3.98 (0.47)	3.89 (0.51)	3.44 (0.61)	3.55 (0.69)	2.30 (0.70)	3.77 (0.62)	3.55 (0.68)	4.07 (0.45)	3.63 (0.83)	3.98 (0.54)
	≥10000 484 (23.9%)	3.59 (0.33)	3.98 (0.51)	3.82 (0.49)	3.37 (0.61)	3.52 (0.60)	2.38 (0.65)	3.69 (0.59)	3.58 (0.63)	4.05 (0.39)	3.65 (0.71)	3.88 (0.50)
		$F=6.341$	$F=3.862$	$F=5.232$	$F=10.673$	$F=6.152$	$F=11.539$	$F=2.052$	$F=14.792$	$F=1.835$	$F=9.675$	$F=16.187$
		$P < 0.001$	$P=0.002$	$P < 0.001$	$P < 0.001$	$P < 0.001$	$P < 0.001$	$P=0.069$	$P < 0.001$	$P=0.103$	$P < 0.001$	$P < 0.001$

注：表中率值进行了四舍五入处理，因此百分比加起来可能不等于100%。黑体表示有统计学意义。

二、多维死亡焦虑量表的汉化及信效度评价

该部分将以作者曾经参与开展的一项"多维死亡焦虑量表的汉化及信效度研究"为例[59-60]，介绍国外量表引入和汉化的具体操作过程。

1. 量表的翻译和文化调试 按照跨文化翻译原则，对英文版多维死亡焦虑量表（multidimensional fear of death scale，MFODS）进行翻译、回译的文化调试。首先由一名临床医学专业及一名心理学专业研究人员分别将英文版 MFODS 翻译成中文，比较两份翻译稿中有异议、歧义或难以理解的部分。然后咨询一名医学英语专业教师，共同讨论整理出量表 1.0 版本。再由另一名医学英语专业教师及一名在美国医学院就读的中国籍学生将量表 1.0 版本回译成英文。回译程序如同正向翻译，修改有出入的条目，直至回译接近原稿，形成量表 2.0 版本。然后，由包括社区管理人员、流行病学研究人员、社区医生、心理学专家等组成的医务人员小组对量表 2.0 版本进行讨论，同时选取 5 名社区医务人员及 5 名社区患者进行预调查，了解量表条目表述是否清晰、是否易于理解等。综合所有意见之后形成基本等值的中文版 MFODS。

2. 量表的条目及测量结构调整 采取方便抽样方法，选取于北京市 15 家社区卫生服务机构就诊的患者进行问卷调查。纳入标准为意识清醒，无理解力、定向力等认知障碍，能够独立填写完成问卷，自愿参加本研究。由接受培训的专人发放调查问卷，使用统一指导语，在知情同意的基础上要求患者独立填写，现场收回。共发放问卷 1 100 份，回收有效问卷 1 031 份，有效回收率为 93.7%。将返回有效问卷形成的测量样本随机分半，一半用于条目及测量结构调整，另一半用于验证调整后量表的信度和效度。

（1）条目及测量结构的调整：使用一半测量样本，采用频数分析法、变异系数法、高低分组比较法、重测信度法、相关系数法、因子分析法、一致性信度法 7 种方法对原始量表中的 42 个条目进行联合筛选。将符合删除标准 ≥ 3 次的 4 个条目予以删除，量表调整为 38 个条目。接下来，对 38 个条目进行探索性因子分析（正交旋转），共提取 7 个公因子，保留 33 个条目。

（2）验证调整后量表的信度和效度：使用剩余的另一半测量样本对调整后的量表进行信效度检验，7 个公因子的累计方差贡献率为 54.3%。总量表克龙巴赫 α 系数为 0.916，各维度克龙巴赫 α 系数为 0.625 ～ 0.843；总量表的重测信度为 0.891，各维度重测信度为 0.616 ～ 0.855。提示调整后量表的信效度检验结果可接受。

3. 讨论

（1）从上述介绍可见，在进行该多维死亡焦虑量表的汉化及信效度研究时，并未严格按照《指南》中的每一个步骤进行操作。虽然仍旧保留了翻译、回译、目标人群预调查及专家访谈等核心操作步骤，但操作过程及评价方法都较为简单，导致在使用问卷调查样本对条目及量表性能进行评价时，出现了较为强烈的文化不适

应、量表测量结构不稳定等现象。

（2）在使用剩余的另一半测量样本对调查后的量表进行效度检验时，应采用验证性因子分析的方法，对之前通过探索性因子分析方法重新建立的测量结构进行交叉验证。而在本研究中，仍旧采取探索性因子分析的做法不妥。

（3）在引入国内量表时，除了考虑需要删除与我国文化不符的测量条目或维度之外，还应该考虑到有些适合中国背景文化下的测量维度或条目可能并未包含在原始量表中。因此，在量表的汉化编译过程中，如果发现量表不适用于中国文化背景，则需要考虑补充条目，或者需要在本土化理论研究的基础之上开发一个新量表。

第十一章 医学量表的多水平模型分析

第一节 多水平模型的基础理论知识

一、多水平数据

在社会科学中，社会的基本概念是一个具有分级结构的整体，即指较低层次的单位嵌套（nested）于较高层次的单位之中，社会中的每个个体都不是孤立存在的，而都是属于某个家庭、社区、组织或地区等社会结构中的一员。因此，个体的测量结果不仅受其本身特征的影响，还会受到其所在社会结构特征的影响。例如个体的生活质量不仅受到微观水平的个体特征影响（如个人的年龄、宗教信仰、婚姻状况、经济收入、教育水平等），还受到个体所处的宏观水平的社会关系或社会环境的影响（如国家或地区、文化或亚文化、国内生产总值、平均受教育水平、区域医疗条件等）（表11-1）。也就是说，在社会科学的研究领域中，不仅要收集个体水平的观察数据，还要收集组群水平的观察数据，这就形成了多水平数据（multilevel data）。按照观察水平的层次个数，多水平数据可分为两水平数据、三水平数据等。例如单独的学生是个体水平，班级是更高层次的组群水平。如果同时收集了反映学生个体特征和班级组群特征的两类数据，就形成了一组两水平数据；学校又是一个比班级更高层次的组群水平，如果继续收集了能够反映学校组群特征的数据，这就形成了一组三水平数据。依此类推则可以形成更多水平的数据结构。

二、多水平模型

在多水平数据中，通常存在组内观察相关（within-group observation dependence）的问题，即与不同组的个体相比较，同一组内的个体之间的特征更为接近或相似。在统计学上，这种现象成为组内同质（within-group homogeneity），即组内观察相互间是非独立的（non-independent observation）；与之相对应地，组内同质也就意味着组间异质（between-group heterogeneity），即观察单位在组间存在变异。在多水平模型（multilevel model）分析中，结局变量是在个体水平测量的变量，而解释变量则既包括个体水平的测量数据，也包括在组群水平的测量数据。多水平模型分析的主导思想就是将结局测量中的变异分解成组内变异（within-group variance）和组间变异（between-group variance）[61]。

表11-1　宏观水平和微观水平层次示例

宏观水平	微观水平
学校	教师
班级	学生
社区	家庭
选区	选民
公司	部门
部门	雇员
家庭	儿童
物种	动物
医生	患者
调查员	受试者
受试者	测量值

以两水平的线性模型为例，可用公式表示如下：

水平一：

$$y_{ij} = \beta_{0j} + \beta_{1j}x_{1ij} + e_{ij} \qquad\qquad 公式\ 11\text{-}1$$

水平二：

$$\beta_{0j} = \gamma_{00} + \gamma_{01}w_{1j} + u_{0j} \qquad\qquad 公式\ 11\text{-}2$$
$$\beta_{1j} = \gamma_{10} + \gamma_{11}w_{1j} + u_{1j} \qquad\qquad 公式\ 11\text{-}3$$

其中，y_{ij} 表示结局变量。在水平一的方程中，β_{0j} 表示水平一的随机截距；β_{1j} 表示水平一第 j 组的解释变量 x_{1ij} 的随机效应（random effect）或随机斜率（random slope）。如果水平一中有更多的解释变量 x_{2ij}、x_{3ij}……，那么就对应更多的随机斜率 β_{2j}、β_{3j}……，e_{ij} 表示水平一的残差项。在水平二的方程中，继续将随机截距和随机斜率进行拆解，即将它们与水平二解释变量之间建立线性模型，γ_{00}、γ_{10}……表示水平二截距；γ_{01}、γ_{11}……表示水平二中解释变量 w_{1j} 的固定效应（fixed effect）或固定斜率（fixed slope）。如果水平二中有更多的解释变量 w_{2j}、w_{3j}……，那么就对应更多的固定斜率 γ_{02}、γ_{03}……和 γ_{12}、γ_{13}……u_{0j}、u_{1j} 表示水平二的残差项。

上面 3 个公式也可组合为公式 11-4：

$$y_{ij} = \gamma_{00} + \gamma_{01}w_{1j} + u_{0j} + (\gamma_{10} + \gamma_{11}w_{1j} + u_{1j})\,x_{1ij} + e_{ij} \qquad 公式\ 11\text{-}4$$

即：

$$y_{ij} = \gamma_{00} + \gamma_{01}w_{1j} + \gamma_{10}x_{1ij} + \gamma_{11}x_{1ij}w_{1j} + (u_{0j} + u_{1j}x_{1ij} + e_{ij}) \qquad 公式\ 11\text{-}5$$

在上述复合公式中存在一个复合残差项，即 $(u_{0j} + u_{1j}x_{1ij} + e_{ij})$，取决于 u_{0j}、u_{1j} 和 x_{1ij} 的值，其中 $u_{1j}x_{1ij}$ 表示组群与水平一变量 x_{1ij} 之间的交互作用（interaction）。因此，复合残差不是一个恒定的方差，导致了它的异方差性（heteroscedasticity）。正是由于复合残差项的这个特征不符合普通最小二乘法的条件假设，才需要采用特殊的估计方法来估计多水平模型的参数。

三、多水平模型的基础概念

1. 组间相关系数　如前所述，在多水平数据中存在组内观察相关（within-group observation dependence），通常使用组间相关系数（intra-class correlation coefficient，ICC）进行测量。ICC 值等于组间方差（between-group variance，σ_b^2）和总方差之比，总方差等于组间方差和组内方差（within-group variance，σ_w^2）之和。可用计算公式表示为：

$$ICC = \sigma_b^2 / (\sigma_w^2 + \sigma_b^2) \qquad \text{公式 11-6}$$

因此，ICC 值就表示组间方差占总方差的比例。其中，σ_w^2 和 σ_b^2 可通过空模型（empty model）进行估计，空模型又称截距模型（intercept-only model）或无条件均值模型（unconditional means model）。通常采用单向随机效应方差分析（one-way random effect analysis of variance，ANOVA 分析）建立空模型，可用如下公式表示：

$$y_{ij} = \beta_{0j} + e_{ij} \qquad \text{公式 11-7}$$
$$\beta_{0j} = \gamma_{00} + u_{0j} \qquad \text{公式 11-8}$$

即：

$$y_{ij} = \gamma_{00} + u_{0j} + e_{ij} \qquad \text{公式 11-9}$$

空模型中不包括任何解释变量。β_{0j} 和 e_{ij} 分别表示第 j 组的结局变量均值和围绕该均值的随机个体变异。γ_{00} 表示总截距，代表 y_{ij} 的总均数；u_{0j} 表示组均值之间的变异，即第 j 组的结局变量均值与总均值的差异。由此可见，在上述空模型中，我们把结局变量 y_{ij} 拆分为两部分的线性组合：①固定部分（fixed part），即 γ_{00}，它是样本中个体结局测量的总均值；②随机部分（random part），由 u_{0j} 和 e_{ij} 两种随机效应（random effects）组成，u_{0j} 代表第 j 组结局变量的均值与总均值之间的差异，e_{ij} 代表第 j 组内个体之间的差异。

从上述公式可见，在空模型中，测量变量的总方差分解为两个部分——组内方差和组间方差，用公式表示为：

$$Var\,(y_{ij}) = Var\,(\gamma_{00} + u_{0j} + e_{ij}) = Var\,(u_{0j}) + Var\,(e_{ij}) = \sigma_b^2 + \sigma_w^2 \qquad \text{公式 11-10}$$

由上可见，ICC 值可反映组间变异，也可反映组内个体间的相关性，取值在 0 ～ 1 之间。当组间方差远大于组内方差时，ICC 值趋近于 1；相反，当组内个体间趋于相互独立时，即组内方差远大于组间方差时，ICC 值趋近于 0。一般来说，ICC 值 > 0.05 则说明组间方差差异显著，应考虑对测量数据进行多水平模型分析；当 ICC 值 ≤ 0.05 时不需要进行多水平模型分析。由于 ICC 值容易受到组内样本量大小的影响，因此，可通过计算设计效应（design effect）来评估组间变异，计算公式为：

$$设计效应 = 1 + (组内样本量的平均值 - 1) \times ICC \qquad \text{公式 11-11}$$

当设计效应 > 2.00 则表示存在显著的组间异质性，提示测量数据呈多水平结构，需要进行多水平模型分析。

2. 固定和随机回归系数 在多水平模型中，回归系数可以是固定的，也可以是随机的。固定回归系数（fixed regression coefficient）是一个常数，随机回归系数（random regression coefficient）则跨组变化。图 11-1 表示了在 4 个组中 y 对 x 回归的回归分析的不同模式。

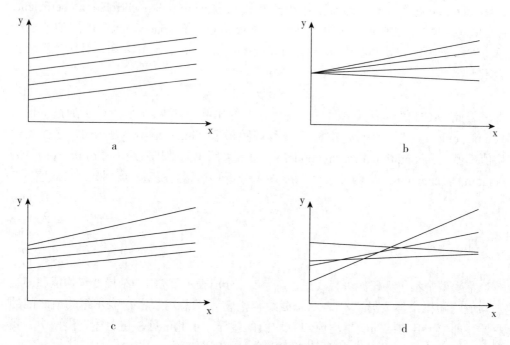

图 11-1　4 种不同模式的回归关系

a，各组的截距不同，但斜率相同；b，各组的截距相同，但斜率不同；c，各组截距和斜率均不同，但斜率方向相同；d，各组截距和斜率均不同，而且斜率方向也不同

3. 跨水平交互作用 在多水平模型中的一个重要问题就是如何确定和解释跨水平交互作用，即如果解释变量（x）和结局变量（y）之间的关系在各组间存在显著性变化，也就是回归系数在组间具有显著性的变异，就需要探讨哪些高水平变量可以影响水平一中的解释变量（x）与结局变量（y）之间的关系。

以下面的两水平模型（组合模型）为例：

$$y_{ij} = \gamma_{00} + \gamma_{01}w_{1j} + \gamma_{10}x_{1ij} + \gamma_{11}x_{1ij}w_{1j} + (u_{0j} + u_{1j}x_{1ij} + e_{ij}) \qquad \text{公式 11-12}$$

其中，γ_{01} 和 γ_{10} 分别是水平二解释变量 w_{1j} 和水平一解释变量 x_{1ij} 的主效应，γ_{11} 则是水平一变量 x_{1ij} 和水平二变量 w_{1j} 之间的交互作用。由于这种交互作用具有跨层的特性，因此，就被称为"跨水平交互作用"（cross-level interaction）或"微观 - 宏观交互作用"（micro-macro interaction）。

第二节　多水平模型分析方法

一、多水平模型分析的一般步骤

下面将以两水平模型为例，介绍多水平模型分析的一般步骤[62]：

步骤 1　运行空模型

空模型是多水平模型分析的基础，通过运行空模型，确定数据存在显著的组内相关之后，才有必要继续进行多水平模型分析。

$$y_{ij} = \gamma_{00} + (u_{0j} + e_{ij}) \qquad\qquad 公式 11-9$$

如前所述，是否存在显著的组内相关可通过 ICC 值或设计效应的大小进行判断，也可通过模型比较的方式进行判断。即在进行空模型分析时，从一个较高水平空模型向一个较低水平空模型进行降维转换时（如从三水平空模型降维至两水平空模型，或从两水平空模型降维至单水平空模型），如果能够观察到显著变化的偏差（deviance）——通常用对数似然值的 – 2 倍 [– 2 ×（log-likelihood），缩写为 -2LL] 衡量偏差大小，则表示更高水平的模型对数据有更好的拟合度。

步骤 2　将水平 2 的解释变量纳入空模型

当空模型分析结果显示存在两水平数据结构时，则可在空模型中加入水平二的解释变量。即当空模型分析结果显示存在组间变异时，就在空模型的基础上引入组水平变量来解释这种变异，以确定模型中的随机截距：

$$y_{ij} = \beta_{0j} + e_{ij} \qquad\qquad 公式 11-7$$
$$\beta_{0j} = \gamma_{00} + \gamma_{01}w_{1j} + u_{0j} \qquad\qquad 公式 11-2$$

即：

$$y_{ij} = \gamma_{00} + \gamma_{01}w_{1j} + (u_{0j} + e_{ij}) \qquad\qquad 公式 11-13$$

上述模型又被称为随机截距模型。与空模型相比，该模型具有与之相同的随机成分或随机效应（即两个模型中都有 $u_{0j} + e_{ij}$），但其固定效应不同，随机截距模型中有 γ_{00} 和 γ_{01}，但空模型中只有 γ_{00}。

步骤 3　将水平一的解释变量纳入模型

在步骤 2 引入水平二解释变量的基础之上，进一步引入水平一的解释变量进入模型，以确定模型中的随机斜率：

$$y_{ij} = \beta_{0j} + \beta_{1j}x_{1ij} + e_{ij} \qquad\qquad 公式 11-1$$
$$\beta_{0j} = \gamma_{00} + \gamma_{01}w_{1j} + u_{0j} \qquad\qquad 公式 11-2$$
$$\beta_{1j} = \gamma_{10} + u_{1j} \qquad\qquad 公式 11-14$$

即：

$$y_{ij} = \gamma_{00} + \gamma_{01}w_{1j} + \gamma_{10}x_{1ij} + \gamma_{11}x_{1ij}w_{1j} + (u_{0j} + u_{1j}x_{1ij} + e_{ij}) \qquad\qquad 公式 11-5$$

其中，随机截距 β_{0j} 随组群变化而变化；但斜率 β_{1j} 则是固定的，不随组群变化而变化。u_{0j} 表示第 j 组结局均数偏离总均数 γ_{00} 的程度，u_{1j} 表示在第 j 组中水平一变

量 x_{1ij} 对 y_{ij} 的效应偏离其对 y_{ij} 的平均效应的程度；u_{0j} 和 u_{1j} 间的协方差测量水平一随机截距 β_{0j} 和固定斜率 β_{1j} 之间的关联。

步骤 4 检验跨水平交互作用

步骤 3 中的斜率 β_{1j} 则是固定斜率，不随组群变化而变化。因此，需要进一步进入水平二解释变量将固定斜率变为随机斜率，即用组水平变量来解释水平一变量 x_{1ij} 的斜率变异，以检验跨水平交互作用。可用如下公式表示：

$$y_{ij} = \beta_{0j} + \beta_{1j}x_{1ij} + e_{ij} \qquad\qquad 公式\ 11\text{-}1$$

$$\beta_{0j} = \gamma_{00} + \gamma_{01}w_{1j} + u_{0j} \qquad\qquad 公式\ 11\text{-}2$$

$$\beta_{1j} = \gamma_{10} + \gamma_{11}w_{1j} + u_{1j} \qquad\qquad 公式\ 11\text{-}3$$

即：

$$y_{ij} = \gamma_{00} + \gamma_{01}w_{1j} + \gamma_{10}x_{1ij} + \gamma_{11}x_{1ij}w_{1j} + (u_{0j} + u_{1j}x_{1ij} + e_{ij}) \qquad 公式\ 11\text{-}12$$

这样就建立了一个完整的两水平模型，其中，γ_{11} 则表示了水平一变量 x_{1ij} 和水平二变量 w_{1j} 之间的交互作用。

二、参数估计方法和常用的统计分析软件

如前所述，多水平模型中的复合残差项 $u_{0j} + u_{1j}x_{1ij} + e_{ij}$ 不存在一个恒定的方差（即："异方差性"）。因此，不能使用普通最小二乘法（即"广义最小二乘法"）进行参数估计。在多水平模型分析中，最常使用的参数估计方法有最大似然法（maximum likelihood，ML）、限制性最大似然法（restricted maximum likelihood，RML；又称残差最大似然法，residual maximum likelihood，RML）、迭代广义最小二乘法（iterative generalized least squares，IGIS）、限制性 / 残差迭代广义最小二乘法（restricted/residual iterative generalized least squares，RIGIS）、经验贝叶斯估计法（empirical Bayesian estimation，EBE）等，这些参数估计方法都可以在各类统计软件进行选择和自动运算。在 SAS 软件中，可用 PROC MIXED、PROC FLIMMIX 和 PROC NLMIXED 分别用于连续型结局变量、分类结局变量和计数数据的多水平模型分析。SPSS 软件中的线性混合模型分析模块也提供了多水平模型分析的功能。此外，还有一些可以用来进行多水平模型分析的软件和程序包，包括 STATA、R、Mplus、MLwiN、LISREL、HLM、SuperMix、aML、EGRET 等。

三、模型拟合、假设检验和模型比较

1. 模型拟合 与其他统计分析模型相类似，多水平模型分析也提供了一些统计量可以用来检验模型拟合度。常见的是 –2LL，即偏差统计量（deviance statistic），其是设定模型与饱和模型之间自然对数似然值之差乘以 –2。由于饱和模型"完美"拟合数据，其似然值理论上为 1，因此其对数似然值为 0。所以，设定模型的 –2LL 就是偏差统计量，反映设定模型与饱和模型比较时拟合数据的差别。–2LL 越小，说明模型拟合度越好。

另外，还有 3 种常见的模型拟合度检验指标：AIC、AICC、BIC。这三个指标的测量值越接近 0，表示模型拟合度越好。3 个指标的计算公式分别为：

$$AIC = -2LL + 2d \qquad\qquad 公式 11\text{-}15$$

$$AICC = -2LL + 2d \times n / (n - d - 1) \qquad\qquad 公式 11\text{-}16$$

$$BIC = -2LL + d \times \ln(n) \qquad\qquad 公式 11\text{-}17$$

其中，d 代表模型中模型估计参数的个数，n 是有效观察个数，$\ln(n)$ 是 n 的自然对数。因此可见，AIC、AICC 和 BIC 都是 $-2LL$ 在调整了模型参数数目后计算而来的，后两者还考虑了样本量的影响。

2. 假设检验　多水平模型中包含了随机效应（random effect）和固定效应（fixed effect）两部分内容，因此其假设检验也可分为两部分：随机效应假设检验和固定效应假设检验。随机效应是指组合模型中的随机部分，随机效应检验就是指对宏观水平残差的方差进行统计学的显著性检验，如果水平二残差的方差（即 u_{0j} 和 u_{1j} 的方差）有统计学意义，表示相应的水平一回归系数（如截距和斜率）是随机系数。固定效应是指组合模型中的固定部分，固定效应检验就是指对包括截距、宏观和微观解释变量的主效应（γ_{00}、γ_{01}、γ_{10}）以及跨水平交互作用（γ_{11}）进行显著性检验。如果 γ_{11} 呈统计显著，则表示存在跨水平交互作用。

四、几种常见的多水平模型

在进行数据分析时，根据数据收集时点 / 次数的不同，可将数据分为单时点横向数据和多时点纵向数据；根据数据类型的不同，可将数据分为连续型结局变量和离散型结局变量。因此，在单水平的模型分析中，通常主要可分为横向数据的线性模型、纵向数据的线性模型以及离散型结局变量的分析模型三大类。因此，在多水平的模型分析中，也通常主要可分为类似的三大类：横向数据的线性多水平模型、纵向数据的线性多水平模型以及离散型结局变量的多水平模型。

1. 横向数据的线性多水平模型　此类就是我们通常狭义所指的线性多水平模型。在线性多水平模型中，每一层的所有分析模型都遵从线性模型关系，即每个分析模型都可以写成或最终拆解成为一个多元线性模型。本章前面所介绍的所有内容，都基本是以线性多水平模型为例进行介绍的，在此不再赘述。

2. 纵向数据的线性多水平模型　纵向数据具有几个明显的特征：①由于每个研究对象都被进行了多次测量，因此，研究对象内的重复观察值之间存在相关性；②纵向数据有两种变异来源，第一种是研究对象个体内变异（within-subject variation 或 intra-individual variation），第二种是研究对象个体间变异（between-subject variation 或 inter-individual variation），这两种变异都可能会随时间的变化而发生改变；③由于在多次测量中可能存在各种原因造成的"失访"，因此，纵向数据通常是不完整数据（incomplete data）或非平衡数据（unbalanced data），从而造成实际随访次数和随访间隔可能会因研究对象不同而各异。由此可见，多次测量收集的纵向数据具有分级结构，即研究对象的重复测量嵌套于个体中。因此，研究对象在各时点的测量可看作为水平一，研究对象则可看作为水平二，这样就可以应用多水平模型来分析纵向数据。应用于纵向数据的多水平模型也称为发展模型（growth model）或个体发展模型（individual growth model）。换句话说，在发展模型中，水平一的解释变量是随时间而变化的研究对象个体内测量，水平二的解释变量是不随时间变化的研究对象个体间测量。应用于纵向数据的发展模型可用公式表示为：

水平一：

$$y_{ij} = \beta_{0j} + \beta_{1j}t_{ij} + e_{ij} \qquad\qquad 公式 11-18$$

其中，y_{ij} 为结局变量；β_{0j} 为随机截距；t_{ij} 是水平一的时间变量；β_{1j} 为 t_{ij} 的随机斜率；e_{ij} 为误差项，其服从以零为均数、以 σ^2 为方差的正态分布。

水平二：

$$\beta_{0j} = \gamma_{00} + \gamma_{01}x_j + u_{0j} \qquad\qquad 公式 11-19$$
$$\beta_{1j} = \gamma_{10} + \gamma_{11}x_j + u_{1j} \qquad\qquad 公式 11-20$$

其中，γ_{00} 和 γ_{10} 分别表示控制个体水平（水平二）解释变量 x_j 后的结局变量平均初始水平和平均变化率；γ_{01} 和 γ_{11} 为解释变量 x_j 的斜率，分别解释结局变量初始水平和变化率在个体间的变异；u_{0j} 和 u_{1j} 分别表示第 j 个观察个体结局变量初始水平和变化率与平均初始水平和变化率的差异。它们分别服从以零为均数，以 σ_{u0}^2 和 σ_{u1}^2 为方差的正态分布。

上面 3 个公式也可组合为：

$$y_{ij} = \gamma_{00} + \gamma_{01}x_j + \gamma_{10}t_{ij} + \gamma_{11}x_jt_{ij} + (u_{0j} + u_{1j}t_{ij} + e_{ij}) \qquad 公式 11-21$$

在上述复合公式中，$\gamma_{00} + \gamma_{01}x_j + \gamma_{10}t_{ij} + \gamma_{11}x_jt_{ij}$ 是模型的固定效应部分，$u_{0j} + u_{1j}t_{ij} + e_{ij}$ 是模型的随机效应部分。其中，$u_{0j} + u_{1j}t_{ij}$ 为个体水平或个体间随机效应，e_{ij} 为个体内随机效应或残差项。

3. 离散型结局变量的多水平模型　在多元回归分析中，针对非连续结局变量或离散结局变量，通常采用广义线性模型（generalized linear model，GLM）进行分析，将结局变量和解释变量之间的联系通过非线性函数来表达，进而处理多种类型的结局变量，如二分类结局变量、序次结局变量、名义结局变量和计数结局变量等。然而，在 GLM 是固定效应模型的集合，其假设所有结局变量的观察都是相互独立的。因此，在多水平模型分析中，就需要考虑分级结构数据的组间变异和组内相关问题，需要建立混合效应模型（包括固定效应部分和随机效应部分），这也就是通常所说的广义线性混合模型（generalized linear mixed model，GLMM）。对于二分类结局变量，可选用多层 logistic 回归模型；对于序次结局变量，可选用多层累积 logistic 回归模型（也称多层 logit 模型）；对于名义结局变量，也就是多分类、无序性的离散型结局变量，可选用多层多项 logit 模型。另外，对于计数结局变量，如住院次数 / 天数、疾病发病率 / 死亡率等，可以采用多层泊松回归模型或多层负二项模型。

第三节　医学量表研究中多水平分析的实例操作

一、医学量表研究中多水平数据检验的实例操作

1. 数据来源　使用与第八章第四节相同的问卷调查数据，在确定了 10 维度、37 条目的量表结构之后，对患者安全文化测量数据是否存在多水平结构进行检验。

2. 多水平数据结构的检验方法　假设患者安全文化测量结果呈现一个分层数据结构，1256 例个体测量数据嵌套（nested）在不同特征的组群中。为了验证这一假设，我们通过计算 ICC 值来评估组内同质性和组间异质性[63]。使用空模型（采用 One-way ANOVA 中的随机效应分析）计算出组内方差（σ_w^2）和组间方差（σ_b^2），ICC 表示组间方差占总方差的比例。但是，ICC 值容易受到组内样本量大小的影响，可通过计算设计效应来评估组间异质性。在本研究中，我们测量了三组两水平模型：个体 - 岗位（个体嵌套在不同岗位组群中）、个体 - 机构（个体嵌套在不同机构组群中）、个体 - 岗位 × 机构（个体嵌套在不同机构的不同岗位组群中）。由于组内样本量不能低于 10 例[62]，因此，在进行"个体 - 岗位 × 机构"的组间异质性验证时，仅 36 个组群、985 例个体测量数据被纳入分析中。

3. 主要结果　由于组内样本量较大，因此计算出来的大多数 ICC 值都偏小。在本研究中，每个岗位组群的平均组内样本量为 157，每个机构组群的平均组内样本量为 90。在"个体 - 岗位"两水平模型分析中，仅有 2 个维度的 ICC 值有统计学意义（ICC > 0.05）；在"个体 - 机构"两水平模型分析中，仅有 3 个维度的 ICC 值有统计学意义；在"个体 - 岗位 × 机构"两水平模型分析中，有 7 个维度的 ICC 值有统计学意义。

鉴于上述结果，进一步计算设计效应值，在"个体 - 岗位"两水平模型分析中，有 8 个维度的设计效应值有统计学意义（设计效应值 > 2.00）；在"个体 - 机构"两水平模型分析中，有 7 个维度的设计效应值有统计学意义；在"个体 - 岗位 × 机构"两水平模型分析中，有 9 个维度的设计效应值有统计学意义（表 11-2）。

4. 讨论　由上述结果可见，患者安全文化的测量结果不仅仅是个体特征的简单总结，而是超越了个体的层次，由组织的集合聚集性特征塑造而来的。其中，值得注意的是，"患者参与"和"转诊及交接班"上的差异不是岗位差异造成的，而是机构差异造成的。与之相反，"人员配置和工作量""负性事件上报"和"工作奉献"则不是机构差异造成的，而是岗位差异造成的。另外，"患者安全风险的管理应对""感知到的管理支持""员工赋权""防御性行为"和"培训"则对岗位和机构的差异都很敏感。

二、医学量表研究中多水平模型分析的实例操作

1. 数据来源和处理　与第十章第五节中所述数据来源和处理方法相同。

表11-2 患者安全文化总量表及维度多水平数据检验结果

维度	个体-岗位					个体-机构					个体-岗位×机构				
	F值	σ_w^2	σ_b^2	ICC	设计效应值	F值	σ_w^2	σ_b^2	ICC	设计效应值	F值	σ_w^2	σ_b^2	ICC	设计效应值
1. 患者参与	1.752	0.217	0.001	0.005	1.716	2.489*	0.215	0.004	0.018	2.626△	2.074*	0.223	0.010	0.043	2.116△
2. 患者安全风险的管理应对	2.593*	0.248	0.003	0.012	2.865△	2.909**	0.245	0.007	0.028	3.472△	2.499**	0.240	0.016	0.063	2.625△
3. 感知到的管理支持	3.089*	0.377	0.007	0.018	3.844△	8.776**	0.353	0.049	0.122△	11.848△	3.818**	0.340	0.052	0.133△	4.449△
4. 员工赋权	4.104**	0.362	0.010	0.027	5.194△	3.014**	0.361	0.012	0.032	3.863△	2.746**	0.341	0.030	0.081	3.102△
5. 人员配置和工作量	8.537**	0.412	0.029	0.066△	11.259△	1.837*	0.426	0.003	0.007	1.622	3.512**	0.389	0.047	0.108△	3.803△
6. 负性事件上报	4.726**	0.301	0.006	0.020	4.049△	1.323	0.306	0.002	0.006	1.578	2.165*	0.295	0.013	0.042	2.097△
7. 防御性行为	2.316*	0.444	0.004	0.009	2.393△	8.759**	0.414	0.040	0.088△	8.841△	4.017	0.400	0.052	0.115△	3.991△
8. 工作奉献	2.268*	0.193	0.002	0.010	2.600△	1.739*	0.193	0.002	0.010	1.913	2.229*	0.184	0.010	0.052	2.340△
9. 培训	9.389**	0.534	0.029	0.052△	9.036△	8.609**	0.518	0.060	0.104△	10.239△	4.545**	0.488	0.076	0.135△	4.504△
10. 转诊及交接班	1.000	0.242	0.001	0.004	1.642	2.218*	0.240	0.004	0.016	2.459△	1.816*	0.241	0.008	0.032	1.835

注：** 代表 $P<0.001$，* 代表 $P<0.05$
σ_w^2，组内方差；σ_b^2，组间方差
△ 代表统计量有统计学意义（ICC > 0.05，设计效应值 > 2.00）
个体-岗位：1 256 例个体（水平一），8 类岗位组群（水平二）
个体-机构：1 256 例个体（水平一），14 个机构组群（水平二）
个体-岗位×机构：985 例个体（水平一），36 个机构组群（水平二），排除了小于 10 例的 62 个岗位×机构组群

2. 多水平模型分析方法　采用多水平线性回归模型进行建模分析，参数估计方法为迭代广义最小二乘法（IGIS），以确定与患者安全文化相关的个人因素、机构因素和地区因素，即将 2 021 例个体测量数据嵌套在来自 3 个地区的 25 个机构中。

首先，利用空模型分析确定 10 个维度进行多水平线性回归模型分析时的层次个数，即确定选用两水平模型还是三水平模型更为恰当。将方差成分（variance components）视为随机效应（random effects），并将其划分为 3 个层次：①第一水平方差（level-1 variance），标记为 σ_e^2，表示同一个机构内不同个体之间的变异程度；②第二水平方差（level-2 variance），标记为 σ_u^2，表示同一个地区内不同机构之间的变异程度；③第三水平方差（level-3 variance），标记为 σ_v^2，表示不同地区之间的变异程度。采用 ICC 值评价地区和机构对患者安全文化的影响程度。地区水平的 ICC 计算公式：

$$\text{ICC}_{(r)} = \sigma_v^2 / (\sigma_v^2 + \sigma_u^2 + \sigma_e^2) \qquad \text{公式 11-22}$$

机构水平的 ICC 计算公式：

$$\text{ICC}_{(o)} = (\sigma_v^2 + \sigma_u^2) / (\sigma_v^2 + \sigma_u^2 + \sigma_e^2) \qquad \text{公式 11-23}$$

当进行空模型分析时，从一个较高水平空模型向一个较低水平空模型进行降维转换时（例如从三水平空模型降维至两水平空模型，或从两水平空模型降维至单水平空模型），如果能够观察到显著变化的偏差（– 2LL），则表示更高水平的模型对数据有更好的拟合度[64]。

根据上述空模型分析结果，进一步建立包括所有解释变量的两水平或三水平固定效应模型。将个体水平的解释变量都转化为分类变量，包括年龄分为"≤ 34 岁""35 ~ 54 岁""≥ 55 岁"，性别分为"男""女"，受教育程度分为"本科以下""本科""研究生及以上"，在卫生行业的工作年限分为"≤ 10 年""11 ~ 20 年""≥ 21 年"，在调查机构的工作年限分为"≤ 10 年""11 ~ 20 年""≥ 21 年"，过去一周内工作日的平均工作时长分为"≤ 8 小时""9 ~ 10 小时""≥ 11 小时"，日常工作中与患者的直接接触分为"否""是"，工作岗位分为"管理人员""一线员工"。

采用 MLwiN 2.1 软件建立多水平线性回归模型，采用 SPSS 20.0 软件进行组间比较和方差分析。

3. 主要结果

（1）空模型分析结果：空模型分析结果显示，患者安全文化各维度得分地区水平上的 ICC 值为 0.0% ~ 5.3%，机构水平上的 ICC 值为 0.5% ~ 9.1%。根据 – 2LL 的变化显著性检验结果来看，$P_{(3) \text{ vs } (2)}$ 结果提示，在维度 4 上适合进行三水平模型分析（$P = 0.006$）；$P_{(2) \text{ vs } (1)}$ 结果提示，在维度 8 上适合进行单水平模型分析（$P = 0.113$）；在其余 8 个维度以及总量表上均适合进行两水平模型分析（$P < 0.001$）。详细结果见表 11-3。

（2）多水平模型分析结果：固定效应模型分析结果（表 11-4）显示，总量表得

表11-3 患者安全文化总量表及维度空模型分析结果

参数	总量表	维度									
		1	2	3	4	5	6	7	8	9	10
方差											
σ_v^2	0.000	0.000	0.003	0.000	0.023	0.008	0.004	0.000	0.000	0.000	0.005
σ_u^2	0.007	0.003	0.006	0.036	0.007	0.022	0.002	0.038	0.001	0.041	0.010
σ_e^2	0.115	0.210	0.255	0.359	0.403	0.448	0.313	0.408	0.201	0.553	0.252
$ICC_{(r)}$ (%)	0.0	0.0	1.1	0.0	5.3	1.7	1.3	0.0	0.0	0.0	1.9
$ICC_{(o)}$ (%)	5.7	1.4	3.4	9.1	6.9	6.3	1.9	8.5	0.5	6.9	5.6
-2LL											
一水平	1 455.797	2 609.907	3 025.379	3 792.333	4 002.365	4 230.816	3 417.299	4 075.498	2 496.937	4 656.083	3 051.099
二水平	1 403.548	2 599.606	2 997.354	3 713.416	3 935.630	4 152.261	3 404.694	3 969.235	2 494.419	4 578.660	2 982.551
三水平	1 403.548	2 599.606	2 996.790	3 713.416	3 928.019	4 149.873	3 402.330	3 969.235	2 494.419	4 578.660	2 981.406
$P_{(3)\,vs\,(2)}$，df=1	1.000	1.000	0.453	1.000	0.006	0.122	0.124	1.000	1.000	1.000	0.285
$P_{(2)\,vs\,(1)}$，df=1	**< 0.001**	**0.001**	**< 0.001**	**< 0.001**	**< 0.001**	**< 0.001**	**< 0.001**	**< 0.001**	0.113	**< 0.001**	**< 0.001**

注：数字加粗表示 $P < 0.005$。

分与年龄、性别、工作经验、工作量、工作岗位和是否与患者直接接触有关。总体来说，男性、一线员工、工作年限在 11～20 年之间、日平均工作时长不低于 9 小时、具有硕士及以上学历的医务人员倾向于报告出一个较低的患者安全文化打分。年龄较大者（年龄≥55 岁）在"人员配置和工作量"上的打分较高，但在"工作奉献"和"转诊及交接班"上的打分较低。除了"人员配置和工作量"和"培训"这两个维度之外，男性在其他 8 个维度上的打分均较低。学历较高者在"人员配置和工作量""负性事件上报"和"培训"上的打分较低。工作年限较长者在"工作奉献"上的打分较高，但在"员工赋权""人员配置和工作量"和"培训"上的打分较低。日平均工作时间较长者在"患者参与""人员配置和工作量"和"培训"上的打分较低。日常工作中与患者有直接接触者在"患者参与""患者安全风险的管理应对""防御性行为""工作奉献"和"转诊及交接班"上的打分较高，但在"人员配置和工作量"上的打分较低。与管理人员相比，一线员工在"患者安全风险的管理应对""感知到的管理支持"和"员工赋权"上的打分较低。

4. 讨论

（1）从上述结果可见，三水平回归模型仅适用于"人员赋权"这一个维度，说明妇幼保健机构患者安全文化仅存在有限的地区差异，这可能是由于我国对妇幼保健机构实行一套自上而下式的管理体系（省级—市级—县级），而且在几十年里，中国政府对妇幼保健机构的一系列保障性措施，显著促进了不同地区之间的公平性。此外，"员工赋权"在地区水平和机构水平上的显著差异也表明，自上而下式的妇幼保健机构管理体系是一把双刃剑，应该通过积极在工作环境中营造一个扁平化的非正式权力结构（informal power structure）、对一线员工进行决策能力培训及教育、制定相应的规章政策或管理制度等一系列措施，提高一线员工参与决策的能力和渠道。

（2）总量表得分和除"工作奉献"之外的 9 个维度得分都存在明显的机构差异，即在不同的机构间存在显著的异质性，这与"患者安全文化是一种根植于组织内部的共同价值取向"这一概念相吻合。

（3）不同特征的个体在患者安全文化方面存在显著的认知差异：在设计或实施一项患者安全文化促进措施时，需要考虑工作人员的年龄、性别、教育背景、工作经验和工作负荷；另外，处于职业生涯中期、拥有硕士及以上学位、男性的医务人员对患者安全文化的感知较差，这可能是由于这些人群对患者安全的忽视、傲慢或倦怠而引起的。此外，另一个值得注意的现象是管理人员和一线员工对机构患者安全文化的感知上存在显著差异，一线员工对机构患者安全文化的看法通常不如管理人员那么积极。因此，员工参与管理决策对于推动有效的组织文化变革极其重要。

表11-4 固定效应模型分析结果（回归系数和95%置信区间）

解释变量	总量表（二水平）回归系数（95%置信区间）	维度1（二水平）回归系数（95%置信区间）	维度2（二水平）回归系数（95%置信区间）	维度3（二水平）回归系数（95%置信区间）	维度4（三水平）回归系数（95%置信区间）	维度5（二水平）回归系数（95%置信区间）	维度6（二水平）回归系数（95%置信区间）	维度7（二水平）回归系数（95%置信区间）	维度8（一水平）回归系数（95%置信区间）	维度9（二水平）回归系数（95%置信区间）	维度10（二水平）回归系数（95%置信区间）
常数	3.56 (3.48~3.65)	3.77 (3.66~3.88)	3.73 (3.61~3.86)	3.39 (3.23~3.54)	3.69 (3.46~3.92)	2.87 (2.70~3.03)	3.62 (3.49~3.75)	3.22 (3.06~3.39)	3.85 (3.75~3.96)	3.69 (3.49~3.88)	3.73 (3.60~3.86)
年龄（哑变量：≤34岁）											
35~54岁	-0.01 (-0.06~0.05)	-0.03 (-0.10~0.05)	-0.04 (-0.13~0.04)	-0.02 (-0.12~0.08)	0.04 (-0.06~0.15)	0.10 (-0.01~0.20)	-0.07 (-0.16~0.02)	0.02 (-0.08~0.13)	0.01 (-0.06~0.08)	-0.05 (-0.17~0.07)	-0.03 (-0.11~0.05)
≥55岁	-0.02 (-0.12~0.09)	-0.06 (-0.20~0.09)	-0.05 (-0.21~0.11)	-0.01 (-0.19~0.18)	0.08 (-0.12~0.28)	0.25 (0.05~0.45)	-0.10 (-0.28~0.07)	0.04 (-0.16~0.24)	-0.16 (-0.30~-0.02)	0.01 (-0.23~0.25)	-0.17 (-0.33~-0.01)
性别（哑变量：男性）											
女性	0.10 (0.05~0.14)	0.08 (0.02~0.14)	0.07 (0.00~0.13)	0.15 (0.07~0.22)	0.09 (0.00~0.17)	0.03 (-0.05~0.12)	0.14 (0.07~0.21)	0.23 (0.15~0.32)	0.06 (0.00~0.12)	0.01 (-0.08~0.11)	0.11 (0.04~0.18)
受教育程度（哑变量：本科以下）											
本科	-0.02 (-0.05~0.02)	0.03 (-0.02~0.08)	0.02 (-0.03~0.08)	0.08 (0.02~0.14)	-0.02 (-0.09~0.05)	-0.17 (-0.24~-0.10)	-0.01 (-0.07~0.05)	0.01 (-0.06~0.08)	0.02 (-0.03~0.07)	-0.12 (-0.20~-0.04)	-0.00 (-0.06~0.05)

续表

解释变量	总量表 (二水平) 回归系数 (95%置信区间)	1 (二水平) 回归系数 (95%置信区间)	2 (二水平) 回归系数 (95%置信区间)	3 (二水平) 回归系数 (95%置信区间)	4 (三水平) 回归系数 (95%置信区间)	5 (二水平) 回归系数 (95%置信区间)	6 (二水平) 回归系数 (95%置信区间)	7 (二水平) 回归系数 (95%置信区间)	8 (一水平) 回归系数 (95%置信区间)	9 (二水平) 回归系数 (95%置信区间)	10 (二水平) 回归系数 (95%置信区间)
硕士及以上	-0.07 (-0.13 ～ -0.01)	0.01 (-0.07 ～ 0.10)	-0.06 (-0.16 ～ 0.03)	0.08 (-0.03 ～ 0.19)	-0.07 (-0.18 ～ 0.05)	-0.13 (-0.25 ～ -0.01)	-0.17 (-0.27 ～ -0.07)	-0.02 (-0.14 ～ 0.10)	0.05 (-0.03 ～ 0.12)	-0.37 (-0.51 ～ -0.23)	-0.02 (-0.11 ～ 0.08)
在卫生行业的工作年限 (哑变量: ≤10年)											
11 ～ 20 年	-0.10 (-0.16 ～ -0.03)	-0.03 (-0.11 ～ 0.06)	-0.02 (-0.12 ～ 0.08)	-0.10 (-0.21 ～ 0.02)	-0.20 (-0.32 ～ -0.08)	-0.27 (-0.39 ～ -0.14)	-0.05 (-0.15 ～ 0.06)	-0.09 (-0.21 ～ 0.03)	-0.00 (-0.08 ～ 0.09)	-0.20 (-0.34 ～ -0.06)	-0.05 (-0.15 ～ 0.04)
≥21 年	-0.02 (-0.10 ～ 0.06)	0.07 (-0.04 ～ 0.18)	0.06 (-0.06 ～ 0.19)	-0.01 (-0.15 ～ 0.14)	-0.07 (-0.22 ～ 0.08)	-0.30 (-0.46 ～ -0.15)	0.05 (-0.08 ～ 0.19)	-0.05 (-0.20 ～ 0.10)	0.13 (0.03 ～ 0.24)	-0.14 (-0.32 ～ 0.04)	0.01 (-0.12 ～ 0.13)
在调查机构的工作年限 (哑变量: ≤10年)											
11 ～ 20 年	-0.00 (-0.06 ～ 0.06)	0.00 (-0.08 ～ 0.09)	-0.01 (-0.10 ～ 0.08)	-0.09 (-0.20 ～ 0.01)	0.01 (-0.11 ～ 0.12)	0.02 (-0.09 ～ 0.14)	-0.02 (-0.12 ～ 0.08)	-0.03 (-0.14 ～ 0.08)	0.00 (-0.08 ～ 0.08)	0.13 (-0.01 ～ 0.26)	0.01 (-0.08 ～ 0.10)
≥21 年	-0.07 (-0.15 ～ 0.01)	-0.08 (-0.19 ～ 0.02)	-0.07 (-0.18 ～ 0.05)	-0.10 (-0.23 ～ 0.04)	-0.15 (-0.30 ～ -0.01)	0.01 (-0.14 ～ 0.15)	-0.05 (-0.17 ～ 0.08)	-0.02 (-0.17 ～ 0.12)	-0.07 (-0.17 ～ 0.03)	-0.10 (-0.27 ～ 0.07)	-0.06 (-0.17 ～ 0.06)

维度

续表

解释变量	总量表 (二水平) 回归系数 (95%置信区间)	维度 1 (二水平) 回归系数 (95%置信区间)	2 (二水平) 回归系数 (95%置信区间)	3 (三水平) 回归系数 (95%置信区间)	4 (三水平) 回归系数 (95%置信区间)	5 (二水平) 回归系数 (95%置信区间)	6 (二水平) 回归系数 (95%置信区间)	7 (二水平) 回归系数 (95%置信区间)	8 (一水平) 回归系数 (95%置信区间)	9 (二水平) 回归系数 (95%置信区间)	10 (二水平) 回归系数 (95%置信区间)
工作日平均工作时长 (哑变量: ≤ 8 小时)											
9 ~ 10 小时	-0.07 (-0.10 ~ -0.03)	-0.06 (-0.11 ~ -0.01)	-0.01 (-0.06 ~ 0.05)	-0.04 (-0.11 ~ 0.02)	-0.04 (-0.11 ~ 0.03)	-0.30 (-0.37 ~ -0.23)	0.00 (-0.06 ~ 0.06)	-0.06 (-0.12 ~ 0.01)	-0.03 (-0.08 ~ 0.02)	-0.11 (-0.19 ~ -0.03)	-0.03 (-0.09 ~ 0.02)
≥ 11 小时	-0.10 (-0.16 ~ -0.04)	-0.03 (-0.11 ~ 0.05)	-0.05 (-0.14 ~ 0.05)	0.06 (-0.05 ~ 0.16)	-0.10 (-0.21 ~ 0.01)	-0.51 (-0.62 ~ -0.39)	-0.09 (-0.19 ~ 0.01)	-0.07 (-0.18 ~ 0.04)	-0.04 (-0.11 ~ 0.04)	-0.13 (-0.27 ~ 0.00)	-0.04 (-0.13 ~ 0.05)
是否与患者有直接接触 (哑变量: 否)											
是	0.05 (-0.01 ~ 0.11)	0.10 (0.02 ~ 0.18)	0.10 (0.01 ~ 0.20)	0.05 (-0.06 ~ 0.15)	-0.02 (-0.14 ~ 0.09)	-0.15 (-0.26 ~ -0.03)	0.00 (-0.10 ~ 0.10)	0.12 (0.01 ~ 0.23)	0.11 (0.03 ~ 0.19)	0.05 (-0.09 ~ 0.18)	0.11 (0.01 ~ 0.20)
工作岗位 (哑变量: 管理人员)											
一线员工	-0.07 (-0.13 ~ -0.00)	0.01 (-0.07 ~ 0.10)	-0.11 (-0.20 ~ -0.02)	-0.18 (-0.28 ~ -0.07)	-0.23 (-0.35 ~ -0.11)	-0.01 (-0.13 ~ 0.11)	0.03 (-0.08 ~ 0.13)	-0.11 (-0.23 ~ 0.01)	0.00 (-0.08 ~ 0.09)	-0.07 (-0.20 ~ 0.07)	-0.01 (-0.10 ~ 0.09)

注: 数字加粗表示回归系数有显著性 ($P < 0.05$)。

第十二章 量表研究中的研究者反思

在进行量表研究时，研究者在应用不同研究方法的过程中，可能会遇到很多问题或困惑。这一部分是研究者对具体研究方法和数据分析手段的不熟练导致的，这些都可以通过深入学习前面章节中提到的方法学内容加以解决；另外一部分则包括不同研究方法之间的冲突与处理、数据与理论之间的冲突与处理、研究者的角色等涉及研究范式或认识论的问题。在本章中，将针对后面这类问题提出一些研究者角度的反思和建议。

第一节 不同研究方法之间的冲突与处理

文献研究的优点在于能够超越时间和空间的限制，帮助研究者在短时间内快速掌握相关领域的既往研究基础和最新研究进展，获得必需的知识技能或新颖的研究思路，分析当前的研究空白或不足之处，并在此基础上进行更加深入、细致、周密的设计和实施。但是，文献研究也存在诸多缺点，主要涉及文献来源和研究者来源的两大类偏倚。造成文献偏倚的原因可能是检索策略、文献数据库或全文的可获得性、文献质量及方法学、研究地区及人群等方面存在差异，造成研究者偏倚的原因可能是不同研究者对文献检索策略的依从性、对文献内容的理解和解读、自身的观点倾向等方面存在差异。另外，文献研究又包括叙述性综述、系统综述、快速文献综述、系统综述再综述等，这些不同的综述类型也都具有各自的优势和不足之处，在此不再一一细述。

定性研究的优点在于"开放性"，通过研究者与研究对象之间的互动，获得大量丰富的、生动的、情景化的资料素材，对其行为和情感进行"深描"，从具体的资料中提炼出一般化的理论，主要的意义在于"获得新知"。分析策略包括扎根理论、现象学、民族志、常人方法学/言语分析法、参与性观察、质的生态学等，本书主要对扎根理论分析策略进行了详细的介绍。然而，定性研究的缺点在于其所获得的结论难以在较大范围中推论到总体，而且其研究成果很难用数学的语言精确地描述和分析（尽管随着编码分析方法和工具的不断优化，在一定程度上可以实现对定性资料编码结果的定量描述和比较），也就是说定性研究在"可外推性"和"标准化"上存在劣势。另外，由于其"标准化"程度不高，调查及分析人员不宜过多；而且对于每一例样本的调查和分析耗时也相对较长。因此，在样本规模相似的情况下，定性研究往往要比定量研究耗费更多的时间和精力。

定量研究的最大特点是"标准化"和"验证性"，即通过标准化的测量工具、调查设计以及分析策略进行定量数据的收集和处理，来验证研究者的理论假设，可以用来进行不同人群之间的比较分析和因果模型检验。与定性研究"获得新知"相对应，定量研究主要的意义在于"验证假设"，而研究者的假设通常来自于文献研究、定性研究或自己的前期工作基础。从某种程度上来说，定量研究的最大劣势也在于它的"验证性"，定量研究中进行的任何一种统计分析，都是建立在研究者设定的检验假设基础之上的，因此，定量研究只能用来检验（接受或拒绝）研究者已经模糊察觉到的假设理论，而不能像定性研究那样可以从中"获得新知"。此外，对于定量数据的统计分析方法，可以简单地分为单因素统计分析和多因素统计分析两大类。多因素统计分析可以进行多变量的影响因素分析，并可以通过建立复杂的数学模型来揭示众多纷杂因素间的相互关系，以及比较自变量对因素变量影响的大小。另外，在要考虑的影响因素较多的情况下，可以避免分层分析对样本量有较大要求以及计算复杂繁琐的弊端，从而极大地提高了研究效率。同时，单因素统计分析也具有一些无法被忽视或取代的优势。例如通常情况下，在进行多因素统计分析前，需要对原始数据进行一些必要的处理，以符合多因素统计分析对变量特征的要求。有时为了建立复杂的数学模型，还可能需要对部分变量进行转化或融合来产生新的变量。这就相当于人为地对研究变量进行了"改造"，最后进行多因素统计分析时的一些研究变量可能已经与调查得到的真实数据相去甚远。而单因素统计分析前对数据的处理相对较为简单，相比之下，研究变量应该更"贴近"调查得到的真实数据。再者，单因素统计分析实质上是"分布"分析，它直观地揭示了要考察的变量在各种特征人群上的"分布"情况；而多因素分析更多的是"究因"分析，它是在控制了其他特征的前提下，分析某种特征是否对要考察的变量有影响。"分布"上有差异并不代表其是影响因素，而影响因素也不一定会在"分布"上反映出差异。因此，单因素统计分析和多因素统计分析分别具有优缺点，不能因为多因素统计分析的广泛应用而忽略了单因素统计分析的必要性。另外，不同的多因素统计分析方法也有各自的适用条件和缺陷，详见本书相关章节以及统计学相关教材，在此不再展开介绍。

由上可见，不同研究方法和数据分析方法都存在各自的优势和劣势，量表研究是一个采用综合性研究方法进行逐级递进研究的过程。以"妇幼保健机构患者安全文化量表的编制与评价"研究为例，在该量表开发的不同阶段，研究者分别运用了文献研究（包括系统综述和叙述性综述）、定性研究（包括个人深入访谈、Delphi专家咨询、专题小组讨论）和定量研究（包括量表的预调查和大样本调查）的综合性研究方法，并采用了扎根理论分析、经典测量理论、项目反应理论、结构方程模型、多水平模型分析等多种数据分析方法，将各研究阶段的不同研究结果进行相互地验证和补充。这既能够充分吸收各研究阶段和研究方法的优势长处，也能够尽量弥补各研究阶段和研究方法的不足之处，保证了整个量表研究过程的逻辑严密性和研究结果的可靠性和完善性。

此外，在量表研究过程中，不同研究方法或数据分析方法产生的结果或结论之间也可能存在冲突，需要研究者进行综合判断和取舍。仍以"妇幼保健机构患者安全文化量表的编制与评价"研究为例，在进行 Delphi 专家咨询时，有两个条目（3.5 和 10.3）在经过三轮专家咨询之后变异系数仍旧大于 0.25，提示在这两个条目上专家意见分歧较大。但这两个条目在前期的扎根理论分析时却经常被访谈对象所提及，再进一步分析发现这两个条目变异系数较大主要是由于有两名专家（均为妇幼保健机构的院长）在这两个条目上的打分较低。但其他 13 位专家意见均较为统一，经过研究小组讨论决定将这 2 个条目保留下来（详见第六章第四节）。在进行定量条目分析与筛选时，共使用了 13 种条目筛选方法（其中 10 种属于经典测量理论，另外 3 种属于项目反应理论），每种条目筛选方法的结果也不一致。因此，本研按照条目需符合不少于 10 种保留标准的条目筛选方法的标准进行综合判断和筛选。此外，在通过定量方法被筛选删掉的若干条目中，对于那些在前期 Delphi 专家咨询中权重系数较大的条目也予以保留（详见第七章第四节）。在进行量表的模型修正时，虽然一阶潜变量"维度 3：人员配置"与二阶潜变量"患者安全文化"之间既不存在影响路径关系，也不存在相关关系；但是如果直接删掉维度 3 将导致模型不稳定，而且维度 3 与其他几个维度之间存在一定的影响路径关系。另外，考虑到机构中普遍存在人员不足的问题（这可能导致维度 3 的测量变异较小而影响模型拟合结果），而且"人员配置"对于患者安全文化来说是一个不可或缺的测量维度，因此，研究者在进行综合考虑之后将维度 3 予以保留（详见第九章第三节）。

第二节　数据与理论之间的冲突与处理

在进行量表性能评价或量表应用研究时，都需要检验调查对象的调查数据和量表测量理论之间的匹配性（即信度和效度检验）。若二者之间的匹配度不好，则说明该量表不适用于选取的调查人群，在此基础上得到的任何测量数据和分析结果的可靠性就有待商榷。因此，如果发现数据与理论之间欠缺较好的匹配性，研究者将不宜再进行后续的数据处理和分析，应首先解决数据与理论之间的冲突问题。数据与理论之间的不匹配或冲突，来源主要有两大类：一类是理论来源的，另一类是数据来源的。对于第一种情况，如果数据与理论之间的冲突是由于理论本身的偏差所导致的，即之前构建的理论存在缺陷，不能很好地解释当前的调查数据，则需要对量表的测量结构进行重新调整和修正。若调整或修正幅度过大，则提示需要重新选择或开发一个更加适用于调查对象的新量表，具体的研究方法和操作过程见前面的相关章节，在此不再赘述。第二种情况是数据与理论之间的冲突是数据来源的偏差而导致的，如调查对象不是随机抽取的、存在选择偏倚，或者本次量表使用的调查对象与构建理论时的希望调查的人群不属于同源人群等。因此，当研究者发现数据与理论之间存在冲突时，应首先分析产生这种冲突的背后原因，而不能仅凭数据分析结果就对量表的测量结构进行调整，以免陷入"数据驱动"的困境。这也是习惯于做定量分析的研究者可能会犯的错误。另外，第九章也提到，不能一味地追求提高测量数据和理论模型之间的适配度，更重要的是要确保理论模型本身具有实际意义。

量表研究从本质上来讲就是一个对测量理论进行不断构建和检验的过程。因此，在进行量表研究时，开发一个全新的量表，抑或是对已有量表进行编译或修订，研究者都不能仅依赖几次数据调查结果就轻易地确定或调整量表的测量结构和条目内容，而应该在足够大和多样化的标准化样本中对量表的测量理论进行反复地检验和修正。如果无法建立足够大和多样化的标准化样本，就不能轻易确定量表的最终测量结构和常模。以本书中的"妇幼保健机构患者安全文化量表的编制与评价"研究为例，虽然分别在北京、浙江和河北三个省份中不同区域和不同级别的妇幼保健机构进行了量表性能评价和应用研究，但由于受到研究条件的限制，所有的调查机构和调查对象都未通过严格的随机抽样程序，每次的调查样本都不是标准化测试样本，不同阶段的调查样本之间存在差异，这也是导致该研究中量表测量结构不太稳定、存在多个版本"中国妇幼保健机构患者安全文化量表"的主要原因。因此，对于任何一个量表来说，都需要在不同人群中进行反复不断地检验和修正，才能最终确定出一个相对成熟、完善的普适性量表。

第三节　研究者的角色

使用量表进行测量，是一个将抽象概念转化为量化数据的过程，因此，量表属于一种定量测量工具，其测量结果也属于定量数据。但是，量表的开发和测量过程又是依赖于主观经验的。例如，在扎根理论建构、条目编制、Delphi 专家咨询和专题小组讨论中，都依赖于研究者和（或）研究对象的主观经验；调查对象在对量表中的每个条目进行应答时，也是依赖于自身的主观感受来选择相应的选项。而且，从前面两部分的讨论中可以看出，在量表研究的很多分析过程中，都需要研究者依赖自身经验和前期研究基础进行综合的比较和判断。由此可见，量表研究是一个主观和客观相互交织、不断融合的过程。量表研究的世界并非是一个绝对客观存在的真实世界，因此，研究者需要对自身角色和认识论立场进行不断的反思和阐述。

社会科学发展至今，其研究范式可主要归纳为以下四大类：实证主义、后实证主义、批判理论和建构主义。表 12-1 从本体论、认知论和方法论 3 个方面对这四类研究范式进行了对比总结：①实证主义认为社会现象是一种客观的存在，现实是"真实的"，而且可以被完全地了解，即研究结果也是"真实的"。研究者（主体）和研究对象（客体）之间是二元分离的，不能相互渗透。②后实证主义也承认社会现象是一种客观的存在，现实是"真实的"，但只能被不完全地、可能性地了解。研究者所了解的"真实"永远只是客观现实的一部分或一种表象，所谓研究就是通过一系列细致、严谨的手段和方法对不尽精确的表象进行"证伪"而逐渐接近客观真实。③批判理论，又被称为"历史现实主义"。在本体论上，它也承认客观现实的存在，但是在认识论上，它认为所谓的"现实"是历史的产物，是在历史发展进程中被社会、政治、文化、经济、种族和性别等因素塑造而成的，因此，研究者的价值观肯定会影响到研究对象，研究结果会受到价值观念的筛选。④建构主义，又被称为"相对主义"，它在本体论上就认为现实是具体地被建构出来的。因历史、地域、情境、个人经验等因素的不同而有所不同。因此，用这种方式构建起来的"事实"不存在"真实"与否，而只存在"合适"与否的问题。研究者与研究对象之间是互为主体的关系，研究结果是创造出来的，由不同主体通过互动而达成共识。

表12-1　不同研究范式之间的比较[4]

	实证主义	后实证主义	批判理论	建构主义
本体论	朴素的现实主义——现实是"真实的"，而且可以被了解	批判的现实主义——现实是"真实的"，但只能被不完全地、可能性地了解	历史现实主义——真实的现实是由社会、政治、文化、经济、种族和性别等价值观念塑造而成的，是在时间中结晶而成的	相对主义——显示具有地方性的特点，是具体地被构建出来的
认知论	二元论的/客观主义的认识论，研究结果是真实的	修正的二元论/客观主义的认识论，研究结果有可能是真实的	互动的/主观的认识论，研究结果受到价值观念的筛选	互动的/主观的认知论，研究结果是创造出来的
方法论	实验的/操纵的方法论，对假设进行证实；主要使用量的研究方法	修正过的实验主义的/操纵的方法论，批判的多元论，对假设进行证伪，可以使用质的研究方法	对话的/辩证的方法论	阐释的/辩证的方法论

　　一个完整的量表研究通常需采用文献研究、定性研究、定量研究相结合的"三角互证"式的综合性研究方法，而且，在研究者、研究对象和咨询专家三种角色之间也存在"三角互证"式的关系结构，即量表的测量结构和具体条目内容都是在研究者、研究对象和咨询专家三者之间的互动中产生的，融合了三方的经验和观点，得以形成一个经受过多方检验、相对稳定的理论结构。因此，量表研究已经超越了传统的实证主义研究范式，更像是一种涵盖了从实证主义到建构主义的连续谱系，在不同的研究阶段和研究方法中，研究者将在不同研究范式和价值观念之间进行比较和取舍。

附　录

附录 1　个人深入访谈提纲和研究者观察日记

一、个人深入访谈提纲（研究前期使用版本，附表 1-1，附表 1-2）

附表1-1　服务对象访谈提纲

在每个妇幼保健机构中分别选取 10 ~ 15 名患者及家属（包括妇幼保健科室及非妇幼保健科室的成年患者及儿童患者的主要看护者），了解他们既往及此次在妇幼保健机构的就医经历和体验、对整个医疗服务过程（包括预约排队、医患关系、就诊时间、知情同意、参与医疗决策程度、医疗费用、治疗结果等）的预期期望和实际评价、对患者安全的认知及需求列表等。

参考问题列表（但不局限于下述问题）：

1. 您最近一次到这个机构来得到了哪些服务？
   a. 为何而来？
   b. 您对自己得到的服务满意吗？为什么？
   c. 您是否出于相同的原因去其他卫生机构寻求医疗服务？何时？为何？
2. 您为何选择这个机构？
   a. 您认为该机构提供的服务质量如何？
   b. 您是怎么知道这个机构的？
   c. 谁告诉您的？
3. 医疗服务有时会对患者造成危害，但是也不一定就是医疗提供方的差错。当您到这个机构时，您对自己的安全有什么顾虑或考虑吗？
   a. 您都存在哪些顾虑或考虑？
   b. 您是怎么知道的？
   c. 您曾经做过什么以确保自身安全的事情？
   d. 您认为您能如何做来更好地确保您的安全？
   e. 您认为该机构能做（或做得更好）以确保您的安全吗？
4. 您的医生或护士是如何与您讨论您所接受服务的潜在不良影响的？
   a. 您以前知道这些不良影响吗？
   b. 您能理解或明白此事吗？
   c. 您是如何做最终决定的？
5. 您近期到该机构的造访中，您曾经历或听说过任何安全问题吗？
   a. 您认为谁应该对这些问题负责？
   b. 您认为这些问题是可预防的吗？如果是，为什么，如何预防？如果不是，为什么？
   c. 该机构是如何应对这些问题的？
   d. 您对该机构处理这些问题的方式满意吗？为什么？
6. 您对涉及患者安全的哪些措施印象最深刻？
   a. 是什么？

　　b．谁做的？如何做的？

　　c．为什么您会如此印象深刻？

7．您曾经被该机构询问过如何提高服务吗？

　　a．您提出了什么建议？

　　b．您认为提出的建议被该机构考虑了吗？

8．您认为该机构如何才能在患者安全方面做得更好？

附表1-2　医务人员/管理者访谈提纲

　　在每个妇幼保健机构中分别选取 10 ~ 15 名医务人员（包括妇幼保健科室及非妇幼保健科室的各类医务人员）和 2 ~ 3 名管理者（如医务处、医患办、精神文明办公室、党院办的职工等医院管理者）。了解他们对患者安全和机构患者安全文化等概念的了解和认知、对待医疗风险和差错的态度、对妇幼保健机构患者安全问题的认知及态度、妇幼保健机构中患者安全问题的各种类型、患者安全和患者安全文化的各种影响因素（如工作制度、工作流程、团队合作、人员素质和培训、一线医务人员与管理者之间的裂隙、医患关系、患者就医预期及参与程度、工作压力等）及实际案例等。

参考问题列表（但不局限于下述问题）：

1．您认为您所在部门 / 机构在患者安全方面做得如何？

　　a．好的话，为什么？您是如何知道的？

　　b．不好的话，为什么？您是怎么知道的？

2．在您所在部门 / 机构，引起安全问题的主要差错有哪些？

　　a．谁应该对这些差错负责？

　　b．您认为这些差错是可预防的吗？如果是，为什么，如何预防？如果不是，为什么？

3．您（您所在部门 / 机构）曾经做过哪些措施以确保患者安全？请举例。

　　a．如政策性的措施

　　b．如上报措施

　　c．如学习措施

　　d．如行政性的措施

　　e．如其他措施

4．这些措施是如何运作的？

　　a．在其中管理者的角色是什么？

　　b．在其中保健提供方的角色是什么？

　　c．在其中患者的角色是什么？

5．您能告诉我们您个人是如何参与患者安全管理的？

　　a．当您犯错时，您报告吗，为什么？

　　b．当您发现别人出错时，您是如何反应的？

　　c．您是如何与患者之间讨论不良事件的？

6．您对您所在部门 / 机构的患者安全措施有何看法？

7．如果一个患者针对他们的保健计划提出问题，您是如何处理的？

8．如果一个患者不想遵从您的医嘱（处理决定），您要怎么做？

9．您认为自己需要哪些培训来提高保健质量和患者安全？

10．您的组织如何才能在患者安全方面做得更好？

二、个人深入访谈提纲（研究后期使用版本附表1-3，附表1-4）

附表1-3 服务对象访谈提纲

每个机构任取 8 ～ 10 名患者。

1. 您今天到这个机构寻求何种医疗或保健服务？为何选择这家机构？（离得近、周围人推荐、是政府举办的正规医院等）

2. 对于这次医疗或保健服务经历，您满意吗？（就医环境、交流内容、时间、服务态度、知情同意等）哪些满意？哪些不满意，如果不满意，您会怎么办？

3. 您信任医务人员吗？哪些方面信任／不信任？如果不信任，您会怎么办？您会采取何种措施保障您的安全或利益？

4. 您对当前整个医疗行业（不限于妇幼保健机构）的看法和建议是什么？

附表1-4 医务人员/管理者访谈提纲

每个机构选取 10 ～ 15 名医务人员和 3 ～ 5 名管理者。

1. 您对"患者安全"这一概念有何认识？您觉得患者安全应该包括哪些内容？

2. 对于促进妇幼保健机构的患者安全方面，您有何建议？

 a 外部环境：如政策性的、外部舆论／社会性的、患者的参与能力和认知等

 b 机构层面：如对患者安全的总体性支持、工作制度和绩效考核、操作流程、负性事件（投诉、纠纷）处理、对待不良事件的处理等

 c 工作氛围：如团队合作、人员配置、阶级地位、对待差错的开放性沟通等

 d 个人层面：如个人工作状态、对惩罚的态度、对负性事件的上报意愿等

 e 其他？

3. 您对当前妇幼保健工作有什么看法和你认为它存在的困境是什么（不限于医疗，还包括公共卫生工作）？

4. 您对当前整个医疗行业（不限于妇幼保健机构）有什么看法和建议？

三、个人深入访谈记录表（附表1-5）

附表1-5 个人深入访谈记录表

一般情况

省份：＿＿＿＿＿＿＿＿＿＿＿＿　机构：＿＿＿＿＿＿＿＿＿＿＿＿

访谈日期：＿＿＿＿＿＿＿＿＿　访谈员姓名：＿＿＿＿＿＿＿＿

访谈时间：＿＿＿＿＿ 至 ＿＿＿＿＿　访谈地点：＿＿＿＿＿＿＿＿＿

访谈对象身份：1. 患者　　2. 医务人员　　3. 管理者

访谈对象基本情况：1. 患者，包括性别、年龄、受教育程度、就诊科室及原因等
　　　　　　　　　2. 医务人员／管理者，包括性别、年龄、受教育程度、岗位、工作年限等

访谈对象编号：＿＿＿＿＿＿

编号原则：省＋机构编号＋身份编号＋序号（2位），与录音编号保持一致

访谈时的场所环境及谈话气氛评估（包括场所环境是否嘈杂、访谈者与访谈对象对环境的接受度、访谈对象的情绪、双方建立的关系评估等）

特殊节点记录

1. 每次谈话被中断的记录，如中断原因、时间、次数、对访谈造成什么影响等

2. 谈话中的非语言性动作，如大笑／愤怒等情绪反应、时间、次数、对访谈造成什么影响

3. 访谈对象的一些重要发言的原话

访谈者的思考与反思

四、研究者观察日记

研究者通过拍照、录像、观察日记等方法，收集并记录与患者安全及患者安全文化相关的问题、现象及心得体会（附表 1-6）。

附表1-6　研究者观察日记

机构：××
时间：×× 年 ×× 月 ×× 日
日记内容：与患者安全及患者安全文化相关的问题、现象及心得体会
示例
1. 今天遇到一些访谈对象，包括医生、护士和行政人员。他们在谈及"患者安全"时，都表达了对"医护安全"的强烈担忧，认为应该首先确保医务人员安全（包括生理和心理方面），医务人员才能更好地为患者服务，才能最终确保患者安全。
2. 之前的所有访谈中，针对同样一件事情，有些受访者表达的是正面评价，有些受访者表达的是负面评价，如机构针对出现医疗差错的处罚规定。提示：在编码分析时，应如何处理这种不一致的表达？应该如何统一编码（并且不损失信息量）？
3. 访谈患者时获得的信息量较少。另外，在对医疗服务较不满意的患者中，拒访率往往也较高。提示：如何看待并处理定性研究中信息偏倚的问题？
4. 今天在访谈医院管理者时，有一个特别强烈的感受：管理者的个人特质，尤其是领导力、思维方式或执行力等方面的特质，可能对一个机构的规章制度和机构文化影响很大。提示：目前是否有针对管理者特质和患者安全文化之间的关联性研究？管理者特质可以从哪些方面进行测量？和患者安全文化之间有何关系？
5. 有一些受访患者表示，在第一次找某个医生看病时，可能会故意隐瞒一些病情不告诉医生，而是期待医生在诊疗的过程中能够主动问自己是否有这些症状。如果医生问诊内容和自己的病情比较吻合，就说明医生水平高，自己就会更信任这个医生，下次就会继续找这个医生诊疗。如果感觉医生问诊内容"不靠谱"，和自己的病情相差较大，就说明医生水平差，下次就医一般就不会再找这个医生了。
6. 下午在门诊候诊区访谈一名患者时，遇到了一起"医疗纠纷"。一名门诊医生和一名患者发生了口头争执，整个过程持续大约 10 分钟，但期间没有看到院方的任何人来处理此事，旁边的医护和患者也都"视若无睹"。

附录 2　扎根理论分析中的平行逐步编码过程

一、研究者一的初步编码列表（附表2-1）

附表2-1　初步编码列表（研究者1）

1. 内部因素

1.1 个人认知、态度与行为

 1.1.1 对待差错的态度

  1.1.1.1 出了差错后同事不会因此有成见

  1.1.1.2 出了差错之后同事们会热心地关心我

  1.1.1.3 出了差错之后我会感觉压力很大

  1.1.1.4 科里会大家一起讨论差错，从中吸取教训

  1.1.1.5 如果身边的同事出现疏漏，我会提出来

  1.1.1.6 我不怕大家知道我的差错（我忌讳谈论自己的差错）

  1.1.1.7 我犯了错误会主动上报

  1.1.1.8 我觉得差错是可以预防的

  1.1.1.9 我觉得犯错是难免的

  1.1.1.10 我觉得医院（科室）对犯了差错的工作人员的处理合理

  1.1.1.11 我觉得医院处理差错的程序太过繁琐

  1.1.1.12 我了解医院（科室）处理差错的程序

  1.1.1.13 医院（科室）与受到差错伤害的患者沟通得当

  1.1.1.14 有些只有医务人员知道而没有对患者造成伤害的医疗差错，我不会说出来

 1.1.2 工作体验与态度

  1.1.2.1 患者不重视预防保健，缺乏保健意识

  1.1.2.2 患者意识是影响患者安全的因素之一

  1.1.2.3 即使对科室、医院的决策有什么意见，我也不会说

  1.1.2.4 良好的沟通可以提高患者对医生的信任和服务满意度

  1.1.2.5 领导和别的同事不理解公共卫生工作

  1.1.2.6 我对我的工作满意（我觉得我的付出是值得的）

  1.1.2.7 我对自己的工作有些厌烦

  1.1.2.8 我感觉妇女和儿童的家属对其诊疗的预期要比其他人群高

  1.1.2.9 我工作的积极性不高

  1.1.2.10 我会积极参加各种培训

  1.1.2.11 我积极主动学习新知识，提高技能

  1.1.2.12 我拒绝治疗虽然在我院可以治疗但高风险的患者

  1.1.2.13 我觉得比起临床医疗，患者不太重视预防保健

  1.1.2.14 我觉得工作很忙

  1.1.2.15 我觉得我的收入偏低，这影响我工作的热情

  1.1.2.16 我觉得我所在科室流程如果不合理，改动是很容易的

  1.1.2.17 我觉得医院某些环节限制我的诊疗方案的实施，而这些环节是可以改善的

  1.1.2.18 我严格遵守指南和流程工作

1.1.2.19 我一直要求自己要认真、仔细工作

1.1.2.20 我在诊疗决策时会认真谨慎

1.1.2.21 现在的人缺乏"善","恶"的东西比较多

1.1.2.22 医院和科室会督促我不断提高技术，学习业务知识

1.1.2.23 有时候出于某些原因，我会选择过度医疗

1.1.2.24 有些疾病的诊断虽然凭经验已经很有把握，但我还是会用实验室检查和影像检查来确认

1.1.3 医患交流

1.1.3.1 当我没有时间的时候，我会通过别的途径让患者了解疾病和诊疗相关知识

1.1.3.2 患者是信任我的

1.1.3.3 如果患者不懂，我就不再进一步解释

1.1.3.4 我不喜欢患者自己在网上或者别的途径了解疾病相关知识后，再依据此来跟我讨论

1.1.3.5 我会很清楚地给患者讲解病情、注意事项、诊疗的步骤、实施每项诊疗的原因、风险和治疗效果

1.1.3.6 我会考虑患者对我言行的感受

1.1.3.7 我会认真解答患者的疑问

1.1.3.8 我会主动关心患者，替患者考虑

1.1.3.9 我经常能够站在患者角度想问题

1.1.3.10 我觉得我有充分的时间与患者交谈

1.1.3.11 我觉得我与患者之间沟通充分，交流愉快

1.1.3.12 我希望患者能够参与到诊疗计划中来

1.1.3.13 我在决策时不会与患者交流他的意愿

1.1.3.14 因为人多或厌烦，我会失去对患者热情

1.2 医院环境与设施

1.2.1 我觉得医院环境会让患者感觉舒服

1.2.2 医院的基础设施（如水、电、通讯、网络等）建设需要加强

1.2.3 医院的医疗条件和医疗设备是先进的

1.2.4 医院更换设备从申请到成功更换所用的时间并不让人满意

1.2.5 医院还需致力于改善医院环境

1.2.6 医院收入限制了条件改善

1.3 组织结构

1.3.1 反馈与建议

1.3.1.1 给科室或医院提建议是容易的事

1.3.1.2 决策时，医院会主动征求包括普通护士、医生一级在内的不同级别员工的意见

1.3.1.3 上级做决定或者指定制度的时候会征求我这一级别医务人员的意见

1.3.1.4 医院意见反馈渠道通畅，保证员工无压力反馈问题

1.3.2 管理与监督

1.3.2.1 我觉得医院的监督检查及时、到位、合理

1.3.3 合作与交流

1.3.3.1 不同科室之间合作交流良好

1.3.3.2 公共卫生（妇幼保健）工作的上下级协调良好

1.3.3.3 科室会组织大家一起讨论学习

1.3.3.4 我觉得大家的配合密切

1.3.3.5 我觉得同事之间关系很融洽

1.3.3.6 我们的人员数量足够处理患者需求

1.3.3.7 我们能够很好地与医生（护士）交流

1.3.3.8 我请我的同事帮忙是很容易的事

1.3.3.9 我所在科室的同事们都积极向上，认真尽责

1.3.4 领导力

1.3.4.1 科室领导会定期组织查房

1.3.4.2 我觉得我能够与我的领导很好地交流

1.3.4.3 医院领导会组织大查房

1.3.5 制度、流程与规范

1.3.5.1 不良事件发生之后，医院会从组织、制度、流程和个人等不同层面分析原因

1.3.5.2 科室定期会有病例讨论、事故纠纷讨论会

1.3.5.3 满意医院的薪酬和奖金制度

1.3.5.4 我觉得我们的工作流程和规范是合理的

1.3.5.5 我觉得我们的管理模式是合理的

1.3.5.6 我觉得医院（科室）的监督及时、到位、合理

1.3.5.7 我觉得医院的考核制度公平合理

1.3.5.8 我觉得只有奖惩配合才能推行制度

1.3.5.9 医院的差错上报和处理制度合理

1.3.5.10 医院有很好的核查制度，包括药品核查、患者信息核查等

1.3.5.11 制度、流程和规范的改动谨慎而灵活

1.3.6 转诊

1.3.6.1 遇到难以诊断或治疗的疾病时我们会及时转出

1.3.6.2 转诊的程序是简单通畅的

1.4 组织目标

1.4.1 对患者安全的重视

1.4.1.1 考虑经济：a）为了经济利益，有时候会做出有损患者利益的选择；b）为了减少损失，我们努力做到不伤害患者；c）为患者更好地服务就是增加收益的主要方式

1.4.1.2 我们在努力简化诊疗流程

1.4.1.3 医院积极听取患者的意见

1.4.1.4 医院领导提倡"不怕犯错误，错误是学习和进步的机会"

1.4.1.5 医院强调医务人员良好的服务态度

1.4.1.6 医院设立了专门部门，能够有力保障患者的安全和利益

1.4.1.7 医院通过培训和学习等提高医务人员业务能力和技术水平

1.4.1.8 医院希望更好的人员配置，努力引进高端人才

1.4.1.9 医院医务人员技术水平在同行中的地位较高

1.4.1.10 医院以医疗质量和安全为核心

续表

　　　　1.4.1.11 医院有合理的针对紧急情况的预案

　　　　1.4.1.12 医院重视患者健康教育

　　1.4.2 对员工职业发展的关注

　　　　1.4.2.1 妇幼保健人员和临床工作人员的待遇平等

　　　　1.4.2.2 机构有很好的激励机制包括经济激励、晋升（职业前景）、荣誉

　　　　1.4.2.3 机构有系统的继续教育和培训计划

　　　　1.4.2.4 竞争是公平的，只要肯努力，就有良好的前景

　　　　1.4.2.5 我觉得科里和医院给予的机会能够满足我的学习需求

　　　　1.4.2.6 我觉得培训的内容是有用的

　　　　1.4.2.7 我觉得医院和科里提供给我的培训和学习机会是公平的

　　　　1.4.2.8 我觉得在与患者发生矛盾的时候，医院能够保护我的正当利益

　　　　1.4.2.9 医院（科室）一直在努力营造良好的工作环境

　　　　1.4.2.10 医院会督促提高业务能力和技能

　　　　1.4.2.11 医院能够体恤工作人员的辛苦

　　　　1.4.2.12 医院人才流失严重

　　1.4.3 医院发展定位

　　　　1.4.3.1 我觉得医院重视我们科室

　　　　1.4.3.2 我院在当地同行中医疗水平的地位较高

　　　　1.4.3.3 医院对妇幼保健和临床医疗同等重视

　　　　1.4.3.4 医院为妇幼保健配备的人力、财力充足

2. 外部因素

　2.1 患者

　　2.1.1 参与

　　　2.1.1.1 流程改进

　　　2.1.1.1.1 如果医院的诊疗流程不合理，我会向医院有关部门提出来

　　　2.1.1.1.2 我乐于向医院提建议

　　　2.1.1.2 诊疗过程

　　　2.1.1.2.1 对医生制定的诊疗方案有疑问时，我会提出来

　　　2.1.1.2.2 虽然有时候会怀疑医生的诊疗方案，但为求心里踏实，我还是会做相关检查

　　　2.1.1.2.3 我会跟医生详细讲述我的病情

　　　2.1.1.2.4 我会积极配合医生的诊疗方案

　　　2.1.1.2.5 我会积极向医生询问我不明白的地方

　　　2.1.1.2.6 我会通过网络或书籍等途径获取疾病相关知识

　　2.1.2 感知与评价

　　　2.1.2.1 服务态度与质量

　　　2.1.2.1.1 从医生那里，我能清楚地了解我的病情和我的诊疗过程中每个步骤采取的原因和作用，了解治疗效果和可能存在的风险

　　　2.1.2.1.2 我觉得我有充分的时间跟与医生交流

　　　2.1.2.1.3 我能感受到医务人员对我的关心

　　　2.1.2.1.4 我信任这家医院的医生

续表

2.1.2.1.5 总体来说，我觉得这家医院医生的服务态度很好

2.1.2.1.6 总体来说，这家医院的服务质量很好

2.1.2.2 权利与安全保障

2.1.2.2.1 我觉得医院能够保障患者的安全和利益

2.1.2.2.2 医院和医生会很认真地听取我的意见和建议

2.1.2.2.3 遇到不良事件时（对我造成不好影响的事情时），我能够及时找到该医院相关部门处理该事

2.1.2.3 我对整个就医过程感到满意

2.1.2.4 医疗费用

2.1.2.5 医疗环境

2.1.2.5.1 医院的环境良好

2.1.2.5.2 医院的医疗设备应该改进

2.1.2.6 诊疗流程

2.1.2.6.1 患者就诊流程顺畅，无需漫长等待

2.1.2.6.2 我觉得就诊流程还可以简化

2.1.3 认知与态度

2.1.3.1 患者医学知识不足、懂得少，患者安全应该由医务人员负责

2.1.3.2 患者在医疗过程中遇到的风险都是医务人员的责任

2.1.3.3 人难免会出错，医生也是一样

2.1.3.4 如果治疗效果不佳，会质疑是医生的诊疗方法有问题

2.1.3.5 我花了钱进了医院，病就应该治好，治不好就是医生和医院的原因

2.1.3.6 我觉得对于妇女儿童来说，妇幼保健机构更为专业，更值得信任

2.1.3.7 我觉得机构越大越靠得住

2.1.3.8 我觉得医疗差错可以预防

2.1.3.9 我觉得医务人员服务态度很重要

2.1.3.10 我觉得预防保健不值得花钱

2.1.3.11 我能理解医务人员因为太忙或压力太大而不能更好地为患者尽责

2.1.3.12 我希望医生能够清楚地跟我解释病情、注意事项、每项检查的原因、诊疗的效果和风险

2.1.3.13 医生和医院以赚钱为第一目的

2.1.3.14 医生现在都为了自己，对患者关心不够

2.2 社会

2.2.1 教育上素质教育的不足导致人性"善"的一面的缺乏

2.2.2 我认为社会舆论会影响医生的诊疗决策

2.2.3 医院良好的声誉是判断服务品质的依据，可以吸引患者

2.2.4 愿意从事保健工作的人员缺乏

2.3 司法

2.3.1 我觉得提交司法程序繁琐、成本太高

2.3.2 我觉得提交司法处理还不如私下赔钱了事

2.3.3 我觉得现在的司法体制并不能保护我们的正当权利

2.4 同行

  2.4.1 基层妇幼保健工作人员缺乏

  2.4.2 民营医院运营机制灵活，环境好

  2.4.3 同行的举措会影响医院决策

  2.4.4 我院与其他医院有良好的合作关系

2.5 政府

  2.5.1 我觉得政府制定的卫生政策增加了医务人员的工作量

  2.5.2 我觉得政府重视公共卫生（妇幼保健）

  2.5.3 我觉得中国的医疗体系导致现在医患关系紧张

  2.5.4 我能感受到我的工作受到政府政策的约束

  2.5.5 医院人才引进、人员配置和考核受到政府政策限制

  2.5.6 政府对公共卫生的财政补贴及时、充足

  2.5.7 政府建立了比较系统的妇幼保健体系

  2.5.8 政府健康教育工作不到位

  2.5.9 政府在公共卫生政策方面存在不足

  2.5.10 政府政策限制了医院运营的灵活性

  2.5.11 政府制定的卫生政策有的对患者安全不利

  2.5.12 中国的药品管理制度导致用药贵或用药困难

二、研究者二的初步编码（附表2-2）

附表2-2　初步编码列表（研究者2）

1. 患者安全的概念

  1.1 一般性的公共安全

  1.2 医疗安全

  1.3 隐私及信息安全

  1.4 财务安全

  1.5 心理上的安全感

2. 外部环境

  2.1 政策性的

    2.1.1 政策伤害了患者安全

    2.1.2 有时候，政策性的规定会使得机构和医务人员难以患者安全为优先

    2.1.3 政府的规章制度反而加重了我们的工作量

    2.1.4 妇幼保健工作得不到政府的足够重视

    2.1.5 政府对妇幼保健工作补偿不足

  2.2 外部舆论 / 社会性的

    2.2.1 社会环境和舆论增加了医患之间的不信任

    2.2.2 社会环境和舆论助长了患者的不合理预期和请求

    2.2.3 宣教工作不到位，大众健康意识和能力较弱

2.2.4 我认为现在的医患双方站在了"对立面"

2.2.5 与疾病相比，大众对妇幼保健的重视程度不够

2.3 患者参与的能力和认知

2.3.1 患者对医学知识不了解，导致不信任医生

2.3.2 患者的交换意识强烈，认为自己是"拿钱看病"

2.3.3 患者对医学的期望不合理

2.3.4 大多数患者不能很好地交流自己的病情

2.3.5 患者无法合理地真正参与到临床决策中

2.3.6 患者的医疗风险意识淡漠

2.3.7 患者的不信任行为伤害了患者安全

2.3.8 患者（尤其是女性患者）有病耻感

2.3.9 患者会故意隐瞒自己的病情和问题

2.3.10 医疗服务提供方和保健服务提供方两者相比，患者更加尊重前者（医疗服务提供方）

3. 组织及管理的支持

3.1 对患者安全的总体性支持

3.1.1 管理层重视患者安全的持续改进

3.1.2 实际上，管理层并没有完全做到以患者安全为优先（优先选择盈利、舆论、名声、政府态度等）

3.1.3 管理层并不支持我们完成所有的公共卫生任务

3.1.4 出于机构创收问题，相比公共卫生部门来说，管理层比较重视临床科室

3.1.5 在我们机构，临床和保健工作受到同样的重视

3.1.6 管理层认为公共卫生部门是负盈收的

3.2 工作制度和绩效考核

3.2.1 机构有些不合理的规章制度和工作流程，阻碍了我们的工作

3.2.2 盈利科室更受重视，能分配到更多资源

3.2.3 我们的绩效考核是以收入占主导的

3.2.4 医院给我们的培训是足够的（不仅限于业务技术）

3.2.5 医院对新员工的培训是足够的，使他们能很快了解工作制度和流程

3.3 对待不良事件的处理

3.3.1 是否鼓励上报

3.3.2 在处理差错／事故时，会惩罚相关的个人或科室

3.3.3 是否采取措施以预防差错的再发生

3.3.4 除了医疗纠纷之外，管理层也重视小差错或隐患

3.4 机构间的合作

3.4.1 机构之间的转诊

3.4.2 上下级指导工作

4. 工作氛围

4.1 地位平等

4.1.1 在我们机构，不同岗位之间存在实际的地位差异、明显的阶级地位

4.1.2 在我们机构，上下级之间存在实际的地位差异

4.1.3 这种阶级差异，影响了我们的内部团结与合作

4.1.4 对于任何一个岗位来说，职称晋升和提拔机会都是平等的

4.1.5 总有一种公共卫生在我们机构是个"特殊"的部门，和大家有一些不一样的感觉

4.1.6 公共卫生人员在职称晋升和提拔等方面不受重视

4.1.7 我经常没有意识到我们有公共卫生人员 / 作为公共卫生人员，我感觉经常被遗忘

4.2 团队合作

4.2.1 我所在部门内部的工作人员之间能够良好的沟通与合作

4.2.2 部门与部门之间（跨部门）的沟通与合作不那么令人满意

4.2.3 不同部门之间经常互相推诿责任和工作任务

4.2.4 保健部门和各临床科室之间合作密切

4.3 人员

4.3.1 医务人员的数量远远不足以应对现有的工作量

4.3.2 由于工作负荷过大，我们不能向患者提供最好的服务

4.3.3 公共卫生人员人手不足

4.3.4 所有的医务人员的技术水平都是胜任工作岗位的

4.3.5 医务人员都表现得很匆忙，总感觉时间紧迫

4.4 对待差错的开放性沟通

4.4.1 同事之间会经常讨论如何改进工作

4.4.2 同事之间会经常讨论负性事件

4.4.3 犯错后，周围人会用异样的眼光看我 / 除了惩罚之外，我不说出来还因为担心对个人造成不良影响（周围人的眼光）

4.4.4 不上报差错，担心受到惩罚（金钱、职称晋升、培训机会等方面）

4.4.5 在患者没有发现时，也与患者讨论负性事件

5. 个人层面

5.1 对惩罚的态度

5.1.1 我认为人难免犯错

5.1.2 我认为自己的工作对患者安全来说责任重大

5.1.3 我认为大多数差错是可以预防的

5.1.4 我认为惩罚是有必要的

5.1.5 与惩罚相比，更重要的是避免差错的再发生

5.2 对负性事件的上报意愿

5.2.1 已经发生了负性的，并且可能会对患者造成伤害的事件，我会主动上报

5.2.2 已经发生了负性的，但不会对患者造成伤害的事件，我仍然会主动上报

5.2.3 当我发现同事出现负性事件时，如果我发现了也会上报

5.3 个人工作状态

5.3.1 我的业务水平足以胜任目前的工作

5.3.2 我能够同情和理解患者

5.3.3 我有耐心（好的态度）

5.3.4 我需要持续不断的学习

5.3.5 我有足够的时间处理患者或完成工作

5.3.6 我总感觉自己"来去匆匆"

5.3.7 有时候，我觉得已经厌烦了我的工作

5.3.8 我对我的工作有满足感和成就感

5.3.9 我有责任心

5.3.10 我对患者做到了充分告知（包括其他替代性途径）

5.4 个人对妇幼保健工作的态度

5.4.1 我个人认为，公共卫生工作应该得到更多的重视

6. 提供方的防御性行为

6.1 可能过度的诊疗决策

6.2 大量的知情同意书或口头告知

6.3 听任患者的个人意愿

6.4 向患者尽量隐瞒医疗差错或不良事件

6.5 拒绝高风险的患者或诊疗方案

7. 患者的自我保护行为

7.1 以提供方（包括机构和个人）的级别、规模或环境来判断医疗质量

7.2 根据之前的就医体验来做出诊疗决定

7.3 考虑时间及经济成本后做出诊疗决定

7.4 患者通过无组织的同伴支持获取信息

7.5 患者隐瞒就医经历或病情

7.6 患者找多个机构或医生就诊

7.7 学习查阅相关的医学知识

三、分析编码列表（附表2-3）

附表2-3　分析编码列表

1. 患者安全的概念

1.1 一般性的公共安全

1.2 医疗安全

1.3 隐私及信息安全

1.4 财务安全

1.5 心理上的安全感

1.6 健康需求得以满足

2. 外部环境

2.1 政策性的

2.1.1 不合理的政策性规定加重了机构和医务人员的工作负担或风险

2.1.2 存在不合理的政策或政策不完善限制了机构发展，如人才引进、人员配置、晋升和机构环境与设备的改善等

2.1.3 存在不合理的政策直接损害了患者利益和安全

2.1.4 妇幼保健工作得不到政府的足够重视与支持（包括政策倾向、补偿机制、人员与机构协调等）

2.1.5 妇幼保健工作人才缺乏

2.1.6 政策限制了医院对医患纠纷的正当处理

2.1.7 政策因素导致机构和医务人员难以真正做到以患者安全为优先考虑（如自负盈亏、有防御性自我保护）

2.2 社会性的

2.2.1 医患双方站在了"对立面"（不信任和利益冲突）

2.2.2 医务人员没有得到应有的尊重与安全，不足以使他们真正做到以患者安全为优先

2.2.3 大众媒体和社会宣教没有起到积极的引导作用（包括医学常识的普及、医患关系的引导、妇幼保健工作的重要性等）

2.3 患者参与患者安全的认知与能力

2.3.1 大多数患者不能充分表述自己的病情和问题

2.3.2 患者在临床决策中处于"被动"地位

2.3.3 患者对医学知识不了解，导致不信任医生

2.3.4 患者的交换意识强烈，认为自己是"拿钱看病"

2.3.5 患者对医学的期望不合理

2.3.6 有时候患者会故意隐瞒自己的病情和问题

2.3.7 患者无法合理地真正参与到临床决策中

2.3.8 患者的医疗风险意识淡漠

2.3.9 患者的不信任行为伤害了患者安全

2.3.10 患者（尤其是女性患者）有病耻感

2.3.11 与医疗服务相比，患者自身不重视妇幼保健服务

2.3.12 如果医院的诊疗流程不合理，患者会向医院有关部门提出

2.3.13 我乐于向医院提建议

2.3.14 对医生制定的诊疗方案有疑问时，我会提出

2.3.15 虽然有时候会怀疑医生的诊疗方案，但为求心里踏实，我还是会做相关检查

2.3.16 我会跟医生详细讲述我的病情

2.3.17 我会积极配合医生的诊疗方案

2.3.18 我会积极向医生询问我不明白的地方

2.3.19 我会通过网络或书籍等途径获取疾病相关知识

3. 组织结构

3.1 管理层支持

3.1.1 管理层重视患者安全的持续改进

3.1.2 实际上，管理层并没有完全做到以患者安全为优先（优先选择盈利、舆论、名声、政府态度等）

3.1.3 管理层并不支持我们完成所有的公共卫生任务

3.2 工作制度与流程

3.2.1 我严格遵守指南和流程工作

3.2.2 机构有些不合理的规章制度和工作流程，阻碍了我们的工作

3.2.3 盈利科室更受重视，能分配到更多资源

3.2.4 我们的绩效考核是以收入占主导的

3.2.5 医院给我们的培训是足够的（不仅限于业务技术）

续表

3.2.6 医院对新员工的培训是足够的，使他们能很快了解工作制度和流程

3.2.7 管理层重视医务人员的持续性培训与学习

3.2.8 出于机构创收问题，相比公共卫生部门来说，管理层比较重视临床科室

3.2.9 在我们机构，临床和保健工作受到同样的重视

3.2.10 对于管理层来说，公共卫生部门是负盈收的

3.2.11 一线医务人员能够参与到管理决策中

3.2.12 医院的基础设施及医疗设备（药品）给患者提供了安全的基础保障

3.2.13 患者意见的沟通渠道是否顺畅

3.2.14 重视患者健康教育

3.3 对待不良事件的处理

3.3.1 是否鼓励上报负性事件

3.3.2 在处理负性事件时，更偏向于惩罚相关的个人或科室

3.3.3 是否采取措施以预防负性事件的再发生

3.3.4 除了医疗纠纷之外，管理层也重视小差错或隐患

3.3.5 重视针对负性事件的分析和学习

3.3.6 上报负性事件或隐患后，会给出及时有效的反馈

3.3.7 我觉得医院（科室）不良事件的处理方式是合理的

3.3.8 医院（科室）与受到差错伤害的患者沟通得当

3.4 机构间的合作

3.4.1 本机构与其他医疗机构之间有双向转诊制度和流程（包括上转和下转），能够保障孕产妇及婴幼儿的安全和健康

3.4.2 本机构与所属辖区内上下级妇幼保健机构之间的工作督导与配合是令人满意的

4. 工作氛围

4.1 地位平等

4.1.1 在我们机构，不同岗位之间存在实际的地位差异、明显的阶级地位

4.1.2 在我们机构，上下级之间存在实际的地位差异

4.1.3 这种阶级差异，影响了我们的内部团结与合作

4.1.4 对于任何一个岗位来说，职称晋升和提拔机会都是平等的

4.1.5 总有一种，公共卫生在我们机构是个"特殊"的部门，和大家有一些不一样的感觉

4.1.6 公共卫生人员在职称晋升和提拔等方面不受重视

4.1.7 我经常没有意识到我们有公共卫生人员／作为公共卫生人员，我感觉经常被遗忘

4.2 团队沟通与合作

4.2.1 我所在部门内部的工作人员之间能够良好的沟通与合作

4.2.2 部门与部门之间（跨部门）的沟通与合作不那么令人满意

4.2.3 不同部门之间经常互相推诿责任和工作任务

4.2.4 保健部门和各临床科室之间合作密切

4.3 人员配置

4.3.1 医务人员的数量远远不足以应对现有的工作量

4.3.2 由于工作负荷过大，我们不能向患者提供最好的服务

4.3.3 公共卫生人员人手不足

4.3.4 在人员配置上，与公共卫生部门相比，会优先考虑临床部门

4.4 对待负性事件的开放性沟通

4.4.1 同事之间会经常讨论如何改进工作

4.4.2 同事之间会经常讨论负性事件

4.4.3 犯错后，周围人会用异样的眼光看我 / 除了惩罚之外，我不说出来还因为担心对个人造成不良影响（周围人的眼光）

4.4.4 不上报差错，担心受到惩罚（金钱、职称晋升、培训机会等方面）

4.4.5 我不怕大家知道我的差错（我忌讳谈论自己的差错）

4.4.6 发生负性事件后，如果患者没有察觉，为避免纠纷我不会告知患者

5. 个人层面

5.1 风险意识及反应

5.1.1 我认为人难免犯错

5.1.2 我认为自己的工作对患者安全来说责任重大

5.1.3 我认为大多数差错是可以预防的

5.1.4 我认为惩罚是有必要的

5.1.5 与惩罚相比，更重要的是避免差错的再发生

5.2 对负性事件的上报意愿

5.2.1 已经发生了的负性的，并且可能会对患者造成伤害的事件，我会主动上报

5.2.2 已经发生了的负性的，但不会对患者造成伤害的，我仍然会主动上报

5.2.3 当别的同事出现负性事件时，如果我发现了也会上报

5.3 工作状况

5.3.1 我的业务水平足以胜任目前的工作

5.3.2 我能够同情和理解患者

5.3.3 我有耐心（好的态度）

5.3.4 我需要持续不断的学习

5.3.5 我有足够的时间处理患者或完成工作

5.3.6 我总感觉自己"来去匆匆"

5.3.7 有时候，我觉得已经厌烦了我的工作

5.3.8 我对我的工作有满足感和成就感

5.3.9 我有责任心

5.3.10 我对患者做到了充分告知（包括其他替代性途径）

5.4 个人对妇幼保健工作的态度

5.4.1 我个人认为，公共卫生工作应该得到更多的重视

5.4.2 我个人认为，公共卫生工作对于妇幼保健机构来说是非常重要和必要的

5.4.3 我个人认为，临床比公共卫生工作更重要

6. 提供方的防御性行为

6.1 可能过度的诊疗决策

6.2 大量的知情同意书或口头告知

6.3 听任患者的个人意愿

6.4 向患者尽量隐瞒医疗差错或不良事件

6.5 拒绝高风险的患者或诊疗方案

6.6 其他

续表

7. 患者的自我保护行为

7.1 以提供方（包括机构和个人）的级别、规模或环境来判断医疗质量

7.2 根据之前的就医体验来做出诊疗决定

7.3 考虑时间及经济成本后做出诊疗决定

7.4 患者通过无组织的同伴支持获取信息

7.5 患者隐瞒就医经历或病情

7.6 患者找多个机构或医生就诊

7.7 学习查阅相关的医学知识

四、分析编码描述（附表2-4）

附表2-4　分析编码描述

一级编码	二级编码	描述
患者安全	一般性的公共安全	没有跌倒、消防、偷盗财物及婴儿等公共场所的安全问题
	医疗安全	诊疗方案或者预期结果无偏离
	隐私及信息安全	患者隐私被保护、信息不被泄露
	财务安全	没有因为不必要的过度医疗或保健服务而导致金钱损失
	心理上的安全感	不一定真实存在上述不安全事件，而仅由于种种原因导致患者心理上对于不安全事件有顾虑和担忧
	健康需求得以满足	患者健康及相关问题得到解决和满足
外部环境	政策性的	不合理的政策性规定会加重工作负担或风险，政策因素导致很难以患者安全为优先，对妇幼保健工作的政策倾向、补偿机制、组织协调等也会产生影响
	社会性的	医患双方处于"对立面"、医患之间不信任和冲突加剧、大众媒体和社会宣教工作不到位（包括医学知识的宣传、对医疗工作和医务人员的理解、妇幼保健工作的重要性等）
	患者参与患者安全的认知与能力	患者的金钱 - 健康交换意识强烈；患者不能恰当地描述自己的病情、期望与顾虑；患者在临床决策中处于被动地位；患者有不合理预期和要求；与医疗服务相比，患者本身不重视妇幼保健服务
组织结构	管理层支持	重视患者安全的持续改进，以患者安全为第一优先
	工作制度与流程	有合理的工作制度和流程，有足够的培训（称职力，包括医疗技术水平、医患沟通技巧等），资源配置合理
	对待不良事件的处理	包括是否鼓励上报、是否惩罚不良事件当事人、是否采取措施预防差错的再发生、是否重视小差错或隐患等
	机构间的合作	机构之间有双向转诊（包括上转和下转），上下级妇幼保健机构之间有工作督导与配合

续表

一级编码	二级编码	描述
工作氛围	地位平等	不同岗位、资历、职位的同事之间不存在地位差异和不公平，否则会影响机构内部的团队合作及个人工作状态
	团队沟通与合作	所在部门内部及不同部门之间沟通与合作良好
	人员配置	人员配置及工作负荷合理
	对待负性事件的开放性沟通	与周围同事和患者之间可以开放性地讨论负性事件
个人层面	风险意识及反应	对医疗风险和差错的认知及非惩罚性反应
	对负性事件的上报意愿	发生负性事件时，是否愿意报告
	工作状况	包括工作态度、状态等（不包括胜任力）
	个人对妇幼保健工作的态度	对妇幼保健工作的观点和态度
提供方的防御性行为	可能过度的诊疗决策	为了个人利益或避免纠纷，给予患者超过其实际需求的诊断和治疗措施
	大量的知情同意书或口头告知	为了避免纠纷，过于强调医疗过程中可能产生的不良反应或意外伤害的风险，有时会造成患者的担忧或不信任
	听任患者的个人意愿	为了避免纠纷，过于听从患者的个人意愿，而非坚持医疗原则，并与患者进行充分的沟通
	向患者尽量隐瞒医疗差错或不良事件	发生医疗差错或不良事件后，如果患者没有察觉，尽可能地向患者隐瞒
	拒绝高风险的患者或诊疗方案	为避免纠纷和逃避风险，机构或医生拒绝治疗高风险患者
患者的自我保护行为	以提供方级别、规模或环境判断医疗质量	偏向选择专家、专科医院或规模大、环境好、口碑好的机构等
	根据之前的就医体验来做出诊疗决定	根据个人或亲朋好友的既往就医经验或感受选择提供方、在同一机构或医生处就医
	考虑时间及经济成本后做出诊疗决定	选择离家近、医保定点的机构，选择非工作日就医等
	患者通过无组织的同伴支持获取信息	与其他患者交流，包括分享信息以鉴别医疗提供方、分享信息以验证其权威性、获取其他可供选择的治疗信息，此方法存在错误信息流通的风险
	患者隐瞒就医经历或病情	患者因为病耻感或为验证医务人员水平有意隐瞒病情和就医经历
	患者找多个机构或医生就诊	因为对医生的不信任和确保诊断可靠，患者愿意在多家医院或多名医生处就诊
	学习查阅相关的医学知识	一是为了提高自我保健能力，二是为了验证医疗提供方的权威性

五、最终编码别表（附表2-5）

附表2-5　最终编码列表

1. 患者安全的概念

　1.1 一般性的公共安全

　1.2 医疗安全

　1.3 隐私及信息安全

　1.4 财务安全

　1.5 心理上的安全感

　1.6 健康需求得以满足

2. 患者安全文化的内涵

　2.1 管理层支持

　　2.1.1 管理层对公共卫生工作是支持的

　　2.1.2 管理层以患者安全为优先

　　2.1.3 管理层重视患者安全的持续改进

　　2.1.4 管理层重视营造良好的工作氛围

　　2.1.5 管理层重视我所在科室的工作

　　2.1.6 管理层重视医院环境和医疗设施的改善

　　2.1.7 盈利科室更受重视，能分配到更多资源

　2.2 工作制度和流程

　　2.2.1 工作制度、规范和流程持续改进

　　2.2.2 机构的激励机制公平合理

　　2.2.3 机构有些规章制度和工作流程不合理或者缺失，给患者带来了不便或风险，或者阻碍了我们的工作

　　2.2.4 医务人员严格遵守制度、规范和流程

　　2.2.5 有定期的质量控制检查，以减少和避免差错发生

　　2.2.6 一线医务人员参与管理决策

　2.3 人员配置

　　2.3.1 公共卫生人员配置

　　2.3.2 工作时感觉很匆忙

　　2.3.3 医务人员的数量不足以应对现有的工作量

　　2.3.4 工作负荷影响服务质量

　　2.3.5 在人员配置上，与公共卫生部门相比会优先考虑临床部门

　2.4. 团队沟通与合作

　　2.4.1 本机构与其他医疗机构之间有双向转诊制度和流程

　　2.4.2 本机构与所属辖区内上下级妇幼保健机构间有工作督导和配合

　　2.4.3 部门与部门之间（跨部门）有沟通和合作

　　2.4.4 上下级人员沟通良好

　　2.4.5 交接班良好

　　2.4.6 我所在部门内部的工作人员之间有沟通与合作

　2.5. 非惩罚性原则

　　2.5.1 上报负性事件会受到惩罚（金钱、职称晋升、培训机会等方面）

　　2.5.2 管理层鼓励上报负性事件

　　2.5.3 负性事件归因

2.5.4 上报负性事件后的反馈

2.5.5 采取措施预防负性事件的再发生

2.5.6 重视针对负性事件的分析和学习，而非惩罚相关的个人和科室

2.6. 对待负性事件的开放性沟通

2.6.1 当别的同事出现负性事件时，如果我发现了也会上报

2.6.2 发生负性事件后，如果患者没有察觉，为避免纠纷不会告知患者

2.6.3 发生负性事件后，周围同事会用异样的眼光看待当事人

2.6.4 同事之间不忌讳讨论负性事件

2.6.5 我不怕大家知道我的差错（我忌讳谈论自己的差错）

2.6.6 已经发生了的负性的，并且可能会对患者造成伤害的事件，我会主动说出来

2.6.7 已经发生了的负性的，但不会对患者造成伤害的事件，我仍然会主动说出来

2.6.8 在发生负性事件后，我们会安抚患者以消除其不安全感

2.7. 风险意识及预警

2.7.1 管理层重视小的差错或隐患

2.7.2 发现隐患后，会积极采取措施以预防负性事件的发生

2.7.3 医务人员重视小的差错和隐患

2.7.4 鼓励及帮助患者和家属一起参与风险防范

2.7.5 我认为大多数差错是可以预防的

2.7.6 我认为人难免犯错

2.7.7 我对患者安全有责任感

2.8. 持续性学习

2.8.1 管理层重视医务人员的持续性培训和学习

2.8.2 同事之间会经常讨论如何改进工作

2.8.3 有职业胜任力

2.8.4 有持续学习的态度

2.8.5 医院对新员工的培训充分

2.8.6 医院对员工的培训（不仅限于业务技术）充分

2.9. 个人工作状态

2.9.1 有工作满足感和成就感

2.9.2 存在工作倦怠

2.9.3 同情和理解患者

2.9.4 有耐心和服务态度好

2.9.5 有责任心

2.10. 个人对预防保健工作的态度

2.10.1 公共卫生工作对于妇幼保健机构来说是非常重要和必要的

2.10.2 公共卫生工作应该得到更多的重视

2.10.3 公共卫生人员经常被遗忘

2.10.4 公共卫生部门在我们机构是个"特殊"的部门

2.11. 提供方的自我防御行为

2.11.1 为避免风险，拒绝实际上可以处理的患者

2.11.2 为避免纠纷，听从患者的个人意愿，而非坚持医疗原则

2.11.3 为避免纠纷，使用大量的知情同意书或口头告知

续表

　2.11.4 存在过度医疗

2.12. 患者参与患者安全

　2.12.1 充分告知患者（如医疗保健方案、风险等）

　2.12.2 认真回答患者提出的问题

　2.12.3 积极征求和听取患者的意见

　2.12.4 重视对患者及家属的健康教育

　2.12.5 尊重患者的意愿和权利

3. 外部环境

3.1 政策性的

　3.1.1 不合理的政策性规定加重了机构和医务人员的工作负担或风险

　3.1.2 存在不合理的政策或政策不完善限制了机构发展，如人才引进、人员配置、晋升和机构环境与设备的改善等

　3.1.3 存在不合理的政策直接损害了患者利益和安全

　3.1.4 妇幼保健工作得不到政府的足够重视与支持（包括政策倾向、补偿机制、人员与机构协调等）

　3.1.5 政策因素导致机构和医务人员难以真正做到以患者安全为优先考虑（如自负盈亏、有防御性自我保护）

3.2 社会性的

　3.2.1 医患双方处于"对立面"（不信任和利益冲突）

　3.2.2 医务人员没有得到应有的尊重与安全，不足以使他们真正做到以患者安全为先

　3.2.3 大众媒体和社会宣教没有起到积极的引导作用（包括医学常识的普及、医患关系的引导、妇幼保健工作的重要性等）

3.3 患者参与患者安全的认知与能力

　3.3.1 大多数患者不能充分表述自己的病情和问题

　3.3.2 患者在临床决策中处于"被动"地位

　3.3.3 患者对医学知识不了解，导致不信任医生

　3.3.4 患者的交换意识强烈，认为自己是"拿钱看病"

　3.3.5 患者对医学的期望不合理

　3.3.6 患者无法合理地真正参与到临床决策中

　3.3.7 患者（尤其女性患者）有病耻感

　3.3.8 与医疗服务相比，患者自身不重视妇幼保健服务

　3.3.9 虽然有时候会怀疑医生的诊疗方案，但为求心里踏实，患者还是会做相关检查

　3.3.10 患者理解医疗风险的存在和患者安全问题的出现并不只是医务人员的责任

　3.3.11 患者会积极询问卫生服务过程中不明白的地方

　3.3.12 患者会积极配合医务人员的卫生服务方案

4. 患者的自我保护行为

4.1 以提供方（包括机构和个人）的级别、规模或环境来判断医疗质量

4.2 根据之前的就医体验来做出诊疗决定

4.3 考虑时间及经济成本后做出诊疗决定

4.4 患者通过无组织的同伴支持获取信息

4.5 患者隐瞒就医经历或病情

4.6 患者找多个机构或医生就诊

4.7 学习查阅相关的医学知识

六、最终编码描述（附表2-6）

附表2-6　最终编码描述

一级编码	二级编码	描述
患者安全	一般性的公共安全	跌倒、消防、偷盗财物及婴儿等公共场所的安全问题
	医疗安全	诊疗方案或者预期结果无偏离
	隐私及信息安全	患者隐私被保护、信息不被泄露
	财务安全	没有因为不必要的过度医疗或保健服务而导致金钱损失
	心理上的安全感	不一定真实存在上述不安全事件，而是由于种种原因导致患者心理上对于不安全事件的顾虑和担忧
	健康需求得以满足	患者健康及相关问题得到解决和满足
患者安全文化	管理层支持	重视患者安全的持续改进，以患者安全为第一优先
	工作制度与流程	有合理的工作制度和流程，有足够的培训（称职力，包括医疗技术水平、医患沟通技巧等），资源配置合理
	人员配置	人员配置及工作负荷合理
	团队沟通与合作	机构之间、部门之间、部门内部、上下级人员之间、交接班沟通与合作良好
	非惩罚性原则	负性事件有非惩罚性处理及反馈，鼓励负性事件上报，预防负性事件的再发生
	对待负性事件的开放性沟通	个人有上报意愿、同事之间的氛围开放、对患者可以行开放性沟通
	风险意识及预警	重视差错、隐患，并采取预警措施、个人有风险意识
	持续性学习	包括机构培训、个人的胜任力及持续性学习态度
	个人工作状态	包括工作态度、满足感、倦怠及对待患者的方式
	个人对预防保健工作的态度	指对预防保健工作的看法
	提供方的自我防御行为	为避免风险或纠纷的自我防御行为可能对患者安全造成伤害
	患者参与患者安全	机构或个人鼓励或促进患者参与患者安全
外部环境	政策性的	不合理的政策性规定加重工作负担或风险，政策因素导致医疗人员难以患者安全为优先，对妇幼保健工作的政策倾向、补偿机制、组织协调等也会产生影响
	社会性的	医患双方处于"对立面"，医患之间不信任和冲突加剧，大众媒体和社会宣教工作不到位（包括医学知识的宣传、对医疗工作和医务人员的理解、妇幼保健工作的重要性等）
	患者参与患者安全的认知与能力	患者的金钱-健康交换意识强烈，患者不能恰当地描述自己的病情、期望与顾虑；患者在临床决策中处于被动地位；患者存在不合理预期和要求；与医疗服务相比，患者本身不重视妇幼保健服务

附录 3　Delphi 专家咨询法的第一轮调查表

附录3-1　关于"中国妇幼保健机构患者安全文化量表条目池筛选"的Delphi法专家咨询调查表（第一轮）的致专家的信

尊敬的 ×× 教授 / 专家：

您好！

非常有幸邀请您参与本项由北京大学医学部妇女与儿童青少年卫生学系发起的"中国妇幼保健机构患者安全文化量表开发"研究。

本研究拟在参考国内外医疗机构患者安全文化测评工具及相关理论的基础之上，结合中国文化背景和中国妇幼保健机构的实际情况，采用定量和定性相结合的研究方法，了解中国妇幼保健机构患者安全及患者安全文化的关键节点，提炼出中国文化背景下患者安全文化的可操作化定义和构成，编制出专门用于评价中国妇幼保健机构患者安全文化的量表，并对其进行信度、效度等评价分析。

目前，本项研究已经完成中国妇幼保健机构患者安全文化的关键维度及条目池的初步建立工作。为保证在简化量表的同时能够全面、有效地测评妇幼保健机构的患者安全文化，我们拟用 Delphi 法专家咨询的方式对相关领域的专家进行调研，利用专家的经验及学识，独立、客观地对现有量表条目进行判定、修改和补充。您的每一个打分及意见都对我们的研究有着重要的意义。

感谢您能抽出宝贵的时间认真阅读并填写我们的问卷，您的意见和建议对我们至关重要，谢谢您的参与及配合！如您有任何有关于问卷及自我评价表的问题，请联系本研究的项目人员：××（工作单位 ××，电话 ××，邮箱 ××）！

说明：

1．问卷内容全部为主观判断，包括评分及开放性回答两种类型。

2．问卷填写形式不限，您可以选择：

1）直接通过邮件下载电子版 Word 文档进行填写并以电子邮件形式寄回。

2）打印为纸版，填写后扫描成电子版，以电子邮件形式寄回。

3）打印为纸版后进行填写后邮寄。

如果您需要纸版但不方便打印或邮寄，可联系我们直接将纸版材料邮寄给您。

3．问卷中包含内容较多，需要占用较长时间，您可自行计划安排填写时间，但请在 ×× 年 ×× 月 ×× 日之前将问卷以您方便的形式给我们寄回，便于下一步研究进行。

我们可以保证：

调查问卷所收集到的数据仅被用于本项研究，研究结果会以报告、论文或者学术会议交流的形式发布，但是其中不会包含任何个人信息。

非常感谢您的耐心和对本研究的支持！

附录3-2 项目简介及前期研究结果概述

一、项目简介

本研究拟在参考国内外医疗机构患者安全文化测评工具及相关理论的基础之上，结合中国文化背景和中国妇幼保健机构的实际情况，采用定量和定性相结合的研究方法，了解中国妇幼保健机构患者安全及患者安全文化的关键节点，提炼出中国文化背景下患者安全文化的可操作化定义和构成，编制出专门用于评价中国妇幼保健机构患者安全文化的量表，并对其进行信度、效度等评价分析。

二、"患者安全""患者安全文化"的参考性定义

患者安全是指使患者免于在医疗服务过程中的意外伤害。

患者安全文化是指将医院文化的所有内涵向以患者安全为目的推进的一种组织行为。在这种组织文化下，所有医务人员（包括一线医务人员和管理者）都能意识到自己对患者、来访者（如来医院陪同看视的患者亲友）、工作伙伴及其本人的安全负有责任。他们要有"安全目标高于一切"的信念，认为它优于治疗、赢利或其他组织目标；管理者应鼓励并奖励对安全问题的发现、交流和解决；管理者应支持从差错中展开组织学习；管理者应提供适宜的资源、管理和支持，以维护有效的安全体系。

三、前期研究结果概述

本研究组在前期研究中，通过对北京市和河北省妇幼保健机构各3所（共6所妇幼保健机构）进行现场调查，对118位受访者进行了个人深入访谈，其中包括39名患者及家属、60名一线医务人员和19名医院行政管理者。全部访谈录音均由经过培训的录入员整理为文本档案。后采用Nvivo 8.0软件对访谈资料进行定性数据分析，整个过程均由两名研究者进行平行分析，并对定性数据分析结果进行了信度和效度检验，保证定性研究结果及结论的稳定性和可靠性。主要研究结果如下：

1. 中国医疗机构中的患者安全问题可大致归纳为以下6个方面：

患者安全领域	领域描述
1. 一般性的公共安全	跌倒、消防、偷盗财物及婴儿等公共场所的安全问题
2. 医疗安全	诊疗方案或者预期结果的偏离
3. 隐私及信息安全	患者隐私被保护、信息不被泄露
4. 财务安全	没有因为不必要的过度医疗或保健服务而导致金钱损失
5. 心理上的安全感	不一定真实存在上述不安全事件，而是由于种种原因导致患者心理上对于不安全事件的顾虑和担忧
6. 健康需求得以满足	患者健康及相关问题得到解决和满足

2. 中国医疗机构中的患者安全文化主要涉及以下 12 个维度，每个维度包括 4 ～ 8 个条目，共计 69 个条目（详见专家咨询调查表）：

患者安全文化维度	维度描述
1. 管理层支持	管理层是否重视患者安全的持续改进、是否以患者安全为优先、管理是否有公平性
2. 工作制度与流程	工作制度和流程的合理性与持续改进、一线医务人员的赋权
3. 人员配置	人员配置及工作负荷
4. 团队沟通与合作	机构之间、部门之间及部门内部的团队合作
5. 非惩罚性原则	鼓励上报、处理负性事件的非惩罚原则，重视分析和学习、反馈与改进
6. 对待负性事件的开放性沟通	对待负性事件的态度、与同事及患者的交流
7. 风险意识及预警	对医疗风险和差错、隐患的态度
8. 持续性学习	持续性地学习及提高
9. 个人工作状态	工作态度及服务意识
10. 个人对妇幼保健工作的态度	机构成员对妇幼保健工作的观点和态度
11. 提供方的防御性行为	为避免纠纷或风险，卫生服务提供方存在的一些防御性行为可能伤害了患者安全
12. 患者参与患者安全	服务提供方鼓励并促进患者参与患者安全

3. 除医疗机构内部之外，影响患者安全文化的外部因素还包括以下几点：

（1）政策因素：包括不合理的政策性规定加重了机构和医务人员的工作负担或风险；存在不合理的政策或政策不完整限制了机构发展，如人才引进、人员配置、晋升和机构环境与设备的改善等；存在不合理的政策直接损害了患者利益和安全（是指那些药物可及性、服务可及性的政策）；妇幼保健工作得不到政府的足够重视和支持；政策因素导致机构和医务人员难以真正做到以患者安全为优先考虑。

（2）社会因素：包括大众媒体和社会宣教没有起到积极的引导作用；医患双方处于"对立面"（相互存在不信任和利益冲突）；医务人员没有得到应有的理解、尊重与安全保障，不足以使他们真正做到以患者安全为先。

（3）患者参与患者安全的认知与能力：包括患者可能不能够充分表达出自己的病情和问题；患者（尤其女性患者）有病耻感；患者交换意识强烈，认为自己是"拿钱看病"；患者对医学的期望不合理；患者对医方不信任；患者对医学知识的了解不足；与医疗服务相比，患者自身不重视保健服务；患者可能不积极配合医务人员的卫生服务方案、积极询问卫生服务过程中不明白的地方；患者不理解医疗风险的存在和患者安全问题的出现并不只是医务人员的责任；患者在临床决策中处于"被动"地位等。

（4）患者的自我保护行为：包括患者会以提供方（包括机构和个人）的级别、规模或环境来判断医疗质量；就诊时考虑时间及经济成本后做出诊疗决定；根据之前的就医体验选择就诊机构或医生；患者通过无组织的同伴支持获取信息；患者就诊过程中隐瞒就医经历或病情，或寻求多方机构或医生就诊；学习查阅相关的医学知识。

本研究中，我们将这些组织外部因素视为医疗机构患者安全文化的外部影响因素而非内部构成指标，因此，这些指标不被纳入患者安全文化测量维度。

附录3-3　中国妇幼保健机构患者安全文化量表备选条目池

填表说明：

　　Delphi专家咨询法是一种主观评价法，可充分利用专家在专业方面的经验和知识，利用函询调查的形式，收集和汇总研究相关领域专家的意见及建议。它适用于对大量指标的初筛和定性研究，从指标的重要性角度进行筛选，在以往研究中被广泛应用。本研究亦采用Delphi专家咨询法作为中国妇幼保健机构患者安全文化量表的指标筛选方法之一。研究者设计了专家自我评价表对专家的基本情况和其对指标的熟悉程度等进行调查，同时让专家对备选指标分类（维度）是否合理及指标重要性、适用性等进行主观评分。

　　本表包括量表维度评价及量表条目评价两个部分，量表条目评价时需同时填写对应的专家自我评价量表。请您就量表维度和量表条目的重要性及适用性分别进行打分，重要性分值设置为1～5分（"1"=不重要，"2"=不太重要，"3"=一般重要，"4"=重要，"5"=很重要），适用性分值设置为1～3分（"1"=不适合，"2"=修改后适合，"3"=适合）。请在您选择的分值下单击"□"，如果您选择"不适合"或"修改后适合"，请给出具体的修改意见及原因。专家自我评价表中专家需要对指标熟悉程度及判断依据进行打分、选择，熟悉程度分值设置为1～5分（"1"=不熟悉，"2"=不太熟悉，"3"=一般，"4"=较熟悉，"5"=很熟悉），判断依据分值设置为1～4分（"1"=直觉，"2"=参考国内外文献，"3"=实践经验，"4"=理论分析）。请您根据您的实际情况进行填写或打分（为保证您能正常填写问卷，请选择"允许加载宏"或"允许加载有关插件"）。

　　非常感谢您在百忙之中抽出时间填写本次调查问卷，您的打分和建议对中国妇幼保健机构患者安全文化量表的建立意义重大。请您务必于××年××月××日前将问卷以邮件、纸版邮寄或扫描电子版形式发送给我们，邮箱为×××，邮寄地址为：工作单位×××姓名×××（收），邮编×××，电话×××。

　　谢谢您对本研究的支持！

第一部分 专家个人信息

您的性别是：男□ 女□ 您的年龄是：_____岁 您的职称是：_____

您的工作单位全称是：_____

您目前的研究方向是：_____ 您从事相关工作的年限是：_____年

第二部分 量表维度评价

附表3-1 量表整体维度评价表

维度	重要性					适用性			如果您适用性选择"2"或"3"，请给出您的具体建议及原因
	1	2	3	4	5	1	2	3	
1 管理层支持									
2 工作制度和流程									
3 人员配置									
4 团队沟通与合作									
5 非惩罚性原则									
6 对待负性事件的开放性沟通									
7 风险意识及预警									
8 持续性学习									
9 个人工作状态									
10 个人对妇幼保健工作的态度									
11 提供方的防御性行为									
12 患者参与患者安全									

第三部分　量表条目评价

附表3-2　量表维度1条目评价表

维度	备选条目	重要性					适用性			如果您适用性选择"2"或"3"，请给出您的具体建议及原因	熟悉程度					判断依据			
		1	2	3	4	5	1	2	3		1	2	3	4	5	1	2	3	4
1 管理层支持	1.1 管理层并不支持我们完成所有的公共卫生任务																		
	1.2 管理层会因为其他目标（如盈利、名声等），而没有完全做到以患者安全为优先																		
	1.3 管理层重视患者安全的持续改进																		
	1.4 管理层重视我们营造良好的工作氛围																		
	1.5 管理层重视工作，在科室我们所在科室的工作，人力、物力等资源配置相对充足																		
	1.6 管理层重视医院环境和医疗设施的改善，使患者更加安全																		
	1.7 盈利科室更受重视，能分配到更多资源																		

附表3-3 量表维度2条目评价表

维度	备选条目	重要性					适用性			如果您适用性选择"2"或"3"，请给出您的具体建议及原因	熟悉程度					判断依据			
		1	2	3	4	5	1	2	3		1	2	3	4	5	1	2	3	4
	2.1 工作制度、规范和流程的改进谨慎而灵活																		
	2.2 机构的激励机制包括收入分配、职称晋升和提拔机会，以及荣誉获得等是公平合理的																		
2 工作制度和流程	2.3 机构有些规章制度和工作流程不合理或者缺失，给患者带来不便或者阻碍了我们的工作																		
	2.4 我们会严格遵守制度、规范和流程																		
	2.5 我们有定期的质量控制检查，以减少和避免差错发生																		
	2.6 一线医务人员能够参与到管理决策中																		

附表3-4　量表维度3条目评价表

维度	备选条目	重要性					适用性			如果您适用性选择"2"或"3"，请给出您的具体建议及原因	熟悉程度					判断依据			
		1	2	3	4	5	1	2	3		1	2	3	4	5	1	2	3	4
3 人员配置	3.1 公共卫生人员人手不足																		
	3.2 我总感觉自己很匆忙																		
	3.3 医务人员的数量远远不足以应对现有的工作量																		
	3.4 由于工作负荷过大，我们不能向患者提供最好的服务																		
	3.5 在人员配置上，与公共卫生部门相比，会优先考虑临床部门																		

附表3-5 量表维度4条目评价表

维度	备选条目	重要性					适用性			如果您适用性选择"2"或"3",请给出您的具体建议及原因	熟悉程度					判断依据			
		1	2	3	4	5	1	2	3		1	2	3	4	5	1	2	3	4
4 团队沟通与合作	4.1 本机构与其他医疗机构之间有双向转诊制度和流程（包括上转和下转），能够保障孕产妇及婴幼儿的安全和健康																		
	4.2 本机构与所属辖区内上下级妇幼保健机构间的工作督导和配合是令人满意的																		
	4.3 部门与部门之间（跨部门）的沟通和合作不那么令人满意																		
	4.4 上下级人员的沟通并不是十分愉快																		
	4.5 我们交接班时认真谨慎																		
	4.6 我所在部门内部的工作人员之间能够良好地沟通与合作																		

附表3-6　量表维度5条目评价表

维度	备选条目	重要性					适用性			熟悉程度					判断依据			
		1	2	3	4	5	1	2	3	1	2	3	4	5	1	2	3	4
									如果您适用性选择"2"或"3"，请给出您的具体建议及原因									
	5.1 不上报负性事件，担心受到惩罚（金钱、职称晋升、培训机会等方面）																	
	5.2 管理层鼓励上报负性事件																	
5 非惩罚原则	5.3 绝大多数负性事件归因于个人																	
	5.4 上报负性事件后，管理层会给出及时的反馈																	
	5.5 我们会采取措施预防负性事件的再发生																	
	5.6 管理层重视针对负性事件的分析和学习，而非惩罚相关的个人和科室																	

附表3-7 量表维度6条目评价表

维度	备选条目	重要性					适用性			熟悉程度					判断依据				如果您适用"2"或"3",请给出您的具体建议及原因
		1	2	3	4	5	1	2	3	1	2	3	4	5	1	2	3	4	
6 对待负性事件的开放性沟通	6.1 当别的同事出现负性事件时,如果我发现了也会上报																		
	6.2 发生负性事件后,如果患者没有察觉,为避免纠纷不会告知患者																		
	6.3 发生负性事件后,周围同事会用异样的眼光看待当事人																		
	6.4 同事之间不忌讳讨论负性事件																		
	6.5 我不怕大家知道我的差错(我忌讳谈论自己的差错)																		
	6.6 已经发生了的负性的,并且可能会对患者造成伤害的事件,我会主动上报																		
	6.7 已经发生了的负性的,但不会对患者造成伤害的事件,我仍然会主动上报																		
	6.8 在发生负性事件后,我们会安抚患者以消除其不安全感																		

附表3-8　量表维度7条目评价表

维度	备选条目	重要性					适用性			如果您适用性选择"2"或"3",请给出您的具体建议及原因	熟悉程度					判断依据			
		1	2	3	4	5	1	2	3		1	2	3	4	5	1	2	3	4
7 风险意识及预警	7.1 除了医疗纠纷外,管理层也重视差错或隐患																		
	7.2 发现隐患后,我们会积极采取措施以预防负性事件的发生																		
	7.3 我不会忽视工作中的差错和隐患																		
	7.4 我们鼓励家属一起参与风险防范																		
	7.5 我认为大多数差错是可以预防的																		
	7.6 我认为人难免犯错																		
	7.7 我认为对患者安全未说责任重大																		

附表3-9 量表维度8条目评价表

维度	备选条目	重要性					适用性			如果您适用性选择"2"或"3"，请给出您的具体建议及原因	熟悉程度					判断依据			
		1	2	3	4	5	1	2	3		1	2	3	4	5	1	2	3	4
8 持续性学习	8.1 管理层重视医务人员的持续性培训和学习																		
	8.2 同事之间会经常讨论如何改进工作																		
	8.3 我的业务水平足以胜任目前的工作																		
	8.4 我需要持续不断地学习																		
	8.5 医院对新员工的培训是足够的，能够帮助他们很快地了解工作制度和流程																		
	8.6 医院给我们的培训是足够的（不仅限于业务技术）																		

附表3-10 量表维度9条目评价表

维度	备选条目	重要性					适用性			如果您适用性选择"2"或"3"，请给出您的具体建议及原因	熟悉程度					判断依据			
		1	2	3	4	5	1	2	3		1	2	3	4	5	1	2	3	4
9个人工作状态	9.1 我对我的工作有满足感和成就感																		
	9.2 我觉得已经厌烦了我的工作																		
	9.3 我能够同情和理解患者																		
	9.4 我有耐心、服务态度好																		
	9.5 我有责任心																		

附表3-11 量表维度10评价表

维度	备选条目	重要性					适用性			如果您适用"2"或"3"，请给出您的具体建议及原因	熟悉程度					判断依据			
		1	2	3	4	5	1	2	3		1	2	3	4	5	1	2	3	4
10 个人对妇幼保健工作的态度	10.1 我个人认为，公共卫生工作对于妇幼保健机构来说是非常重要和必要的																		
	10.2 我个人认为，公共卫生工作应该得到更多的重视																		
	10.3 我经常没有意识到我们有公共卫生人员，作为公共卫生人员的作用被遗忘																		
	10.4 我总感觉，公共卫生在我们机构是个"特殊"的部门，有点儿和大家不一样																		

附表3-12　量表维度11评价表

维度	备选条目	重要性					适用性			如果您适用性选择"2"或"3"，请给出您的具体建议及原因	熟悉程度					判断依据			
		1	2	3	4	5	1	2	3		1	2	3	4	5	1	2	3	4
11提供方的防御性行为	11.1 为了避免高风险，我们会拒绝实际上可以处理的患者																		
	11.2 为了避免纠纷，我会听从患者的个人意愿，而非坚持医疗原则																		
	11.3 为了避免纠纷，我们不得不使用大量的知情同意书或口头告知																		
	11.4 我们机构存在过度医疗的现象																		

附表3-13 量表维度13评价表

维度	备选条目	重要性					适用性			如果您适用性选择"2"或"3"，请给出您的具体建议及原因	熟悉程度					判断依据			
		1	2	3	4	5	1	2	3		1	2	3	4	5	1	2	3	4
12 患者参与患者安全	12.1 我会充分告知患者(如医疗保健方案、风险等)																		
	12.2 我会认真回答患者提出的问题																		
	12.3 我们会积极征求和听取患者的意见																		
	12.4 我们会重视对患者及家属的健康教育																		
	12.5 我尊重患者意愿和权利																		

感谢您的参与及配合！

附录4 中国妇幼保健机构患者安全文化量表（46条目）

问卷填写说明

- "中国妇幼保健机构患者安全文化量表"共包括7个部分，分别是个人基本信息、工作环境、负性事件、个人的工作状态与患者安全意识、管理层与工作制度流程、服务对象的沟通和参与、患者安全行动及评价。完成问卷预计需要10～15分钟的时间。
- 该量表的调查对象是中国妇幼保健机构的所有工作人员，包括医生、护士、预防保健人员、药剂师、助产士、管理人员、医技人员及其他辅助人员等。
- 在该量表中，预防保健/公共卫生人员是指从事免疫接种、儿童保健、妇女保健等公共卫生服务以及公共卫生管理业务的工作人员。
- 针对问卷中的所有问题或描述，请根据您的实际工作情况和个人直觉、感受进行判断，并在符合您答案的选项号码上打"√"，均为单选题。
- 问题或描述中涉及的专有名词：
  - "负性事件"是指任何一种类型的差错、过失、事故、意外或偏差行为，无论其是否对服务对象造成了伤害。
  - "患者安全"是指在卫生保健服务过程中，避免和预防服务对象受到伤害或发生负性事件。

请认真阅读上述问卷填写说明之后，开始填写问卷。

问卷填写日期：_____年_____月_____日

第一部分：个人基本信息

1. 年龄：①≤ 24 岁　②25 ～ 34 岁　③35 ～ 44 岁　④45 ～ 54 岁　⑤55 岁及以上

2. 性别：①男　②女

3. 您所从事的主要工作岗位（工作时间和精力投入最多的工作岗位，单选）：
①行政管理　②临床医生　③临床护士　④医技（医学技术）　⑤助产士
⑥药剂师　⑦预防保健/公共卫生（包括从事免疫接种、儿童保健、妇女保健等预防保健或公共卫生工作的各类人员）　⑧其他：_____（请填写具体岗位名称）

4. 在您的日常工作中，是否与服务对象有直接的接触交流：①是　②否

5. 截至目前，您的最高学历或受教育程度：
①初中及以下　②高中　③中专　④大专　⑤本科　⑥硕士及以上学历

6. 截至目前，您在该机构的工作年限？
①< 1 年　②1 ～ 5 年　③6 ～ 10 年　④11 ～ 15 年　⑤16 ～ 20 年
⑥21 年及以上

7. 截至目前，您从事卫生行业的工作年限？
①< 1 年　②1 ～ 5 年　③6 ～ 10 年　④11 ～ 15 年　⑤16 ～ 20 年

⑥21年及以上

8. 在最近两周内的工作日里，您每天的实际工作时长平均几个小时？

①＜6小时　②6～8小时　③9～10小时　④11～12小时

⑤13～14小时　⑥15小时及以上

第二部分：工作环境

对于您的工作环境，您是否同意以下说法：

	极不同意	不同意	无意见	同意	极同意
1．工作人员的数量远远不足以应对现有的工作量	①	②	③	④	⑤
2．由于工作负荷过大，我们无法向服务对象提供所能提供的最佳服务	①	②	③	④	⑤
3．在两个服务对象或操作之间，一线工作人员有足够的时间进行充分准备	①	②	③	④	⑤
4．本机构与其他医疗机构之间的双向转诊制度和流程（包括上转和下转）能够保障孕产妇及婴幼儿的安全和健康	①	②	③	④	⑤
5．本机构与所属辖区内上下级妇幼保健机构间能较好地进行工作督导和配合	①	②	③	④	⑤
6．在本机构内部，我所在部门与其他部门之间（跨部门）的沟通和合作不畅	①	②	③	④	⑤
7．上下级工作人员之间的沟通和交流并不通畅	①	②	③	④	⑤
8．我们交接班时认真谨慎	①	②	③	④	⑤
9．我所在部门内部的工作人员之间能够良好地沟通与合作	①	②	③	④	⑤
10．在我们机构里，预防保健部门及人员易被"遗忘"或易被"用异样的眼光看待"	①	②	③	④	⑤
11．机构对新员工的培训是足够的，能使其很快了解工作制度和流程	①	②	③	④	⑤
12．机构为我们提供的培训是足够的（不仅限于业务技术，还包括人文素养、沟通技巧等）	①	②	③	④	⑤
13．我承认，由于各种原因或目的（如多留证据、保护自己、盈利等），我们机构存在过度医疗的现象	①	②	③	④	⑤

第三部分：负性事件

对于负性事件，您是否同意以下说法：

	极不同意	不同意	无意见	同意	极同意
1．我认为，绝大多数负性事件都是由于个人原因导致的（如知识技能欠缺、工作懈怠、不认真负责等）	①	②	③	④	⑤
2．我们重视针对负性事件的分析和学习	①	②	③	④	⑤
3．已经发生了的负性的，并且可能会对服务对象造成伤害的事件，我会主动说出来	①	②	③	④	⑤
4．已经发生了的负性的，但不会对服务对象造成伤害的事件，我仍然会主动说出来	①	②	③	④	⑤
5．当别的同事出现负性事件时，如果我发现了也会说出来	①	②	③	④	⑤
6．发生负性事件后，周围同事会用异样的眼光看待当事人	①	②	③	④	⑤
7．发现隐患后，我们会及时采取措施以预防负性事件的发生	①	②	③	④	⑤

第四部分：个人的工作状态与患者安全意识

对于您的个人工作状态与患者安全意识，您是否同意以下说法：

	极不同意	不同意	无意见	同意	极同意
1．工作时，我总感觉自己忙不过来	①	②	③	④	⑤
2．我觉得已经厌烦了自己的工作	①	②	③	④	⑤
3．我能够同情和理解我的服务对象	①	②	③	④	⑤
4．我有耐心，服务态度好	①	②	③	④	⑤
5．我需要持续不断地学习	①	②	③	④	⑤

第五部分：管理层与工作制度流程

对于管理层与工作制度流程，您是否同意以下说法：

	极不同意	不同意	无意见	同意	极同意
1．出于其他原因或考虑（如盈利、名声等），管理层不能做到完全以患者安全为优先	①	②	③	④	⑤
2．管理层重视医院环境和医疗设施的改善	①	②	③	④	⑤
3．管理层重视为我们营造良好的工作氛围（如人文氛围、人际关系、团结协作等）	①	②	③	④	⑤
4．管理层鼓励一线工作人员主动上报负性事件	①	②	③	④	⑤
5．负性事件被上报后，管理层会给出及时的反馈	①	②	③	④	⑤
6．除了大的医疗纠纷之外，管理层也重视小的差错或隐患	①	②	③	④	⑤
7．管理层并不支持我们完成所有的预防保健工作	①	②	③	④	⑤
8．与临床医疗部门相比，预防保健部门得不到管理层足够的资源配置和支持	①	②	③	④	⑤
9．管理层重视工作人员的持续性培训和学习	①	②	③	④	⑤
10．我们机构重视工作制度和流程的持续性改进	①	②	③	④	⑤
11．我们机构建立了相关的风险预防及应对机制（如定期的质量控制检查、医疗事故调查等），以避免差错的发生和发展	①	②	③	④	⑤
12．机构的激励机制（如收入分配、职称晋升和提拔的机会，以及荣誉获得等）是公平合理的	①	②	③	④	⑤
13．一线工作人员能够参与到管理决策中	①	②	③	④	⑤

第六部分：服务对象的沟通和参与

对于服务对象的沟通和参与，您是否同意以下说法：

	极不同意	不同意	无意见	同意	极同意
1．为了避免高风险，我们会拒绝或转诊实际上能够处理的服务对象	①	②	③	④	⑤
2．为了避免纠纷，我会听从服务对象的个人意愿，而非坚持医疗原则	①	②	③	④	⑤
3．对待服务对象，我会做到充分地告知（如医疗保健方案、风险等）	①	②	③	④	⑤
4．我会认真回应服务对象提出的任何问题	①	②	③	④	⑤
5．我们机构会积极征求并重视服务对象提出的问题和改进意见	①	②	③	④	⑤
6．我们重视对服务对象的健康教育	①	②	③	④	⑤
7．我会在充分沟通的基础之上，尊重服务对象的意愿和权利	①	②	③	④	⑤
8．我们会鼓励并帮助服务对象参与到保障患者安全的活动中来（如参与用药安全、不良反应观察、医疗保健决策等）	①	②	③	④	⑤

第七部分：患者安全行动及评价

1．在过去 12 个月，您主动上报了几次负性事件？

　　①0 次　②1～2 次　③3～5 次　④6～10 次　⑤11～20 次

　　⑥21 次及以上

2．根据您的个人观点和看法，您所在的机构的患者安全现状如何？

　　①非常好　②好　③可接受　④不好　⑤极不好

3．请您随意写出任何对于您所在工作环境中的患者安全、差错或负性事件上报的意见或建议。

（问卷到此结束，感谢您的参与！）

参考文献

[1] DeVellis Robert F. Scale Development：Theory and Applications [M]. 4th ed. Los Angeles：SAGE Publications Inc，2017.

[2] 袁方. 社会研究方法教程 [M]. 北京：北京大学出版社，1997.

[3] 朱燕波. 生命质量（QOL）测量与评价 [M]. 北京：人民军医出版社，2010.

[4] 陈向明. 质的研究方法与社会科学研究 [M]. 北京：教育科学出版社，2000.

[5] 詹思延. 流行病学 [M]. 8版. 北京：人民卫生出版社，2017.

[6] 刘鸣. 系统评价、Meta-分析设计与实施方法 [M]. 北京：人民卫生出版社，2011.

[7] Tricco Andrea C., Antony Jesmin, Zarin Wasifa, et al. A scoping review of rapid review methods [J]. BMC Medicine，2015，13（1）：224.

[8] 田金徽，李伦. 网状Meta分析方法与实践 [M]. 北京：中国医药科技出版社，2017.

[9] Glesne Corrine. Becoming Qualitative Researchers：an Introduction [M]. 4th ed. New York：Pearson，2010.

[10] Seidman Irving. Interviewing as Qualitative Research：a Guide for Researchers in Education and the Social Sciences [M]. 4th ed. New York：Teachers College Press，2013.

[11] Denzin Norman K., Lincoln Yvonna S. Handbook of Qualitative Research [M]. 2nd ed. Thousand Oaks：Sage Publications，2000.

[12] Williams Malcolm，Vogt W. Paul. The SAGE Handbook of Innovation in Social Research Methods [M]. Los Angeles：SAGE，2011.

[13] 费孝通. 重读《江村经济·序言》[J]. 北京大学学报（哲学社会科学版），1996（04）：4-18.

[14] 王富伟. 个案研究的意义和限度——基于知识的增长 [J]. 社会学研究，2012，27（05）：161-183.

[15] 克利福德·格尔茨. 文化的解释 [M]. 韩莉，译. 杭州：译林出版社，2008.

[16] Strauss Anselm L., Glaser Barney G. The Discovery of Grounded Theory：Strategies for Qualitative Research [M]. Chicago：Aldine Pub. Co.，1967.

[17] Sköldberg Kaj, Alvesson Mats. Reflexive Methodology：New Vistas for Qualitative Research [M]. 2nd ed. Los Angeles：SAGE，2009.

[18] Charmaz Kathy. Constructing Grounded Theory [M]. 2nd ed. Thousand Oaks：SAGE Publications Ltd，2014.

[19] Dovey S. M., Meyers D. S., Phillips RL Jr, et al. A preliminary taxonomy of medical errors in family practice [J]. Qual Saf Health Care，2002，11（3）：233-238.

[20] 郭玉霞. 质性研究资料分析：NVivo8活用宝典 [M]. 台湾：高等教育出版社，2009.

[21] Liamputtong P. Qualitative data analysis：conceptual and practical considerations [J]. Health Promot J Austr，2009，20（2）：133-139.

[22] Catterall M., Maclaran P. Focus group data and qualitative analysis programs：coding the moving picture as well as the snapshots [J]. Sociological Research Online，1997，2（1）：U53-U61.

[23] Bryman Alan. Social research methods [M]. 5th ed. Oxford：Oxford University Press，2016.

[24] QSR公司. NVivo 11 Pro for Windows 使用入门 [EB/OL]. 2016-01-01. [2020-10-05]

https：//www.qsrinternational.com/nvivo/trial/trial-chinese/free-trial-download-windows.

[25] Wang Y., Liu W., Shi H., et al. Measuring patient safety culture in maternal and child health institutions in China：a qualitative study [J]. BMJ Open, 2017, 7 (7)：e15458.

[26] 方积乾. 生存质量测定方法及应用 [M]. 北京：北京医科大学出版社, 2000.

[27] Jackson J., Sarac C., Flin R. Hospital safety climate surveys：measurement issues [J]. Curr Opin Crit Care, 2010, 16 (6)：632-638.

[28] 孙振球. 医学综合评价方法及其应用 [M]. 北京：化学工业出版社, 2006.

[29] 郭亚军. 综合评价理论、方法及应用 [M]. 北京：科学出版社, 2007.

[30] 尚鹏辉. 中国药品安全综合评价指标体系建立及评价方法研究 [D]. 北京：北京大学, 2011.

[31] 王燕, 康晓平. 卫生统计学教程 [M]. 北京：北京大学医学出版社, 2006.

[32] 杜文久. 高等项目反应理论 [M]. 北京：科学出版社, 2014.

[33] Hambleton Ronald K., Wim J. van der Linden. Handbook of Modern Item Response Theory [M]. New York：Springer, 1997.

[34] 丁树良, 罗芬, 涂冬波. 项目反应理论新进展专题研究 [M]. 北京：北京师范大学出版社, 2012.

[35] Swaminathan Hariharan, Hambleton Ronald K. Item Response Theory：Principles and Applications [M]. Boston：Kluwer-Nijhoff Pub., 1985.

[36] 戴海崎, 张锋, 陈雪枫. 心理与教育测量 [M]. 北京：北京大学出版社, 2011.

[37] 孙振球. 医学统计学 [M]. 3 版. 北京：人民卫生出版社, 2013.

[38] 孙尚拱. 医学多变量统计与统计软件 [M]. 北京：北京医科大学出版社, 2000.

[39] 张文彤. 世界优秀统计工具 SPSS 11 统计分析教程 - 高级篇 [M]. 北京：北京希望电子出版社, 2002.

[40] Mathilda Du Toit. IRT from SSI：BILOG-MG, MULTILOG, PARSCALE, TESTFACT [M]. New York：Scientific Software International, Inc., 2003.

[41] Wu Margaret L., Adams Raymond J., Wilson Mark R. ACER ConQuest Version 2.0：Generalised Item Reponse Modelling Software Manual [M]. Victoria：ACER Press, 2007.

[42] 何克抗, 李文光. 教育技术学 [M]. 2 版. 北京：北京师范大学出版社, 2002.

[43] 漆书青, 戴海崎, 丁树良. 现代教育与心理测量学原理 [M]. 北京：高等教育出版社, 2002.

[44] Tu X. J., Hwang W. J., Hsu S. P., et al. Responsiveness of the short-form health survey and the Parkinson's disease questionnaire in patients with Parkinson's disease [J]. Health Qual Life Outcomes, 2017, 15 (1)：75.

[45] Revicki D., Hays R. D., Cella D., et al. Recommended methods for determining responsiveness and minimally important differences for patient-reported outcomes [J]. J Clin Epidemiol, 2008, 61 (2)：102-109.

[46] Husted J. A., Cook R. J., Farewell V. T., et al. Methods for assessing responsiveness：a critical review and recommendations [J]. J Clin Epidemiol, 2000, 53 (5)：459-468.

[47] 吴明隆. 结构方程模型：AMOS 的操作与应用 [M]. 重庆：重庆大学出版社, 2009.

[48] 吴明隆. 结构方程模型：Amos 实务进阶 [M]. 重庆：重庆大学出版社, 2013.

[49] 王济川, 王小倩, 姜宝法. 结构方程模型：方法与应用 [M]. 4 版. 北京：高等教育出版社, 2016.

[50] 孙振球, 徐勇勇. 医学统计学 [M]. 北京：人民卫生出版社, 2014.

[51] 卜晓燕, 陈进, 陈静仪. 年龄与发育进程问卷（第三版）使用指南 [M]. 上海：上海科学

技术出版社，2013.

[52] 卞晓燕，陈静仪，柴臻. 年龄与发育进程问卷（第三版）[M]. 上海：上海科学技术出版社，2013.

[53] Folio M. Rhonda, Fewell Rebecca R.，李明，等. Peabody 运动发育量表——检查者手册·项目测试指导 [M]. 北京：北京大学医学出版社，2006.

[54] Folio M. Rhonda, Fewell Rebecca R.，李明，等. Peabody 运动发育量表——运动训练方案 [M]. 北京：北京大学医学出版社，2006.

[55] 姚秀钰. 精神疾病患者攻击行为风险评估的研究 [D]. 北京：北京协和医学院，中国医学科学院，清华大学医学部，2013.

[56] Wei M., Wu L., Chen Y., et al. Predictive validity of the braden scale for pressure ulcer risk in critical care：a meta-analysis [J]. Nurs Crit Care，2020，25（3）：165-170.

[57] Sousa V. D., Rojjanasrirat W. Translation，adaptation and validation of instruments or scales for use in cross-cultural health care research：a clear and user-friendly guideline [J]. J Eval Clin Pract，2011，17（2）：268-274.

[58] Palmieri P. A., Leyva-Moral J. M., Camacho-Rodriguez D. E., et al. Hospital survey on patient safety culture（HSOPSC）：a multi-method approach for target-language instrument translation，adaptation，and validation to improve the equivalence of meaning for cross-cultural research [J]. BMC Nurs，2020，19：23.

[59] 宋子皿，刘薇薇. 多维死亡焦虑量表的汉化及信效度评价 [J]. 中国全科医学，2019，22（02）：206-209.

[60] 宋子皿，王媛媛，刘薇薇. 社区居民死亡焦虑的现况及影响因素分析 [J]. 中国全科医学，2019，22（28）：3510-3515.

[61] 王济川，谢海义，姜宝法. 多层统计分析模型 [M]. 北京：高等教育出版社，2008.

[62] Wang Jichuan, Xie Haiyi, Fisher James H. Multilevel Models：Applications Using SAS [M]. Beijing：China Higher Education Press，2009.

[63] Wang Y., Han H., Qiu L., et al. Development of a patient safety culture scale for maternal and child health institutions in China：a cross-sectional validation study [J]. BMJ Open，2019，9（9）：e25607.

[64] Wang Y., Fan Y., Wang X., et al. Multilevel analysis of individual，organizational，and Regional Factors Associated With Patient Safety Culture：A Cross-Sectional Study of Maternal and Child Health Institutions in China [J]. J Patient Saf，2019. doi：10.1097.